# 医学超声
# 理论与实践

王　刚　蔡怀秋　徐景俊　主编

中国纺织出版社有限公司

**图书在版编目（CIP）数据**

医学超声理论与实践 / 王刚，蔡怀秋，徐景俊主编
. -- 北京：中国纺织出版社有限公司，2023.9
ISBN 978-7-5229-1080-2

Ⅰ.①医… Ⅱ.①王… ②蔡… ③徐… Ⅲ.①超声波
诊断 Ⅳ.①R445.1

中国国家版本馆CIP数据核字（2023）第190953号

责任编辑：樊雅莉 特约编辑：张小敏
责任校对：高 涵 责任印制：王艳丽

中国纺织出版社有限公司出版发行
地址：北京市朝阳区百子湾东里A407号楼 邮政编码：100124
销售电话：010—67004422 传真：010—87155801
http://www.c-textilep.com
中国纺织出版社天猫旗舰店
官方微博 http://weibo.com/2119887771
三河市宏盛印务有限公司印刷 各地新华书店经销
2023年9月第1版第1次印刷
开本：787×1092 1/16 印张：13.75
字数：312千字 定价：88.00元

凡购本书，如有缺页、倒页、脱页，由本社图书营销中心调换

# 编　委　会

主　编　王　刚　蔡怀秋　徐景俊

副主编　刘　莉　胡高杰　孙　建
　　　　朱晴晴　罗晓晶　孔忠祥

编　委　(按姓氏笔画排序)

王　刚　深圳市宝安区石岩人民医院
王　珏　青岛市城阳区人民医院
王迪金　重庆市开州区人民医院
孔忠祥　揭阳市慈云医院
朱晴晴　重庆市九龙坡区人民医院
刘　莉　广东省惠州市第三人民医院
孙　建　中国人民解放军北部战区总医院
孙玉收　烟台市中医医院
张　宇　茂名市中医院
张　茜　哈尔滨医科大学附属第四医院
张　亮　重庆医科大学附属第一医院
张佳丽　北部战区总医院
罗晓晶　四川宝石花医院
郑陈鹏　重庆市急救医疗中心
郝豪皓　哈尔滨医科大学附属第四医院
胡高杰　内蒙古医科大学附属医院
徐景俊　佳木斯大学附属第一医院
高明茹　哈尔滨医科大学附属第四医院
郭玉平　哈尔滨医科大学附属第四医院
蔡怀秋　哈尔滨医科大学附属第四医院

# 前　言

　　现代声学电子技术的日新月异，有力地推动了超声诊疗工作的飞速发展。近年来，先进仪器设备和检查方法的不断更新，尤其是我国综合国力的增强，国产超声仪器从档次和质量上都有了显著提高，从而为超声诊疗在医学各科领域的应用与推广奠定了基础。超声成像的优点包括受检者无痛苦、无损害，方法简单，诊断准确率逐步提高。因而深受临床医师和患者的欢迎。

　　本书以临床实用为目的，首先介绍与临床密切相关的超声诊断原理及诊断基础；然后按解剖部位或器官系统阐述了常见疾病的超声诊断要点及临床意义，主要包括：颈部淋巴结超声、甲状腺及甲状旁腺超声、乳腺超声、心脏超声、胃肠超声、肝胆超声、泌尿系超声、妇产科超声等内容。本书内容新颖，图文并茂，对比鲜明，简洁扼要，易于掌握，查阅方便，可供临床工作及教学参考。

　　本书参编人员均是国内超声医学领域中临床实践经验丰富、技术水平较高的专业医务工作者，对各位同道的辛勤笔耕和认真校对深表感谢！由于写作时间和篇幅有限，如有疏漏和不足之处，恳请广大读者提出宝贵意见和建议，以便再版时修正。

编　者

2023 年 7 月

# 目 录

# 第一章

# 超声诊断原理及诊断基础

## 第一节　A 型超声诊断法

### 一、原理

A 型超声诊断法是采用幅度调制型的显示法（amplitude modulation display），简称"A 超"。该法在显示器上，以纵坐标表示脉冲回波的幅度；以横坐标表示检测深度，即超声波的传播时间。它有单相和双相（或称单迹和双迹）2 种。

A 型超声诊断法显示组织界面的回波幅度。图 1-1 是 A 型的显示，它是组织界面回声示意图。超声波在人体组织中传播时，遇到声特性阻抗不同的组织所组成的界面时就会产生反射。反射波的大小和 2 种组织的声特性阻抗之差有关。差异越大，反射波幅也越大。没有差异，也就没有反射，呈现无回声的平段。而对回波可按波的幅度分为饱和波、高波、中波、低波、小波和微波；也可按波数分为稀疏波、较密波、密集波，或以波的形态分为单波、复波、丛波、齿状波等。"A 超"根据组织界面回波的距离，测量组织或脏器的厚度和大小，并根据回波波幅的高低、形状、多少进行诊断。

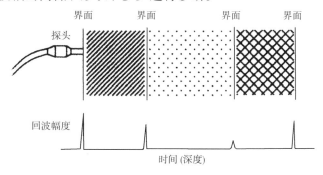

图 1-1　A 型超声显示

### 二、临床应用

超声波在临床诊断的应用，始于 A 型超声诊断法。虽然现今以 B 型超声为主，彩超也日益普及，但 A 型超声仍有一定的应用价值。该法使用简单方便而且显示的组织界面比较明确，便于对组织或器官的厚度、大小、距离等的测量。此外在组织定征界面也有用该法进行研究。

目前 A 型超声在临床应用比较多的有脑中线探测，眼球探测、胸膜腔和积液探测、心包积液探测和肝脓肿探测等方面。

（孙玉收）

## 第二节　M 型超声诊断法

M 型（M-mode），M 表示活动（motion）的意思，它是沿声束传播方向各个目标的位移随时间变化的一种显示方式。M 型超声诊断法，是用垂直方向表示探查的深度；用水平方向表示时间；用亮度表示回波的幅度。这种显示模式把沿声束检测到的心脏各层组织界面回声展开成随着时间变化的活动曲线，所以常称为 M 型超声心动图。

M 型超声可以显示心脏的一维解剖结构，因而可以测量有关心脏结构的大小，如管壁、室壁、中隔的厚度，大血管、心腔内径。

M 型超声的活动曲线可以观察心脏结构如心肌、瓣膜等的活动功能，计算其活动速度，测量心腔的缩短分数与射血分数等，借此了解心脏活动及功能情况。

由于 M 型超声不能提供心脏二维解剖结构，目前这种模式是与下一节介绍的 B 型超声结合在一起。通过 B 型超声的切面图上显示 M 型取样线（M-line），并以 M 型取样线指示显示的 M 型在解剖平面的取样位置。这样通过移动 M 型取样线可以获取相应的解剖位置的M 型图。M 型取样线可以有 1 条、2 条和多条，并相应显示 1 幅、双幅或多幅 M 型图。

传统 M 型取样线是在切面内，以切面顶点为起点，沿声束取向，这种单声束超声心动图只能清晰显示与声束垂直的心脏组织结构界面的运动情况，而不能显示与声束平行的心脏组织结构界面的活动情况。近年发展了一种新技术，它允许 M 型取样线在 360° 范围内任意取样，并显示相应的心脏结构活动情况，这种方式称为"解剖 M 型"（anatomical M-mode）。这种技术是对数字化的二维图进行处理，将 M 型取样线与各声束的交叉点的灰阶值提取出来，显示出取样线上各点的灰阶随时间的变化。所以 M 型的质量取决于二维图的清晰度。

通过 M 型超声可以了解人体心脏的活动情况，但 M 型和 A 型超声一样仅是反映人体组织的一维结构学信息，还不能称为超声影像。能反映人体二维或三维的结构学信息才能称为影像，以下将介绍有关这方面的超声成像模式。

（孙玉收）

## 第三节　B 型超声诊断法

### 一、原理

B 型超声诊断法是采用辉度调制显示（brightness modulation display）声束扫查人体切面声像图的超声诊断法，简称"B 超"。

B 型超声扫查方式主要有 2 种：线性扫查和扇形扫查。前者以声束平移位置为横坐标，以超声波的传播距离（即检测深度）为纵坐标；后者是以距离轴为半径，以圆周角为扫查角的极坐标形式扫查。

在切面声像图上，以回波的幅度调制光点亮度，并以一定的灰阶编码显示，所以称为切面灰阶图。如果对回波幅度进行彩色编码显示（color code display），则称为切面彩阶图，这是一种伪彩色显示法。

B 型超声不仅利用组织界面的回波，而且十分重视组织的散射回波（后散射）。它是利用组织界面回波和组织后散射回波幅度的变化来传达人体组织和脏器的解剖形态和结构方面的信息。

## 二、诊断基础

B 型超声是通过组织器官切面图的亮度变化来了解人体解剖结构学的信息，而切面图的亮度既与组织的声衰减特性有关外，也与组织之间的特性声阻抗之差有密切的关系。这两者是作为超声切面图分析的基础。人体不同组织的声衰减不同，特别与组织的含水量、胶原及其他蛋白质、脂肪等含量以及钙化有关，并随超声频率的增加而增加，即超声频率越高衰减越大。表 1-1 列出各种组织的声衰减程度。

表 1-1　声像图人体组织声衰减的程度

| 声衰减程度 | 极低 | 甚低 | 低 | 中等 | 高 | 甚高 |
| --- | --- | --- | --- | --- | --- | --- |
| 组织 | 尿液 | 血液 | 脂肪 | 脑 | 肌腱 | 瘢痕 |
| | | | | 肝 | | |
| | 胆汁 | | | 肌肉 | 软骨 | |
| | | | | 心脏 | | |
| | 囊液 | 血清 | | 肾 | | |

## 三、临床应用

B 型超声是目前超声在临床诊断应用的最基本模式，它能提供临床有关人体脏器的解剖学（结构学）信息。但我们要知道，B 型超声虽然提供人体组织结构学信息，但因回波幅度除了和组织的声特性阻抗、声衰减有关外，还受入射角度、发射声强和仪器操作调节等因素影响，而且人体的组织结构又十分复杂，使 B 型超声提供的诊断信息特异性不够强。为了进一步满足临床诊断的要求，不断发展新的超声诊断模式，以下将介绍这些超声诊断模式。

（孙玉收）

# 第四节　其他回波幅度法

上面 3 节介绍的都是回波幅度法，即这一类仪器都是利用回波幅度的变化来获取组织结构学信息。除了这 3 种外，还有 C 型、F 型和三维成像等模式，都属于回波幅度法。

# 一、C 型和 F 型超声诊断法

上面所述的 A 型和 M 型超声的声束都是不进行扫查的，B 型超声的声束也只进行 1 个方向扫查（按直线或弧线扫查），即通过一维扫查而形成 1 个切面图。但是 C 型和 F 型超声的声束要进行 X、Y 2 个方向的扫查，即通过二维扫查形成 1 个与声波传播方向垂直的平面（C 型）或曲面（F 型）。其中 C 型的距离选通（成像平面的深度）是 1 个常数，而 F 型的距离选通是 1 个位置函数（变量），它们都是采用辉度调制方式显示。

# 二、三维成像法

三维成像显示的是组织器官的立体图（三维图），同样是利用辉度来表示回波的幅度信息。但我们要知道，目前临床应用的三维成像法（three-dimensional imaging，3D），都是将探测的三维物体图像以平面显示的方法显现有立体感的显示方法。而真正的立体显示，还未在临床上应用。

三维成像按成像速度可分为静态三维成像（static three-dimensional imaging）和动态三维成像（dynamic three-dimensional imaging），而动态三维成像又可分为非实时三维和实时三维。

## （一）重建三维图

这是一种通过一组二维图像的采集、处理，然后进行三维重建和显示的成像模式。由于对二维图组的扫查采集方式不同，目前主要有下述 2 种类型。

1. 自由臂扫查法（静态三维成像）

这种方法是由手持常规 B 超探头，自由移动探头扫查获取重建三维所需的二维图组。这种方法有非定位的和定位的，但所重建的三维图都是静态三维图。这种方法渐被淘汰。

2. 机械式三维成像法（动态三维成像）

它将 B 超电子探头固定于一个机械装置上，由机械装置带动探头进行平行扫查、扇形扫查或旋转扫查，以获取某一立体空间的二维图组进行重建三维图。由于机械装置的速度可控，而且速度比手持扫描快，可以重建动态的三维图像，但目前机械式三维成像速度在 20 幅立体幅左右，只是属于非实时动态三维成像。这类三维成像的探头称为机扫一维阵探头，目前有机扫线阵探头和机扫凸阵探头。

## （二）实时三维成像

1. 二维矩阵探头成像法

这种实时三维成像，需要高灵敏度的二维矩阵阵列探头。这些阵列往往有数千上万个晶片（如 64×64 矩阵的探头，就有 4 096 个晶片），通常采用相控技术在方位角和仰角方向进行电子偏转和聚焦，实现金字塔形立体扫查。采用实时并行的数字波束技术，目前可按每秒 160 MB 的高信息量持续形成三维图像，实现实时三维成像。

2. 声全息图

声全息是基于声波的干涉和衍射原理，利用探测波和参考波之间的干涉，把探测波振幅和相位携带的有关探测物结构的全部信息提取与再现的技术。用这种技术将三维物体图像以平面显示的方法显现成具有立体感图像称为声全息图，是实时三维图。

在声全息中，受到物体超声特性调制并到达全息图记录面上的波，称为物波。而为构成全息图而用的直接照射全息图记录面并与物波相干的空间分布均匀的波，称为参考波。

产生声全息图的方法有很多种，如液面声全息、布阵声全息、数字重建声全息和布拉格衍射声成像等。

目前声全息图尚未进入临床应用阶段。

### （三）超声三维重建的临床应用

目前超声三维重建技术主要应用在心血管科和产科，此外，在妇科、眼科、腹部和血管中都有应用，往往作为 B 超的补充。特别是利用超声三维重建技术的多平面成像，可以获取 B 超不能得到的 C 平面甚至 F 曲面。利用此项技术，可对人体脏器感兴趣区进行逐层、多角度的观察，获取比 B 型超声更为充分的解剖学信息。

除了体表三维成像探头，还有经腔道三维成像探头，如经阴道三维成像探头和经食管三维成像探头，甚至还有血管内三维成像探头。

目前灰阶三维成像在临床应用较多，其中利用灰阶差异的变化显示组织结构的表面轮廓的三维表面成像已较广泛应用于含液性结构及被液体环绕结构的三维成像。不仅能显示被检结构的立体形态、表面特征和空间关系，而且能提取和显示感兴趣的结构，精确测量其面积和体积等，适用于胎儿、子宫、胆囊、膀胱等含液体或被液体环绕的结构。另一种用得较多的三维重建成像是透明成像，它利用透明算法淡化周围组织结构的灰阶信息而呈透明状态，着重显示感兴趣组织的结构，使重建结构具有立体透明感。透明成像因采用算法不同而有不同模式，如最小回声模式、最大回声模式和 X 线模式或它们之间的混合模式等。其中最小回声模式适合于观察血管、胆管等无回声或低回声结构；最大回声模式适合于观察实质性脏器内强回声结构，如胎儿的颅骨、脊柱、胸廓、四肢骨骼等；X 线模式的效果类似于 X 线摄片的效果等。

彩色多普勒血流三维成像用于观察血管的走向、血管与周围组织的关系及感兴趣部位的血流灌注的评价等，都引起临床的关注。

（孙玉收）

## 第五节　超声多普勒技术

前面 4 节着重介绍通过检测回声的幅度以获取人体结构学信息的技术，本节则着重通过检测回声的多普勒信号来获取人体血流（运动）信息的技术。

## 一、血流动力学基础知识

人体内的血液是一种流动的液体，具有黏滞性和很小的可压缩性。应用多普勒技术研究和测量血流的特性，必须了解血流动力学的一些基本规律。

### （一）血流流动的一般规律

1. 稳流和非稳流

稳流（steady flow）是指以恒定的速度和方向运动的流体。而流体内质点运动速度与方向随时间变化时，这种流动称为非稳流（unsteady flow）。

2. 层流与湍流

（1）层流：流体以相同方向呈分层的有规律流动，流层间没有横向的交流，同一层流体的流速相同，不同层流体的流速不同，这种流动称为层流。层流有稳定层流，如人体的肝门静脉血流；以及非稳定层流，如人体的动脉血流。

图1-2是层流抛物线速度分布示意图。图中箭头的长短表示速度的快慢，$\Delta V$表示相距；$\Delta L$表示2层的液体的流速差。

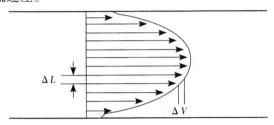

**图1-2　层流抛物线速度分布示意图**

下式是泊肃叶方程（Poiseuille equation）：

$$v = \frac{P_1 - P_2}{4\eta L} \left( R^2 - r^2 \right)$$

式中：$v$为距离血管轴心$r$处的层流速度；$R$为血管的半径；$P_1 - P_2$为相距$L$两端的压差；$L$为血管中某一段长度；$\eta$为血流的黏滞系数。

由泊肃叶方程可知，层流在管道轴线处（即$r=0$）流速最高，越近管道壁处流速越低，管壁处流速为0。因此，其速度分布剖面呈抛物线状。血管腔横断面积的平均流速为：

$$\bar{v} = \frac{P_1 - P_2}{8\eta L} R^2$$

由上两式可知，稳定层流中，平均流速是最大流速的50%。血流速度越快，抛物线曲度越大；反之，血流速度越慢，抛物线越平坦。

在动脉血流中，由于心脏收缩和舒张的影响，血流失去稳定性，不再符合泊肃叶方程。动脉系统流速分布的决定因素有血流加速度，血流流经的几何形态，血液的黏滞性等。在这些因素影响下，可从抛物线状态变为多种形状流速剖面。

流体在弯曲管道内流动，当进入管道弯曲部分时，因向心加速度的作用，流体在管腔内侧处的流速较快；在管道的弯曲部分时，管道中央的流速增快；绕过管道的弯曲部分后，管道外侧处流速增高，内侧缘处流速低。流体在弯曲管道中的流速变化，形成流体在管道内的横向循环（流速增快从内侧缘→中央→外侧缘）或称为二次流动。人体血流从升主动脉到主动脉弓，从主动脉弓到降主动脉的流动，属于这种流动。

流体在扩张管道的流动，其在管道中央部分仍然是均匀的稳定层流，在膨大部近管壁处的流体成旋涡状流动。

流体在狭窄管道的流动，在通过狭窄区之前仍为层流，在狭窄区流体的流速剖面从"锥削型"改变为"活塞型"，但流速明显增高，称为射流（jet）；通过狭窄区后，流体扩散，流动方向改变，在管道壁处最明显，呈旋涡流动，此处的流体称反向漩流。流体中部流速增高超过2 000雷诺数（$Re$）时称为湍流（turbulence）状态。再往远处延伸，湍流逐渐恢复为层流。

（2）湍流：流体的流速及流动方向都是多样化杂乱无章的不规则流体，且流体不分层，流体成分互相混杂交错，经常在流体通过一窄孔后发生。当血流经过窄孔时，血流分布可分为射流区、湍流区、射流旁区、边界层和再层流化区等部分。

## （二）血流流动的能量守恒定律

理想流体在管道中呈稳流时，其流体能量 $E$ 是单位体积的压强 $P$、动能 $PV^2/2$ 和势能 $\rho gh$ 之和。即三者之和为一常数，能量之间可以互相转换，但遵循能量守恒定律，它符合伯努利方程（Benoulli equation）：

$$E = P + \rho gh + PV^2/2$$

式中：$\rho$ 为密度。

为了实际计算的方便，可将此方程简化成为简化伯努利方程：

$$\Delta P = 4v_{max}^2$$

用此方程可以计算跨瓣压差、心腔及肺动脉的压力等。

## （三）血流流动的质量守恒定律

液体在管道里流动时，如管道内径宽窄不一，即存在各种大小不等的横断面积 $A$ 和快慢不一的流速 $v$，但流经管道各处的质量 $m$ 总是恒定，即 $m = \rho_1 A_1 v_1 = \rho_2 A_2 v_2 = \rho_3 A_3 v_3 \cdots \rho Av =$ 恒量，这就是流体力学中心连续方程。例如，流过心脏 4 个瓣口的血流量（$Q$）总是相等的，即 $Q_{Tv} = Q_{Pv} = Q_{Mv} = Q_{Av}$，利用频谱多普勒的连续方程，可以计算病变瓣膜口的面积。

## （四）血管弹性与平均动脉压

1. 血管顺应性

血管两端的压强差，是导致血流流动的动力，而血管内外侧的压强差，即跨壁压强是引起血管扩张的动力。当血管内外侧的压强相等时，血管容积保持不变；只有内外侧（跨壁）压强为正值时，血管才会扩张。在血流动力学中，通常用血管顺应性来描述血管容积变化的跨壁压强之间的关系，即：

$$C = \frac{dv}{dp} = \frac{1}{dp}\int Q dt$$

式中：$C$ 为血管的顺应性，$dv$ 为血管容积增量，$dp$ 为血管跨壁压强增量。

血管顺应性反映了血管的弹性，血管的弹性越大，容纳脉动性血流的能力也越强。血管壁的弹性是脉搏形成的先决条件。随着心脏的收缩和舒张，有节律地流入动脉血流是脉搏形成的动力。脉搏以波的形式沿血管向前传播，即形成脉搏波。

2. 平均动脉压

整个心动周期内，各瞬时动脉压的总平均值，叫作平均动脉压（MAP 或 $\overline{P}$）。它等于 1 个完整周期的压强曲线下的积分面积除以周期 $T$，即：

$$\overline{P} = \frac{1}{T}\int_0^t P(t) dt$$

平均动脉压并不等于收缩压和舒张压的平均值，而是要比其小。$\overline{P}$ 用来描述驱动血液流动的动力，要比收缩压（SDP）和舒张压（DBP）更具有代表性。

# 二、多普勒血流的检测方式

## （一）连续波多普勒（CW）

CW 探头内有 2 个超声换能器，一个用以连续发射超声，另一个用以连续接收回声。如图 1-3A 所示。由于连续工作，无选择检测深度的功能（即不能提供深度信息），但可测高速血流，不会产生混叠（aliasing）伪像。

## （二）脉冲波多普勒（PW）

如图 1-3B 所示，该检测方式采用同一个超声换能器间歇式（交替）发射和接收超声。通常瞬间发射一个超声短脉冲后，在间歇期通过深度可调节距离的采样门（SV）获取回声信号。不仅检测取样的深度可以调节，而且取样的大小也可通过 SV 调节。

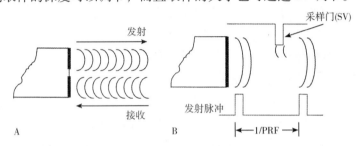

**图 1-3 多普勒血流的检测方式**

1. 取样深度与脉冲重复频率的关系

单位时间发射脉冲波的次数称为脉冲重复频率（pulse repetition frequency，PRF）。PW 检测的最大取样深度（$d_{max}$）取决于 PRF，即：

$$d_{max} = c/2PRF$$

当声速 $c$ 一定时，脉冲重复频率越高，2 个脉冲间隔越短，取样深度也越小。

2. PW 检测血流速度与 PRF 的关系

PW 检测血流速度受到 PRF 限制，即：

$$f_d < \frac{1}{2}PRF$$

如果相应 $f_d$ 的流速超过这一极限时，就会出现流速大小和方向的伪差，即频率失真，产生频谱混叠，这一极限称为尼奎斯特频率极限。

3. 如何提高 PW 检测流速的能力

（1）增加 PRF：根据公式 $\left(f_d < \frac{1}{2}PRF\right)$，通过增加 PRF 可以提高 $f_d$，从而增加血流速度测值。

（2）由式 $\left(V \leqslant \dfrac{f_d C}{2f_0\cos\theta}\right)$ $\left(d_{max} = c/2PRF\right)$ $\left(f_d < \dfrac{1}{2}PRF\right)$ 可得：

$$V \leqslant \frac{C^2}{8f_0 d\cos\theta}$$

因此，通过选择频率（$f_0$）较低的探头、减小取样深度（的）和适当增加角度（$\theta$）都可以提高检测血流速度的能力。

（3）移动零位线使单方向频移值增加1倍，因而流速可测值也增大1倍。

### （三）高脉冲重复频率多普勒（HPRF）

它是在PW基础上改进的一种模式。如图1-4所示。这种模式是在探头发射一组超声脉冲后，不等取样处的回声返回探头，又提前发射出新的超声脉冲，从而增加了发射脉冲的重复频率，并提高了对血流速度的可测范围。由于它有较高脉冲重复频率，所以称高脉冲重复频率。

这种方式有2个或2个以上可显示的取样门。而且$d_{max} > c/2PRF$。

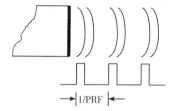

**图1-4　高脉冲重复频率多普勒检测方式**

## 三、频谱多普勒分析技术

### （一）频谱分析的原理

多普勒超声检测的不是1个红细胞，而是众多的红细胞，各个红细胞的运动速度及方向不可能完全相同。因此，探头接收的后散射回声含有许多不同的频移信号，接收后成为复杂的频谱分布。把形成复杂振动的各个简谐振动的频率和振幅分离出来，列成频谱，成为频谱分析。频谱分析法的基础是快速傅里叶转换技术（FFT）。

频谱显示主要有3种方式：速度（频移）—时间显示谱图（图1-5），功率谱图显示（图1-6）和三维显示（图1-7）。其中最常用的是速度（频移）—时间显示谱图。在图1-5中，谱图中的横轴（$X$轴）以时间表示血流持续时间，单位为秒（s）；纵轴（$Y$轴）代表血流速度（频移）大小，单位为cm/s（Hz）。

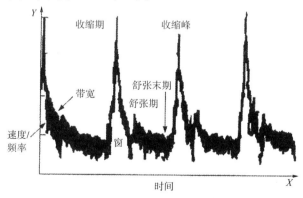

**图1-5　速度时间显示谱**

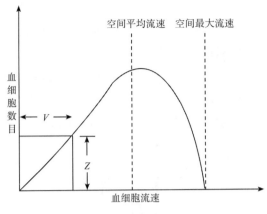

图 1-6　功率谱

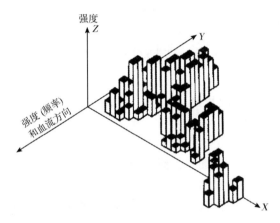

图 1-7　三维显示

## （二）频谱波形的意义

（1）零位基线上方的波形表示血流朝探头方向流动，而基线下方的波形表示血流背离探头方向流动。

（2）频谱的灰阶表示取样门内速度、方向相同的红细胞数量，灰阶高的数量多。

（3）频谱宽度（频带宽度）是在频谱垂直方向上的宽度，表示某一时刻取样门中红细胞运动速度分布范围的大小。频带宽，反映速度分布范围大（速度梯度大）；频带窄，反映速度分布范围小（速度梯度小）。通常湍流为频谱宽，层流为频谱窄。频谱宽度也受取样门大小的影响，取样门小，易获窄频谱；取样门大，可使频谱变宽。大的动脉，常为窄频谱；外周小动脉，常为宽频谱。

（4）"收缩峰"指在心动周期内达到的收缩峰频率，即峰值流速 $V_s$ 或 $V_p$。

（5）"舒张期末"指将要进入下一个收缩期的舒张期最末点，此点为舒张末期流速 $V_d$。

（6）"窗"为无频率显示区域，也称为"频窗"。

（7）零频移线或基线表示频移为零的水平线

在基线上面的频谱为正向频移，血流朝探头流动；在基线下面则为反向（负向）频移，血流背离探头流动。

## （三）频谱多普勒对血流性质的判断

### 1. 层流

显示为窄频谱，频谱波形规整、单向，频窗明显，频谱信号音柔和有乐感。

### 2. 湍流

显示为宽频谱，频谱波形不规整、双向，没有频窗，频谱信号音粗糙、刺耳。

### 3. 动脉血流

频谱图形呈脉冲波形，收缩期幅度（速度）明显大于舒张期，舒张期开始可出现短暂的反向脉冲波形。频谱信号音呈明确的搏动音。

### 4. 静脉血流

频谱呈连续、有或无起伏的曲线。曲线的起伏是由于呼吸时静脉压力的变化所致，大的静脉如腔静脉更易出现起伏，对静脉远端部位加压也可产生同样的效果。频谱信号音呈连续的吹风样或大风过境样声音。

## （四）频谱多普勒测量的血流参数

（1）由频谱图直接测量出 $v_s$ 和 $v_d$，单位 m/s。

（2）选取 1 个心动周期的曲线包络，仪器自动对其进行积分算出空间峰值时间平均流速 $v_m$（单位 m/s）和速度时间积分（VTI）。

（3）收缩舒张比值 $S/D = v_s/v_d$。

（4）舒张平均比值 $D/M = v_d/v_m$ 或收缩平均比值 $S/M = v_s/v_m$。

（5）阻力指数（resistive index，RI），$RI = (v_s - v_d)/v_s$。

（6）搏动指数（pulsative index，PI），$PI = (v_s - v_d)/v_m$。

（7）加速时间 Aot（AT），频谱图从基线开始到波峰的时间，单位 ms。

（8）平均加速度（mAV），频移的峰值速度（$v_p$ 或 $v_s$）除以加速度时间 AT，即 $mA = v_p/AT$，单位 $m/s^2$。

（9）减速时间 Dot（DT），从频谱图波形顶峰下降到基线的时间，单位 ms。

（10）平均减速度（mDV），$mDV = v_p/DT$。

（11）测量跨瓣压差，用简化伯努利方程 $\Delta P = 4V_{max}^2$ 计算，式中 $\Delta P$ 即压差（PG），$V_{max}$ 为频移的峰值速度（$v_p$）。

（12）测量心腔及肺动脉压，用简化伯努利方程，计算两心腔之间或大血管与心腔之间的压差，然后再换算为心腔或肺动脉压。例如，测量右心室收缩压（RVSP），先用三尖瓣反流的峰值速度（$v_{TR}$）计算右心室与右心房间的压差 $\Delta P_{TR}$，即 $\Delta P_{TR} = 4\Delta P_{TR} = 4V_{TR}^2$，而 $\Delta P_{TR} = RVSP-RAP$，右心房压（RAP）已知为 10 mmHg，因此右心室收缩压 $RVSP = \Delta P_{TR} + 10$ mmHg。

（13）测量分流量，用 B 超及频谱多普勒测量体循环量（QS）及肺循环量（QP），则分流量 = QP-QS。

（14）测量反流量及反流分数，用 B 超及频谱多普勒测量有关心腔的血流量，然后计算出平均流量（AVF）及二尖瓣口血流量（MVF），然后计算反流量（AVF-MVF）及反流分数 $RF = (AVF-MVF)/AVF = 1-MVF/AVF$。

（15）测量瓣口面积，通过已知的正常瓣口面积，正常瓣口的平均血流速度，病变瓣口的血流速度就可以求得病变的瓣口面积。例如，利用二尖瓣环截面积 $A_{MC}$、二尖瓣环平均血流速度 $v_{MC}$、主动脉瓣口平均血流速度 $v_{AO}$，可以求主动脉瓣口面积 $A_{AO} = A_{MC} \times v_{MC}/v_{AO}$。

### （五）频谱多普勒技术的调节方法

1. 频谱多普勒工作方式的选择

对于流速不太高的血流，一般选用脉冲多普勒，如腹腔、盆腔脏器以及外周血管、表浅器官的血流；对于高速血流的检测，多选用连续多普勒，如瓣膜口狭窄的射流、心室水平的分流、大血管于心腔间的分流及大血管间的分流等的高速射流。

2. 滤波条件的选择

根据血流速度高低而选择。检测低速血流时，采用低通滤波，要注意低速血流是否被去掉；检测高速血流时，采用高通滤波，要注意是否有低速信号干扰。

3. 速度（频移）标尺的选择

要选择与检测血流速度（频移范围）相应的速度标尺。用高速标尺显示低速血流不清楚；而用低速标尺显示高速血流，会出现混叠现象。

4. 取样门的选择

对于血管检测，取样门应小于血管内径；而检查心腔内、瓣膜口血流时，取样门选用中等大小。

5. 零位基线的调节

移动零位基线，可增大某一方向的频移测量范围，以避免出现混叠。

6. 频移信号上、下反转

使负向频谱换成正向，以便于测量及自动包络频谱波形。

7. 入射角

图 1-8 表示不同入射角的速度估计误差。超声束与血流方向的夹角越小，测量值越准确，但有时受到检查方向的限制无法太小，一般检测心血管系时应≤20°，外周血管时小于60°，并应进行角度校正。

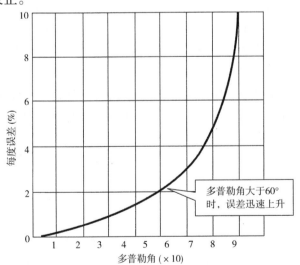

图 1-8　不同入射角的速度估计误差

8. 发射频率的选择

低速血流选用较高的频率，而高速血流则选用较低的频率。

（孙玉收）

# 第六节　彩色多普勒技术

多普勒成像（Doppler imaging）是通过多普勒技术获取的人体血流（或组织）的运动速度在组织平面上分布并以灰阶或彩阶方式形成的运动速度分布图。在二维超声图的基础上，用彩色图像实时显示血流方向和相对速度的技术，称为彩色多普勒血流成像（color Doppler flow imaging，CDFI）。并在此基础上，发展了彩色能量图和方向能量图，以及彩色多普勒组织成像法。这类技术，既可以了解人体组织的结构学信息，又可以了解人体血流（或组织）的运动学信息。所以，通常把这类超声诊断系统称为双功系统。

## 一、彩色多普勒技术原理

以脉冲多谱勒为基础，通过动目标显示（MTI）、自相关技术、彩色数字扫描转换、彩色编码得到的彩色血流与 B 超图叠加而形成彩色血流图。

MTI 实际上是一种壁滤波器。它将血流信号成分分离出，而滤去心壁、瓣膜或血管壁等组织的信号。MTI 滤波器有高通滤波和低通滤波，其性能决定显示血流图的质量。如果性能不佳，就会出现非血流成分（如心壁、瓣膜等）的伪像，致使整个图像带红色或蓝色或低速血流不显示。

自相关技术用于对比来自同一取样部位的 2 个以上的多普勒频移信号，分析相位差，计算平均多普勒血流速度、速度离散度以及平均功率，它由延迟电路、复数乘法器和积分器组成。

经 MTI 得到的运动信息，由方向、速度、离散度 3 个因素组成。通常用红色表示朝探头方向流动的血流，而用蓝色表示背离探头方向的血流。它们的辉度（颜色的深浅）表示速度的快慢，浅色代表流速快。血流离散度显示也称方差方式，通常用叠加绿色。因而，朝向探头的湍流出现黄色（红 + 绿），背离探头的湍流产生湖蓝色（蓝 + 绿）。明显血流紊乱时，出现多彩的镶嵌图。

彩色多普勒血流图是以红、蓝、绿三基色以及由三基色混合产生的二次色来显示相应的血流信息。

## 二、彩色血流的显示方式

1. 速度—方差显示（V-T）

它显示血流速度及方向，同时显示湍流（变化程度）。多用于心腔高速血流检查。

2. 速度显示（V）

它显示血流速度及方向，以红色显示朝向探头的血流，蓝色显示背离探头的血流，颜色的明暗表示流速的快慢。常用于腹部及低速血流检查。

3. 方差显示（T）

它显示血流离散度，当血流速度超过仪器检测的极限或湍流时，彩色信号从单一颜色变为多种朦胧色，直至五彩镶嵌。常见于瓣膜口狭窄的射流及心室水平的分流等。

4. 能量显示（P）

用彩色的饱和度显示血流能量大小，多用于低速血流的显示。

## 三、彩色多普勒技术的种类

1. 速度型彩色多普勒

彩色多普勒速度图（CDV）即彩色多普勒血流图，它以红细胞运动速度为基础，用彩色表示血流方向和分散性，彩色的明暗度既能表示血流平均速度的快慢，又能反映血流的性质，所以该技术能表示血流的方向、速度和性质。但存在下述的局限性。

（1）存在对入射角的依赖性，入射角的改变不仅可以引起色彩亮度的改变，甚至可以改变颜色（因血流方向改变了），当入射角为90°时，cos90°为0，不显示血流。

（2）超过尼奎斯特频率极限时出现彩色混叠。

（3）检测深度与成像帧频及可检测流速之间互相制约。

（4）湍流显示的判断误差。当采用方差显示方式时，由于血流速度过快，超过尼奎斯特频率产生混叠，也会出现绿色斑点等湍流的表现形式。因此，出现绿色斑点不一定就是湍流，也可能由高速血流所致，因此应慎重鉴别。

（5）对 B 型图质量的影响。彩色血流图叠加在 B 型图之上，因彩色血流图处理数据量很大，为了获得实时显示，需要较高的帧频，因而要减小扫查角度，这会影响到 B 型图像质量。现在多采用多通道多相位同时分别处理彩色血流图与 B 型图，既提高血流图帧频又保持 B 型图质量。

2. 能量型彩色多普勒

简称能量图，又称功率多普勒显像（PDI）、彩色多普勒能量图（CDE）、彩色多普勒能量显像（CDPI）。此项技术是以红细胞散射能量（功率）的总积分进行彩色编码显示，通常以单色（例如红色）表示血流信息。其有如下特点。

（1）对血流的显示只取决于红细胞散射的能量（功率）存在与否，彩色的亮度依赖于多普勒功率谱总积分，能量大小与红细胞数量有关；即使血流平均速度为0，只要存在运动的红细胞，能量积分不等于0，就能用能量图显示，所以能显示低速血流。

（2）成像相对不受超声入射角的影响。

（3）不能显示血流的方向、速度和性质。

（4）对高速血流不产生彩色混叠。

（5）为了提高检测血流灵敏度，需要增加仪器动态范围 10～15 dB。

3. 速度能量型彩色多普勒

彩色多普勒速度能量图（CCD）又称方向性能量图（DCA）。它既以能量型多普勒显示血流，同时又能表示血流的方向。综合了前 2 种技术的优势，既能敏感地显示低速血流，又以双色表示血流方向。

4. 彩色多普勒组织成像法

彩色多普勒组织成像（CDTI）也称组织多普勒成像（TDI），它与 CDFI 不同点在于采用血流滤波器代替壁滤波器滤去低幅高频的血流信息而保留高幅低频的组织运动信息，一般用来观察心肌组织运动情况。其能显示的速度范围在 0.03～0.24 m/s。图 1-9 是 CDFI、CDTI

和 CDE 的关系原理图。

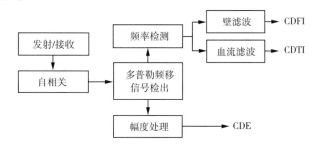

**图 1-9 CDFI、CDTI 和 CDE 的关系原理**

# 四、彩色多普勒技术检测血流的用途

1. 检出血管

在 B 型图上显示血管及其分布。

2. 鉴别管道性质

在实际脏器内所显示的管道，可能是血管、胆管及其他结构。用彩色血流图容易将血管与其他管道鉴别。

3. 识别动脉与静脉

动脉血流速快，收缩期、舒张期流速差别明显，动脉血流信号是闪动显现，亮度高，在低速标尺时易出现彩色混叠。静脉血流速度低，无时相之分，血流彩色信号连续出现且较暗。

4. 显示血流

显示血流的起源、走向、时相；反映血流性质；表示血流速度快慢。

5. 引导频谱多普勒的取样位置

通过彩色血流图能引导频谱多普勒对瓣口狭窄及关闭不全、心内分流、大血管间分流、心腔与大血管的分流等异常血流的检测。

（孙玉收）

# 第二章

# 颈部淋巴结超声诊断

## 第一节　颈部淋巴结的检查方法

### 一、检查仪器

超声仪器最好选择具备良好空间分辨率和时间分辨率，彩色/能量多普勒具有良好的血流敏感性，如具备灰阶超声造影功能、弹性成像功能则更有助于淋巴结的评估。一般选用7.5 MHz以上的线阵探头，极为表浅的淋巴结可选用高至20 MHz的探头。

### 二、检测方法

患者仰卧，扫查颈部淋巴结时需在颈下或肩下垫枕以充分暴露颈部，检查一侧颈部时嘱患者将头转向对侧以方便扫查。在颈部检查时，为使检查全面而有系统性，可按照Hajek制订的颈部淋巴结超声分组，顺序扫查（图2-1）。但尚需补充颈前区的淋巴结扫查。首先将探头置于下颌体下方扫查颏下和下颌下淋巴结，一般用横切，移动、侧动探头以全面扫查，向上侧动探头时需尽量使声束朝颅骨方向倾斜以显示被下颌体掩盖的一些下颌下淋巴结，可配合使用斜切和纵切；而后沿下颌支横切和纵切显示腮腺淋巴结；从腮腺下方开始，沿颈内静脉和颈总动脉自上而下横切，直至颈内静脉和锁骨下静脉的汇合处，依次显示颈内静脉淋巴链的颈上、颈中和颈下淋巴结，配合使用纵切和斜切，精确地评估任何一处的淋巴结与颈总动脉和颈内静脉之间的关系；探头向后侧移，横切锁骨上淋巴结；在胸锁乳突肌和斜方肌间，即沿副神经走行方向自下而上横切，直至乳突，显示颈后三角淋巴结。位于甲状腺下极尾部和深面的淋巴结检查常需做吞咽试验，应用这种声像图的动态观察法有助于淋巴结的检出及鉴别诊断。

对扫查过程中发现的可疑淋巴结，应先评估其灰阶超声表现，包括解剖位置、形态、大小、边缘规则与否、边界清晰度、皮质回声、淋巴门结构等，随后进行彩色/能量多普勒血流显示，并进行频谱多普勒取样。如进行灰阶超声造影检查或超声弹性成像检查，则遵循相应的检查规则与方法。

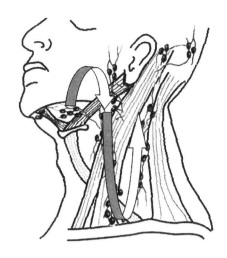

**图 2-1　颈部淋巴结超声扫查程序**

按箭头指向顺序扫查，尚须补充前区淋巴扫查

（刘　莉）

# 第二节　颌面部及颈部淋巴结的评估指标

## 一、灰阶超声评估指标及临床意义

1. 解剖区域

正常颈部淋巴结常见于下颌下、腮腺、上颈部和颈后三角区域。非特异性感染的淋巴结一般出现在同一解剖区域，特异性感染的淋巴结结核及恶性淋巴瘤多累及整个解剖区域甚至相邻解剖区域。转移性淋巴结的分布区域有特征性（表 2-1）。对于已知有原发肿瘤的病例，转移性淋巴结的分布有助于肿瘤分级。而对于原发灶未能确定的病例，已证实的转移性淋巴结可能为原发肿瘤的确定提供线索。

表 2-1　转移性淋巴结、淋巴瘤和淋巴结结核在颈部的一般分布

| 原发病 | 通常累及的淋巴结群 |
| --- | --- |
| 口咽癌、喉咽癌和喉癌 | 颈内静脉淋巴链 |
| 口腔癌 | 颌下、上颈部 |
| 鼻咽癌 | 上颈部、颈后三角 |
| 甲状腺乳头状癌 | 颈内静脉淋巴链 |
| 非头颈部癌 | 锁骨上窝、颈后三角 |
| 恶性淋巴瘤 | 颌下、上颈部、颈后三角 |
| 结核 | 锁骨上窝、颈后三角 |

2. 淋巴结大小

在同一切面测量淋巴结的最大纵径 L 和横径 T（图 2-2），横径的横径较纵径有价值。

正常淋巴结大小的上限尚有争论，临床上通常以横径 10 mm 为界值。

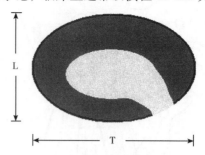

图 2-2　淋巴结大小测量方法

　　下颌下淋巴结和上颈部淋巴结通常较其他区域淋巴结大，这可能与口腔炎症有关。如果在二腹肌区域的淋巴结，其横径 >8 mm；在颈部其他区域的淋巴结横径 >7 mm 时，应考虑为恶性淋巴结，特别是怀疑有鼻咽喉的肿瘤时。非特异性炎症时，淋巴结通常是纵横径均匀性增大。临床上，若已经明确有原发性肿瘤的患者出现淋巴结进行性增大，则高度提示转移。

　　3. 纵横比

　　纵横比也称圆形指数（roundness index，L/T），在长轴切面上淋巴结的纵径（L）除以横径（T），是声像图鉴别肿大淋巴结的最重要指标。良性淋巴结多趋向于梭形、长椭圆形、长卵圆形，L/T≥2（图 2-3）。但正常的颌下及腮腺淋巴结趋向于圆形，约 95% 的下颌下淋巴结和 59% 的腮腺淋巴结 L/T≤2。恶性淋巴结多趋向于圆形，L/T≤2，但早期可能呈卵圆形。如果以 L/T 值 2 为界，超声区别正常反应性淋巴结和病理性淋巴结的敏感性为 81%～95%，特异性为 67%～96%。

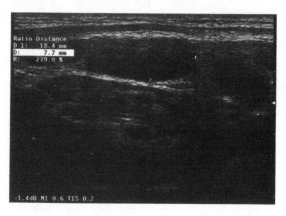

图 2-3　正常淋巴结扁长，L/T≥2

　　4. 淋巴结边界

　　转移性淋巴结和淋巴瘤趋向于有锐利边界（图 2-4），这归因于淋巴结内肿瘤浸润和脂肪沉积的减少，这种改变增大了淋巴结和周围组织的声阻抗差。而严重反应性和结核性淋巴结由于结周软组织水肿和感染（腺周围炎），使得淋巴结的边界通常较模糊（图 2-5）。边界的锐利度无助于鉴别诊断，但如已确诊的恶性淋巴结出现不锐利的边界，则提示包膜外蔓延的可能，有助于患者预后的评估。

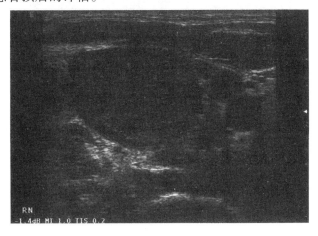

图 2-4　转移性淋巴结外形趋圆，边界锐利，内回声尚均，淋巴结门回声消失

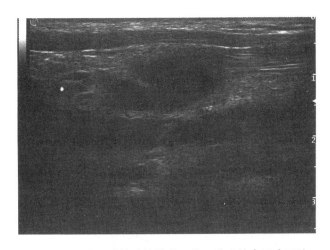

图 2-5　边界不清的结核性淋巴结，淋巴结内回声不均

5. 淋巴结门

淋巴结门结构是淋巴结鉴别诊断的重要线索。淋巴结门可分为 3 种类型：①宽阔型，淋巴结门在长轴切面上呈椭圆形；②狭窄型，淋巴结门呈裂缝样；③缺失型，淋巴结中心的高回声带消失。

正常情况下，85% ~ 90% 的淋巴结有宽阔的淋巴结门。淋巴结门增大主要是淋巴管和血管数量增加，这与慢性炎症时的增生有关。淋巴结门回声的减低常与淋巴结的皮质受浸润有关。炎症活跃和恶性淋巴结可导致淋巴结门狭窄（裂隙样改变），甚至完全消失（图 2-4、图 2-5）。尽管转移性淋巴结、淋巴瘤和结核性淋巴结可导致淋巴结门消失，但在早期，髓窦还没有被完全破坏时也可显示淋巴结门回声（图 2-6）。值得注意的是甲状腺弥漫性疾病如甲状腺功能亢进症、桥本甲状腺炎等的淋巴结常常表现为淋巴结门的消失。另一种淋巴结门消失的情况是由于大量脂肪浸润而使得整个淋巴结显示为高回声。

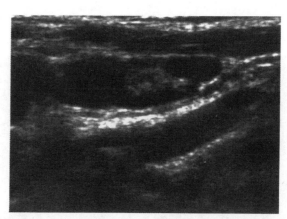

图 2-6　结核性淋巴结炎的早期阶段，淋巴结门回声依然存在，但已变形

6. 淋巴结皮质

在淋巴结门回声可见的基础上，淋巴结皮质也可分为 3 种类型。①狭窄型：长轴切面上，最宽处的淋巴结皮质厚度小于淋巴结门直径的 1/2。②向心性宽阔型：淋巴结皮质厚度大于淋巴结门直径的 1/2。③偏心性宽阔型：淋巴结皮质局限性增厚至少 100%，即最厚处皮质至少是最薄处的 2 倍。

狭窄型淋巴结皮质几乎均见于良性淋巴结，只有 9% 的恶性淋巴结有狭窄的皮质，后者通常伴有转移所致的扩大的高回声淋巴结门。向心性宽阔型的淋巴结皮质多见于恶性淋巴结，但也可见于良性淋巴结，尤其是儿童的 2、3 区尤其明显，此时的淋巴结常有周边淋巴小结的肥大。偏心性宽阔型淋巴结皮质绝大多数见于恶性淋巴结，有时也可因皮质内的肉芽肿或局灶性的滤泡增生所致（图 2-7），这在转移性淋巴结中经常可见。

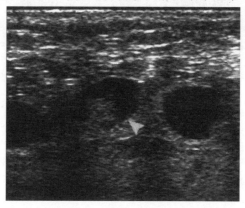

图 2-7　恶性淋巴瘤，淋巴结皮质偏心性增厚（箭头）

7. 内部回声

一般与毗邻肌肉相比较而定义淋巴结回声水平。回声强度有高低之分，而分布情况有均匀和不均匀之分，不均匀又分灶性液性无回声区和强回声点 2 类。正常淋巴结、反应性淋巴结、淋巴瘤和结核性淋巴结与毗邻肌肉比较呈显著的低回声。

淋巴瘤具有假囊性表现，但随着超声分辨率的提高，淋巴瘤表现为淋巴结内的出现微小结节灶。淋巴瘤的回声强度常因化疗后纤维化而增强。恶性淋巴结和结核性淋巴结的内部回声多变。除了甲状腺乳头状癌的转移趋向于呈高回声，转移性淋巴结通常呈低回声，因而高回声是判断甲状腺乳头状癌淋巴结转移的有效标志。无回声区常由转移的鳞状细胞癌液化坏死或由甲状腺的囊性乳头状癌、鼻咽部癌的转移性淋巴结的囊性变所致。皮质部的大块钙化灶可发生在肉芽肿疾病或以放射治疗或化学治疗转移的淋巴结中。在以甲状腺乳头状癌或髓样癌转移的淋巴结中可有微小钙化点（图2-8）。

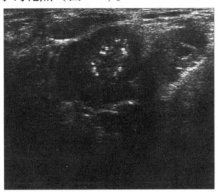

图2-8 甲状腺乳头状癌淋巴结转移，内可见较多点状钙化

8. 辅助特征

毗邻软组织水肿和淋巴结相互融合是结核性淋巴结的常见特征，在转移性淋巴结和淋巴瘤中相对少见，可能是由于淋巴结周围炎症反应所致。此时淋巴结周围软组织水肿表现为弥漫的低回声区，筋膜回声缺失（图2-9）；异常淋巴结相互融合，其间为异常的软组织（图2-10）。该表现还可见于以前接受过颈部放射治疗的患者。

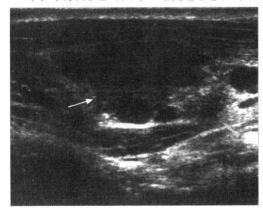

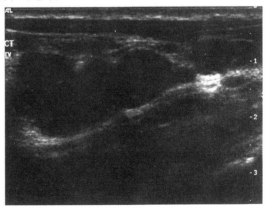

图2-9 结核性淋巴结，注意毗邻边界不清的
低回声区（箭头），这和毗邻软组织水肿、腺
周围炎相符合

图2-10 淋巴结相互融合，是结核性淋巴结的
普遍特征

9. 与邻近血管的关系

淋巴结增大往往对周围血管有所影响，当增大的淋巴结压迫血管时，可造成血管变形（图2-11），动脉波动减弱。如转移性淋巴结浸润到血管内时，直接征象为血管壁回声带被

低回声所间隔，甚至波动消失；间接征象为淋巴结与血管接触的长度 >3.5 cm 或淋巴结包绕血管 >180°。超声诊断静脉浸润比较困难，但一旦颈内静脉内见到有血栓形成时，不管淋巴结有无增大，均应考虑为转移性淋巴结，而炎性淋巴结在排除颈内静脉内膜炎的情况下一般不会引起血栓。

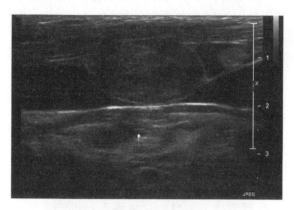

图 2-11　增大的淋巴结压迫颈内静脉

## 二、彩色血流显像评估指标及临床意义

1. 淋巴结血流形式

主要观察淋巴结内彩色血流信号的分布形式，对淋巴结疾病的鉴别诊断有重要价值。综合各种文献报道的分类法，有学者将淋巴结血流分布分为以下 4 种类型。

（1）淋巴结门型血供：在淋巴结门高回声显示的前提下，血流信号沿淋巴结门分布；不能显示淋巴结门的情况下，血流信号从相当于淋巴结门的位置放射状分出（图 2-12）。淋巴结门型血供多见于良性淋巴结，但淋巴瘤的出现率也很高。

（2）中央型血供：血流信号位于淋巴结中央，多切面追踪均证实该血流信号不是来源于淋巴结门部（图 2-13）。中央型血供，尤其是紊乱的中央型血供可见于恶性淋巴结。

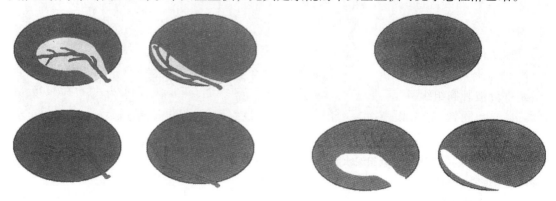

图 2-12　淋巴结门型血供模式　　　　　　图 2-13　中央型血供模式

（3）边缘型血供：血流信号位于淋巴结边缘，多切面追踪证实该血流信号不是来源于

淋巴结门部，但可能证实其来源于淋巴结外周穿过包膜进入淋巴结，也有可能无法显示来源（图2-14）。边缘型血供对恶性淋巴结的诊断最有价值，但结核性淋巴结炎也可见本型血供。

（4）混合型血供：同时显示上述3种血流类型的2种或3种（图2-15）。混合型血供可见于恶性淋巴结和结核性淋巴结炎。

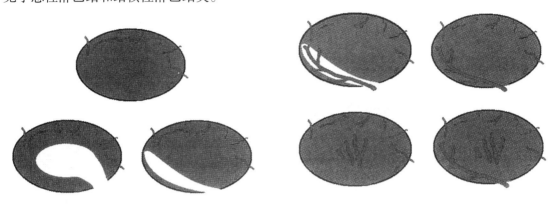

图2-14　边缘型血供模式　　　　　　图2-15　混合型血供模式

上述分型法虽综合了多家之长，但并非无懈可击，主要体现在对灰阶超声不能显示淋巴结门回声的"淋巴结门型血供"的判定上，因为判断"相当于淋巴结门的位置"相对容易产生分歧。相对而言，源于淋巴结门的血管其起源部较粗，血管有一定的长度或放射状分支。外周穿入的边缘型血供血管相对较细、较短、扭曲，不易见到分支，而且在邻近部位可见到多支相似的血流分布。

2. 血管阻力

尽管目前尚有一些争议，但多数观点认为血流阻力指数（RI）和搏动指数（PI）对淋巴结疾病的鉴别诊断有一定意义。一般认为转移性淋巴结比反应性淋巴结的 RI 和 PI 高。但甲状腺乳头状癌颈部淋巴结转移的 RI 和 PI 与其他转移性淋巴结相比相对较低。

RI 和 PI 的正确测量很重要，但测量淋巴结内血管阻力在方法上和血管取样上充满争议。第1个争议在于淋巴结的选择。一般认为应评估血管分布最丰富的淋巴结，但血供最丰富的淋巴结的血流情况能否代表该疾病的特征尚存疑问。第2个争议是 RI 和 PI 的测量方法。国内外的报道中常用的方法有同一根血管多次取样、不同部位多次取样（3～8处）等，然后或取所得参数的平均值或取最高值或取最低值进行分析。方法不同，得到的同一病变的 RI、PI 也有很大差异。有学者对不同的测量方法进行了比较分析并指出，考虑到淋巴结可能只是部分被肿瘤组织取代，必须意识到在取样的时候可能会遗漏具有特征性血流动力学的血管。此外，测量多根血管并取其平均值或选择性的测量都可能模糊原本有判断意义的数值。由此可见，将淋巴结多普勒超声检查方法标准化的重要性，这有待于广大超声工作者的共同努力。有学者根据多年的淋巴结超声研究经验，推荐如采取多点测量，即在3个或3个以上不同的部位取样，选择最高 RI 和 PI 做分析。

淋巴结内血管阻力 RI 和 PI 测量的另一个难点是检查耗时长，需10～15分钟，在日常工作中不容易作为常规检查方法。淋巴结内血管很细，频谱多普勒的评估较困难，不仅对仪器的要求较高，还要取得患者的理解与配合。

（刘　莉）

# 第三节　超声造影在淋巴结检查中的应用

由于受技术限制，常规多普勒超声不能探及非常小的血管。彩色/能量多普勒超声造影可以显著增强血流的多普勒信号，可以更加准确地评估淋巴结的血管分布，但还是无法显示毛细血管水平的灌注状况。第 2 代超声造影剂结合灰阶超声造影技术，可以对组织器官的微循环灌注进行实时观察，实现在更精细的水平对淋巴结病变的血流特征进行评估。

## 一、浅表淋巴结病变的微循环灌注形态学

评估病变淋巴结的灌注形态学时，主要根据淋巴结灌注时是否显示条状的淋巴结门灌注血管、灌注的模式、灌注的均匀性、有无灌注缺损等情况来进行评估。将灌注时淋巴结内显示条索状增强区定义为淋巴结门血管（图 2-16）。将淋巴结灌注的模式分为 3 型：整体灌注型，即淋巴结的整体同时出现灌注；中央—边缘型，即淋巴结中央先出现灌注，随后在边缘出现灌注（图 2-17）；边缘—中央型，即淋巴结边缘灌注早于中央灌注（图 2-18）。灌注均匀性的评估主要是观察有灌注区域增强的回声分布是否均匀一致。灌注缺损定义为同一淋巴结内出现局部无灌注的区域（图 2-19）。

瑞金医院的研究显示转移性淋巴结有 2.2%、淋巴瘤淋巴结有 9.7%、良性淋巴结病变有 2.6% 表现为完全无灌注，导致这种情况的原因包括淋巴结血管阻塞造成淋巴结梗死和放射治疗、化学治疗造成淋巴结内部完全坏死及化脓性炎症导致淋巴结完全液化坏死。有灌注的淋巴结大多数的灌注模式为整体灌注型，少部分为中央—边缘型，淋巴结的灌注模式对于鉴别良性、恶性淋巴结病变无价值。理论上转移性或结核性淋巴结的淋巴结门血供系统可被破坏，形成边缘血供，然而研究发现呈边缘—中央型灌注的淋巴结极少，其原因值得进一步探究。

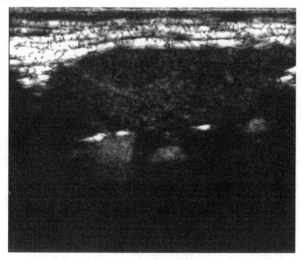

**图 2-16　淋巴结门血管**

表现为从淋巴结边缘向中央延伸的条索状高回声

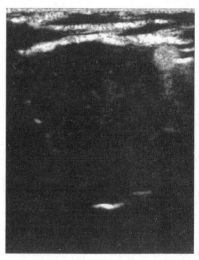

**图 2-17　中央—边缘型灌注**

淋巴结中央先出现灌注，随后边缘出现灌注

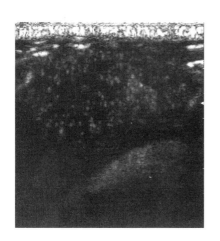

**图 2-18　边缘—中央型灌注**

淋巴结边缘先出现灌注，逐步向中央充填

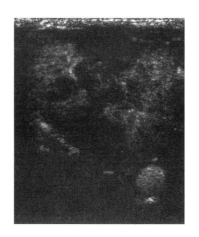

**图 2-19　灌注缺损**

淋巴结内出现斑片状无灌注区

未经放射治疗、化学治疗的转移性淋巴结 80% 造影时未显示淋巴结门血管，经过放射治疗、化学治疗的转移性淋巴结则皆未显示淋巴结门血管。未经放射治疗、化学治疗的淋巴结 56.3% 造影时显示淋巴结门血管，经过放射治疗、化学治疗淋巴结则有 75% 未显示淋巴结门血管。结核性淋巴结 87.5% 未显示淋巴结门血管，良性淋巴结病变 59.5% 未显示淋巴结门血管。转移性和结核性淋巴结病变对正常淋巴结门血管的破坏可解释超声造影时淋巴结门血流显示率较低的现象。良性淋巴结病变保存了淋巴结的正常血管结构，淋巴瘤对血管系统的影响和反应性良性淋巴结病变有相似之处，使得上述病变超声造影时淋巴结门血流显示率较高。放射治疗、化学治疗可以造成肿瘤床中中小动脉的血管内膜炎和血管周围炎，管腔狭窄或闭塞，是淋巴结门血管显示率下降的原因。

有研究显示，82.2% 转移性淋巴结的灌注不均，灌注缺损发生率为 57.8%。有学者认为这是由于转移性淋巴结的肿瘤细胞对淋巴结各个部位浸润的程度不同，导致对微血管系统的破坏不一；再则由于淋巴结内肿瘤浸润灶发生微小坏死，受分辨率所限，超声造影仅显示为回声不均；而当坏死灶较大时，超声造影则可显示为灌注缺损。放射治疗、化学治疗破坏肿瘤的血管后，可以导致局部供血区域发生凝固性和缺血性坏死，此时回声不均和灌注缺损的发生率更高。结核性淋巴结炎和转移性癌相似，皆可呈现不均匀并出现灌注缺损。淋巴瘤淋巴结 75% 灌注均匀，21.4% 有灌注缺损；良性淋巴结病变 83.8% 灌注均匀，8.1% 有灌注缺损。这是由于 2 种病变皆有弥漫性浸润的特性，对血管系统的破坏较少之故。

## 二、浅表淋巴结病变的微循环灌注血流动力学

微循环灌注动力学的指标包括造影的显影时间、达峰时间、降半时间及峰值强度。显影时间是指从注射造影剂即刻到时间强度曲线开始出现上升支的时间；达峰时间是指时间强度曲线开始出现上升支到曲线达到峰值所需的时间，即曲线的上升支所占的时间；降半时间是指从曲线峰值下降到峰值和基础值之和一半所需的时间；峰值强度为曲线峰值时回声强度的灰阶值，理论上其分布的范围为 0～255。

达峰时间 8.15 秒是鉴别转移性淋巴结和结核性淋巴结的最佳临界点，鉴别的敏感度为 85.7%，特异度为 62.5%；达峰时间 9.8 秒是鉴别转移性淋巴结和良性反应性淋巴结病变的最佳临界点，鉴别的敏感度为 64.3%，特异度为 64.9%；达峰时间 9.35 秒是鉴别恶性淋巴结病变和良性淋巴结病变的最佳临界点，鉴别的敏感度为 64.9%，特异度为 62.7%。

达峰时间可反映造影时间强度曲线灌注的速率，达峰时间越长意味着灌注受到的阻力越大。从淋巴结血管的病理学可解释上述达峰时间的差异。转移性淋巴结破坏了先前的淋巴结血管结构；为了获取营养，肿瘤诱导肿瘤巢内形成窦状新生血管，这些肿瘤巢内小的窦状新生血管因为管径小、流速低，肿瘤组织还会压迫和包裹血管，这些改变加大了淋巴结的血流灌注阻力，因而造影剂灌注的达峰时间延长。感染性或传染性疾病侵袭的淋巴结（如结核性淋巴结炎）可导致血管舒张而使血供增加，这些因素皆可使得灌注的阻力下降，从而降低达峰时间。

（刘　莉）

# 第四节　超声弹性成像在淋巴结检查中的应用

弹性成像是对所检查软组织的弹性特征进行成像的诊断技术。将一些机械刺激（如加压或震动）传送至组织，使用一些传统的成像手段（如超声）来探测和定征应变的分布结果，这是弹性成像的基本原理。弹性成像所获取的图像称为弹性图。

超声弹性成像时，用探头通过体表对肿瘤反复施加和释放压力，计算由此造成的组织变形，这种组织变形因组织硬度的不同而有差异，因而，弹性成像可获取组织硬度方面的信息。在超声弹性图上，可用灰阶变化（硬的显示为黑色，软的显示为白色）或不同的颜色（硬的显示为蓝色，软的显示为红色）来表示硬度的变化。

尽管超声弹性成像尚未常规应用于临床，但研究已经显示超声弹性成像有助于乳腺、甲状腺和前列腺癌的鉴别诊断。浅表淋巴结和甲状腺、乳腺相似，靠近其体表施压时，不受骨骼或软骨的干扰，而且淋巴结深部的解剖结构使得超声探头可以对淋巴结进行有效的压缩，因而颈部淋巴结是弹性成像的适宜检查部位。

日本学者 Lyshchik 等研究发现颈部转移性淋巴结 63% 硬度明显高于周围肌肉组织，而良性淋巴结仅 5% 硬度明显高于周围肌肉组织。由日本学者 Furukawa 等进行的另一项研究也发现转移性病变导致淋巴结硬度增加，而无转移性病灶的淋巴结较软。研究者将淋巴结的弹性图分为 4 种类型，1 型或 2 型代表组织较软，3 型或 4 型代表组织较硬（图 2-20）。结果 94.1% 转移性淋巴结表现为 3 型或 4 型弹性图，100% 良性淋巴结表现为 1 型或 2 型。

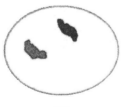

1型　　　　　　　　　　　2型

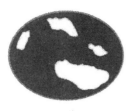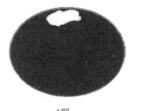

3型                  4型

**图 2-20    淋巴结弹性成像分型模式**

通过测量肌肉—淋巴应变比，即应变指数（strain index），可获得最佳的诊断准确性。转移性淋巴结和良性淋巴结的平均应变指数有显著差异，转移性淋巴结为 $4.4 \pm 3.6$，良性淋巴结为 $0.8 \pm 0.5$。以应变指数 $>1.5$ 作为判断转移性淋巴结的标准，诊断的灵敏度为 $85\%$，特异度为 $98\%$，阳性预测值 $96\%$，阴性预测值 $92\%$，准确性 $92\%$。

瑞金医院的初步研究也发现转移可导致淋巴结的硬度增加，转移性淋巴结的应变指数高于淋巴瘤淋巴结和反应性淋巴结（图 2-21 ~ 图 2-23），转移性淋巴结内转移灶的应变指数也大于残余正常淋巴组织（图 2-24），但应变指数的具体数值和 Lyshchik 等的数据有相当大的差异，这可能是所采用的仪器不同所导致。

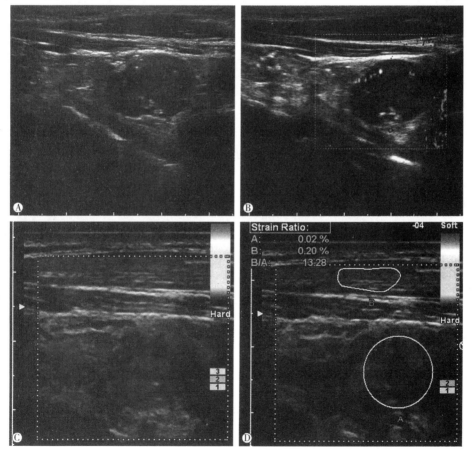

**图 2-21    纵隔神经内分泌癌颈部淋巴结转移**

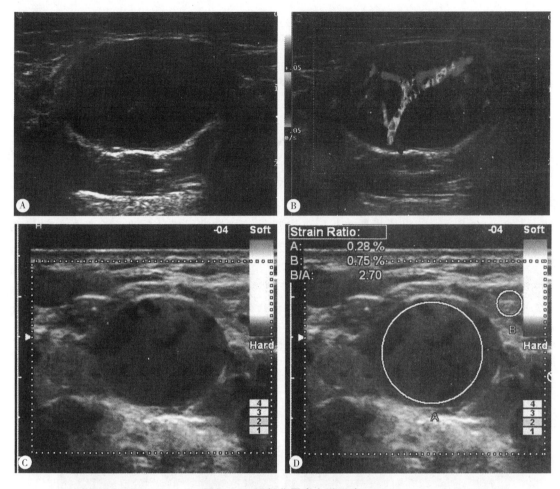

图 2-22　颈部非霍奇金淋巴瘤

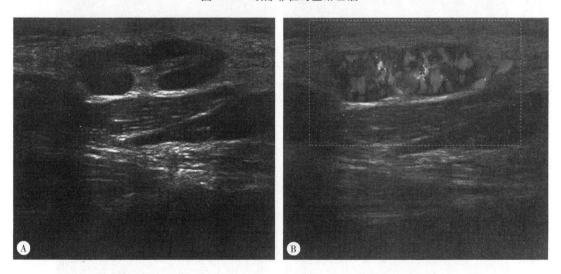

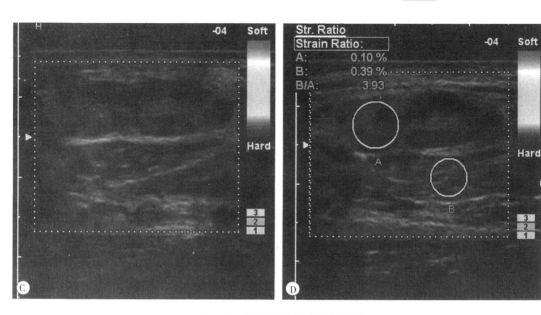

图 2-23 颈部急性反应性淋巴结

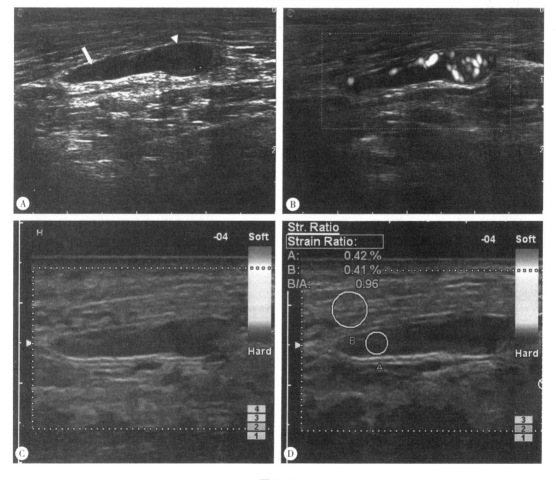

图 2-24

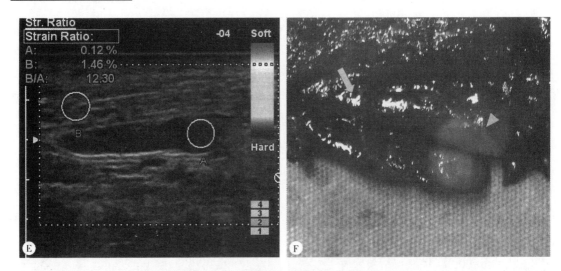

**图 2-24　甲状腺乳头状癌颈部淋巴结转移**

　　根据 Lyshchik 等的研究，超声弹性图上良恶性淋巴结显示的清晰度也有差异。多数的良性淋巴结和周围肌肉的硬度相似，弹性特征差异微小，因而在弹性图上出现 67% 淋巴结不能清晰显示的现象。相反，转移性淋巴结和周围肌肉及其他结构相比硬度较高，弹性特征差异较大，有 93% 的转移性淋巴结显示良好。另外弹性图上转移性淋巴结 65% 边缘不规则，52% 边界模糊；而 95% 良性淋巴结边缘不规则，73% 边界模糊，这可能反映了转移性淋巴结和周围组织的弹性特征的巨大差异或是纤维形成反应导致在转移性淋巴结周围形成僵硬的环。

（刘　莉）

# 第三章

# 甲状腺及甲状旁腺超声诊断

## 第一节　甲状腺超声检查方法与正常声像图

### 一、解剖概要

#### （一）甲状腺

甲状腺（thyroid）是成人体内最大的内分泌腺体，由左右两侧叶和连接两侧叶的峡部组成，呈 H 形横跨于气管上段。30% ~ 50% 的人在峡部上缘有一尖端向上的锥体叶。甲状腺前方为胸骨舌骨肌及胸骨甲状肌，外前方为胸锁乳突肌，两侧叶后方为颈长肌。两侧叶的后内侧与喉和气管、咽和食管以及喉返神经等相邻，后外侧为颈总动脉和颈内静脉。甲状腺表面覆盖有 2 层被膜，外层称甲状腺假被膜，覆盖甲状腺的前面和两侧；内层称甲状腺真被膜，贴于腺体组织表面，并伸入腺体实质内，将腺体组织分隔为若干小叶。

甲状腺的血供非常丰富，主要由双侧的甲状腺上、下动脉及少数人存在的甲状腺最下动脉构成。甲状腺的静脉起自甲状腺腺体的表面和气管前面的静脉丛，分为上、中、下 3 对静脉。

甲状腺主要分泌甲状腺激素和降钙素，生理功能十分广泛，主要是促进人体的能量代谢和物质代谢，促进生长和发育。

#### （二）甲状旁腺

甲状旁腺（parathyroid gland）位于甲状腺两侧叶的背面，为黄褐色圆形小体，有薄层结缔组织被膜。成人每个腺体重 30 ~ 50 mg；长 3 ~ 6 mm，宽 2 ~ 4 mm，厚 0.5 ~ 2 mm。甲状旁腺的数目和位置变化较大。约90%人群有 4 个甲状旁腺，每侧上、下 2 个，有的人有 3 个或 5 个腺体。上一对甲状旁腺位置比较恒定，多位于甲状腺侧叶后缘上中 1/3 交界处。下一对甲状旁腺位置变化较大，约 60% 位于甲状腺侧叶下极的后缘（正常位置），可异位于甲状腺胸腺韧带内、纵隔和颈动脉鞘内。

上一对甲状旁腺由甲状腺上动脉或甲状腺下动脉或两者的吻合支供应，下一对甲状旁腺由甲状腺下动脉发出的分支供应。甲状旁腺的静脉回流同甲状腺，分别回流至颈内静脉和头臂静脉。

甲状旁腺主细胞分泌甲状旁腺素，具有升高血钙、降低血磷的作用。甲状旁腺素的分泌主要受血钙浓度的负反馈调节，并与甲状腺 C 细胞分泌的降钙素以及 1，25-二羟维生素 D$_3$ 共同调节钙磷代谢，控制血浆中钙、磷水平。

# 二、超声检查方法和正常声像图

## （一）仪器条件

一般使用具有高频线阵探头（5～10 MHz）的彩色多普勒血流成像（CDFI）仪对甲状腺和甲状旁腺进行扫查。必要时采用扇形探头结合吞咽动作对锁骨后或胸骨后甲状腺肿或异位甲状旁腺病变进行观察。

## （二）体位

患者取仰卧位，在肩及颈后垫枕，头向后仰充分暴露颈前区域。如果甲状腺肿物较大，可嘱患者头偏向对侧或调整为侧卧位。

## （三）检查方法

1. 甲状腺

（1）测量甲状腺大小：沿甲状腺侧叶纵切扫查，取最大切面测量上下径，横切扫查时取最大横切面测量横径和前后径；用同样的方法测量峡部各径。

（2）从上至下、从外向内做一系列横切和纵切扫查，观察甲状腺实质及结节的灰阶超声表现。

（3）CDFI 检查：观察腺体和结节的血流信号分布和丰富程度，测量结节内动脉血流的峰值流速和阻力指数。必要时，测量甲状腺上、下动脉的内径、峰值流速和阻力指数。

2. 甲状旁腺

（1）正常位置甲状旁腺的超声检查方法与甲状腺基本相似。由于甲状旁腺位置更深，使用的探头频率应更低，特别是甲状旁腺明显增大时。

（2）甲状旁腺常见异位于甲状腺内、颈动脉鞘内、食管后和胸骨上窝，应仔细扫查。

（3）嘱患者做吞咽动作，使病灶提升，同时采用扇形探头（扫查方向朝向足侧）在胸骨上窝和锁骨上方进行探测，有可能发现异位于锁骨或胸骨后方的病灶。

## （四）正常声像图

1. 甲状腺

（1）正常甲状腺左右侧叶上下径 4～6 cm，左右径 1.5～2 cm；峡部前后径 0.2～0.4 cm。正常甲状腺大小存在较大个体差异，但侧叶前后径的个体差异相对较小，若侧叶前后径大于 2 cm，可诊断甲状腺肿大。

（2）甲状腺被膜为一薄而规整的高回声带，实质为分布均匀的细而密集的中等回声，回声水平明显高于邻近的胸锁乳突肌回声（图 3-1）。CDFI 检查显示腺体内弥漫性分布着较为丰富的点状、条状血流信号。

（3）甲状腺上、下动脉的平均内径约 2 mm，为搏动性动脉血流频谱，收缩期峰值流速为 30～50 cm/s。甲状腺的 3 对静脉为连续性低振幅频谱。

2. 甲状旁腺

由于正常甲状旁腺体积过小（平均大小 5 mm×3 mm×1 mm），且与周围组织不能形成良好的反射界面，超声很难显示。偶尔超声可以显示年轻人正常的甲状旁腺，多为卵圆形边界清楚的均匀低回声，内部一般无明显的血流信号。超声诊断甲状旁腺增大的标准是甲状旁腺前后径超过 2 mm。

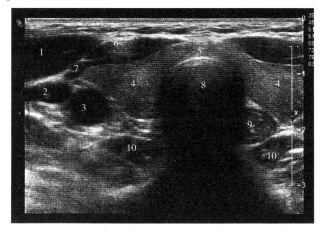

**图 3-1 正常甲状腺及其周围关系**

1. 胸锁乳突肌；2. 颈内静脉；3. 颈总动脉；4. 甲状腺左、右叶；5. 甲状
腺峡部；6、7. 颈前肌肉；8. 气管；9. 食管；10. 颈长肌

（罗晓晶）

# 第二节 甲状腺疾病超声诊断

为了便于超声鉴别诊断，将甲状腺疾病大致分为两大类：甲状腺弥漫性肿大和甲状腺结节。前者包括毒性弥漫性甲状腺肿（toxic diffuse goiter）、单纯性甲状腺肿、亚急性甲状腺炎（subacute thyroiditis）、自身免疫性甲状腺炎（autoimmune thyroiditis）及甲状腺原发性恶性淋巴瘤；临床上甲状腺结节被描述为正常大小或弥漫性肿大的腺体内单发或多发结节，包括结节性甲状腺肿、甲状腺腺瘤、甲状腺癌、局限性炎性结节。

## 一、毒性弥漫性甲状腺肿

毒性弥漫性甲状腺肿又称格雷夫斯（Graves）病、巴泽多（Basedow）病，是一种伴甲状腺激素分泌增多的特异性自身免疫性疾病。本病多见于 20 ~ 40 岁的青年女性，男女发病比例约 1 ：5。

### （一）临床表现

临床表现多器官受累和高代谢状态。主要表现有：心悸、怕热、多汗、食欲亢进、大便次数增多、消瘦、情绪激动等，约 1/3 的患者伴有眼球突出。

### （二）超声检查

1. 灰阶超声图像

甲状腺弥散性对称性肿大，被膜规整。甲状腺上、下动脉内径增宽，腺体回声明显受病程和治疗的影响。对于未经治疗的初发者，腺体表现可分为弥散回声减低型或散在回声减低型。病程较长或反复发作者，腺体回声水平可与正常腺体相当，不均匀，部分患者因形成纤维分隔而出现条状高回声。

2. 多普勒超声

CDFI 表现为"火海征"，血流信号丰富。多数患者甲状腺上、下动脉流速明显加快，阻力减低。

### （三）鉴别诊断

1. 单纯性甲状腺肿

本病是地方性缺碘引起的疾病，也有散发性病例。超声表现为甲状腺增大，但回声正常或不均，CDFI 示血流信号及流速无明显增加。甲状腺功能正常或减低。

2. 结节性甲状腺肿

部分毒性弥散性甲状腺肿可表现为腺体散在的回声减低，从声像图上与结节性甲状腺肿不易区分。后者开始时似单纯性甲状腺肿，但随着病情的发展，各部分组织反复增生与复旧，形成纤维间隔及多个结节。甲状腺两侧叶不对称增大是其特征。CDFI 检查缺乏血流信号，其流速 <30 cm/s，与甲状腺功能亢进"火海征"截然不同。

3. 自身免疫性甲状腺炎

病情动态发展，声像图随之动态变化。甲状腺增大多以前后径改变为明显，而甲状腺功能亢进的腺体增大以长径改变为明显，而且血中抗甲状腺球蛋白抗体和抗甲状腺微粒体抗体水平增高。

4. 甲状腺腺瘤

部分患者并发甲状腺功能亢进，从声像图上易于与甲状腺功能亢进鉴别。

## 二、单纯性弥漫性甲状腺肿

单纯性弥漫性甲状腺肿（simple diffuse goiter）是单纯性甲状腺肿的早期阶段，甲状腺两侧叶呈对称性弥漫性肿大，一般不伴有甲状腺的功能变化和全身症状。

### （一）临床表现

甲状腺过度肿大者可压迫周围器官及组织而产生相应的症状：①压迫气管造成呼吸困难；②压迫食管引起吞咽困难；③压迫颈静脉、上腔静脉造成头面部及上肢水肿；④压迫周围神经引起声音嘶哑或霍纳综合征（Horner syndrome）。

### （二）超声检查

1. 灰阶超声图像

甲状腺呈弥漫性、对称性肿大，表面平整。腺体肿大明显时可出现压迫气管、颈部血管等现象。病程早期腺体内部回声基本正常；病程后期除腺体实质回声普遍不均外，由于滤泡内充满胶质而高度扩张，腺体内显示弥漫分布的多发薄壁无回声区伴囊内点状强回声。

2. 多普勒超声

CDFI 显示腺体内血流信号无明显增多，甲状腺上动脉内径正常或稍增宽，频谱形态无异常改变，流速在正常范围内或轻度增高。

### （三）鉴别诊断

1. 结节性甲状腺肿

腺体增大呈不对称性，表面不光滑，并伴有多个大小不等的结节。而单纯性弥漫性甲状腺肿的腺体呈弥漫性、对称性增大，表面光滑，内无囊性结节以外的其他类型结节形成。

2. 毒性弥漫性甲状腺肿

参见毒性弥漫性甲状腺肿。

## 三、单纯性结节性甲状腺肿

单纯性结节性甲状腺肿（simple nodular goiter）是单纯性甲状腺肿发展至后期的表现。

### （一）临床表现

本病一般无明显症状，但肿大的甲状腺可压迫周围组织如气管和食管而产生相应的症状。

### （二）超声检查

1. 灰阶超声图像

甲状腺正常大小或两侧叶不对称性增大，表面不平整。内见单个或多个回声不等的结节，边界清晰或模糊，可伴有形态不同的钙化。结节以外的腺体回声可能表现为均匀、不均匀或散在的点状或条状高回声。

2. 多普勒超声

CDFI 显示结节内血供状态不等，有的增生结节内部血流丰富，甚至呈彩球状；以退化为主（如囊性变、液化、坏死等）的结节内部无或少许血流信号。结节以外的腺体血供无明显增多。甲状腺上动脉内径正常或稍增宽，流速在正常范围内或稍加快。

### （三）鉴别诊断

1. 与毒性弥漫性甲状腺肿、单纯性弥漫性甲状腺肿相鉴别

参见毒性弥漫性甲状腺肿、单纯性弥漫性甲状腺肿。

2. 甲状腺腺瘤

甲状腺腺瘤多为单发，边界清晰，有完整包膜。内部回声均匀，可有晕环，甲状腺轮廓整齐、光滑。而结节性甲状腺肿结节常多发，大小不一，无包膜，周围甲状腺组织回声不均匀，甲状腺轮廓不平。

3. 甲状腺癌

甲状腺结节有恶变的可能，如发现结节生长迅速，颈淋巴结增大，超声显示结节边界不整呈锯齿样改变，并发微钙化等恶性特征应想到恶变的可能，必要时进行穿刺活检。

## 四、亚急性甲状腺炎

亚急性甲状腺炎又称肉芽肿性或巨细胞性甲状腺炎，是一种自限性非化脓性炎性疾病，发病初期有上呼吸道感染的表现，一般认为病因是病毒感染或变态反应所致，多见于 20 ~ 50 岁的女性。

### （一）临床表现

早期可有发热，甲状腺肿大、疼痛，伴有上呼吸道感染的表现。开始时病变仅局限于甲状腺一侧或一叶的某一部分，不久累及另一侧或甲状腺全部，可出现甲状腺功能亢进；晚期如果甲状腺有严重的破坏乃至出现纤维化，可出现甲状腺功能低下。病程一般持续 2 ~ 3 个月，可自行缓解消失。

### （二）超声检查

**1. 灰阶超声图像**

患侧甲状腺肿大，被膜下病灶常使甲状腺与颈前肌之间的间隙模糊或消失。甲状腺腺体内见边界模糊的散在性或融合性片状低回声，被称为"洗出"征（"wash-out" sign）（图3-2），为本病的特征表现。病程初期低回声区常有压痛，病灶回声随病程而变化，炎症恢复期回声增强、不均，低回声区缩小甚至消失，恢复为正常腺体回声。

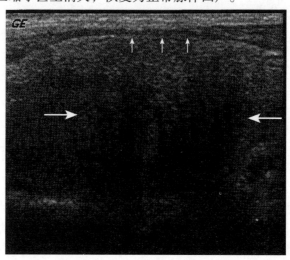

**图 3-2　亚急性甲状腺炎**

大箭头所示为融合性低回声带（"洗出"征），小箭头所示为甲状腺与颈前肌之间的间隙模糊

**2. 多普勒超声**

CDFI 显示病灶内原有血管自如穿行，周边无明显环绕血管。

### （三）鉴别诊断

**1. 急性化脓性甲状腺炎**

本病有高热、白细胞增高、红细胞沉降率加快、疼痛及压痛症状。超声显示不均质低回声区，边界模糊、不清。形成脓肿时，可见不规则的无回声区。

**2. 甲状腺癌**

亚急性甲状腺炎如为单侧性，常形成 2~3 cm 大小结节，此时应与甲状腺癌相鉴别。前者的结节有触痛，形态不规则，后方无声衰减，周边无血管绕行，可见原有的甲状腺血管在病灶内穿行。动态观察可发现病灶开始位于一侧叶，不久累及另一侧叶，3~6 个月后，病灶逐渐缩小甚至完全恢复正常。后者的结节形态不规则，边缘可呈蟹足样改变，内部有微小钙化，后方可有声衰减，周围血管移位、绕行。鉴别困难时，可行细针抽吸细胞学检查或组织学活检。

**3. 自身免疫性甲状腺炎**

本病一般表现为双侧腺体弥散性回声减低，局限性自身免疫性甲状腺炎少见。甲状腺无触痛，不发热，血中抗甲状腺球蛋白抗体和抗甲状腺微粒体抗体滴度远高于亚急性甲状腺炎。亚急性甲状腺炎晚期在声像图上与自身免疫性甲状腺炎难以鉴别。

# 五、自身免疫性甲状腺炎

自身免疫性甲状腺炎又称慢性淋巴细胞性甲状腺炎、桥本甲状腺炎（Hashimoto thyroiditis），是一种自身免疫性疾病。好发于 30～50 岁的青中年女性。

## （一）临床表现

本病起病隐匿，常无特殊症状。体格检查触及甲状腺正常大小或中度弥漫性肿大，腺体质韧如橡皮。血甲状腺球蛋白抗体和抗甲状腺微粒体抗体增高。

## （二）超声检查

1. 灰阶超声图像

甲状腺两侧叶弥漫性肿大，以前后径改变最为明显，峡部也明显增厚；病程后期可表现为腺体萎缩。甲状腺包膜清晰、平整，病程后期可呈分叶状。双侧腺体回声弥漫性减低、不均，内有许多条状高回声，有时可见许多散在的细小低回声。

2. 多普勒超声

CDFI 显示在病程早期腺体内血流信号弥漫性增加，有的患者甚至与未经治疗的毒性弥漫性甲状腺肿的血供程度无明显差异；病程后期由于腺体纤维化，血流信号仅轻度增加或无明显增加。频谱多普勒表现为病程早期甲状腺上动脉流速明显加快，血流量增多。

## （三）鉴别诊断

1. 亚急性甲状腺炎

参见亚急性甲状腺炎。

2. 甲状腺癌

自身免疫性甲状腺炎如为局限性病变，应与甲状腺癌相鉴别。声像图表现不典型时，可采用超声引导下穿刺细胞学检查或组织学活检明确诊断。

3. 结节性甲状腺肿

自身免疫性甲状腺炎在甲状腺内偶尔可见多个小的高回声结节，由淋巴组织、残余滤泡和上皮组织形成，此时要与结节性甲状腺肿鉴别。主要依靠血清学检查，必要时行穿刺细胞学检查或组织学活检。

# 六、甲状腺腺瘤

甲状腺腺瘤是良性肿瘤，起自腺上皮组织，可分为滤泡型腺瘤、乳头状腺瘤和混合型腺瘤 3 种。多见于中青年女性。

## （一）临床表现

肿瘤生长缓慢，患者一般无明显自觉症状。若肿瘤内突然出血，则肿块迅速增大，伴局部疼痛。少数患者可发生功能自主性腺瘤，出现甲状腺功能亢进症状。10% 的腺瘤可以癌变。体格检查触及单个圆形或椭圆形肿块，质韧，表面光滑，无压痛，可随吞咽而活动。

## （二）超声检查

1. 灰阶超声图像

腺瘤一般为单发，极少数为多发，呈圆形或椭圆形，肿物长轴常与腺体的长轴平行，如位于峡部的腺瘤长轴与矢状面垂直。肿物内部回声类似正常腺体实质回声，多数为均匀等回声，少数为低回声，较大者易并发囊性变、出血或坏死，内部有不规则无回声区、钙化灶或浓缩胶质。浓缩胶质表现为点状强回声后方伴"彗星尾"征，此为良性结节的特征性表现。肿物边界清楚、整齐，有高回声包膜，80%肿瘤周边见规整的薄晕环；后壁及后方回声增强或无明显变化。

2. 多普勒超声

CDFI 显示腺瘤内部血供程度不等，多数腺瘤内部可见丰富血流信号，有的形成网状或彩球状；周边常见较为完整的环绕血管。

### （三）鉴别诊断

1. 结节性甲状腺肿

参见单纯性结节性甲状腺肿。

2. 甲状腺癌

甲状腺癌常表现为形态不规则、边界模糊、内部为实性不均质低回声，可有微小钙化，CDFI 显示血供可不规则。可伴有颈部淋巴结转移。甲状腺腺瘤常表现为形态规则、边界清晰，有完整规则晕。内部回声多为等回声或高回声，常有囊性变。CDFI 显示血供丰富，分布规则。

# 七、甲状腺癌

甲状腺癌（thyroid carcinoma）通常分为乳头状癌、滤泡癌、髓样癌和未分化癌 4 种。乳头状癌占所有甲状腺癌的 75%～90%。

### （一）临床表现

甲状腺癌占头颈部恶性肿瘤的 1.5%～2%，占所有恶性肿瘤的 1%～4%，多见于年轻人或老年人，年轻人中女性多于男性，老年人中无性别差异。颈部放射治疗史、Graves 病患者、地方性甲状腺肿患者罹患甲状腺癌的危险性较高。由于甲状腺癌有多种不同的病理类型和生物学特征，其临床表现各异。一般来说，分化良好的甲状腺癌发展缓慢，尤其是乳头状癌，可多年缓慢生长而无任何症状；未分化癌和少数髓样癌发展迅速，很快浸润周围组织，出现晚期症状。

### （二）超声检查

1. 灰阶超声图像

（1）边界：较大癌灶常表现为边界模糊，未分化癌可呈"蟹足样"改变，但髓样癌和微小癌（直径＜1 cm）表现为边界清晰。癌灶周边晕环常不完整或厚薄不均。

（2）内部回声：癌灶常表现为实性不均质低回声，较少出现囊性成分。微钙化（≤1 mm 的点状强回声）预测恶性的特异性较高，但敏感性较低（图3-3）。

（3）形态：较大癌灶常表现为形态不规则，前后径与横径比值≥1。

（4）颈部淋巴结肿大：转移性淋巴结的超声特征与甲状腺内原发病灶的超声特征类似。灰阶超声特征为淋巴结门消失或部分消失、出现囊性回声、钙化或局限性高回声。

2. 多普勒超声

CDFI 显示部分血流丰富或局限性丰富、分布杂乱，可见穿支血管。但部分恶性结节可出现周边部分环绕血流或无血流信号。转移性淋巴结彩超表现为血流杂乱，达皮质边缘或沿被膜走行。

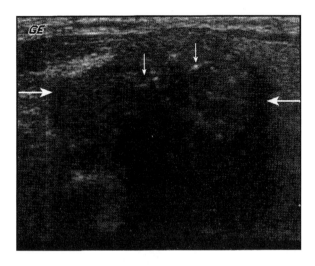

**图 3-3　甲状腺乳头状癌声像图**

大箭头指向癌肿，其边界模糊、形态不规整，周边见宽窄不一的
不完整"晕环"，内部见许多微小钙化（小箭头所示）

### （三）鉴别诊断

**1. 甲状腺腺瘤**

本病形态多规则，边界整齐，有完整包膜，内部回声均匀，后方回声无衰减，无微小钙化。无浸润周围组织表现及颈部淋巴结肿大。

**2. 亚急性甲状腺炎（单侧性）**

本病有低热，局部有压痛，红细胞沉降率加快等。肿大的甲状腺回声均匀，无浸润现象。抗炎对症治疗后，炎症区回声可恢复正常。

### （四）临床价值

超声是甲状腺癌的首选影像学检查方法，但是甲状腺癌具有多种不同病理类型和生物学特征，其复杂多样的声像图表现给超声检查带来困难，必要时，应与放射性核素显像或 CT 成像结合起来应用。超声引导下穿刺活检安全、可靠，有很好的临床应用价值。

（罗晓晶）

## 第三节　甲状旁腺超声诊断

1975 年 Arima 首先报道应用超声仪进行甲状旁腺腺瘤定位，北京协和医院 1983 年在国内首先开展此项工作。目前应用彩色多普勒血流成像可显示 5 mm 左右的甲状旁腺病灶，诊断敏感性达 90% 以上，已成为引起甲状旁腺功能亢进肿物术前定位的首选检查方法。

原发性甲状旁腺功能亢进的病因包括甲状旁腺腺瘤、甲状旁腺增生及甲状旁腺癌。这 3 种疾病均可由于钙、磷代谢障碍而引起骨质疏松、脱钙及骨折。另外，甲状旁腺癌还可以侵犯周围组织及器官而引起相应的临床表现。

## 一、甲状旁腺腺瘤

在原发性甲状旁腺功能亢进患者中，80%以上由腺瘤引起。腺瘤可以单发，也可以是多发性内分泌腺瘤的一部分。多见于女性，以40~60岁多见。

超声检查表现如下。

（1）肿瘤位于甲状腺与颈长肌、颈总动脉与气管之间，属正常位置。肿瘤为椭圆形、三角形或不规则形，其长轴与身体矢状面平行。

（2）肿瘤为均匀低回声，边界清晰、规则，可见包膜回声，少数可伴有钙化灶或囊性变。

（3）肿瘤与甲状腺之间可见双层中强回声带，可能为甲状腺被膜与腺瘤的包膜所致。

（4）CDFI显示肿瘤前缘常有明显的血管绕行，并可见多条动脉分支进入瘤体内，内部血供丰富，有时可显示肿瘤的蒂部。

## 二、甲状旁腺增生

约10%原发性甲状旁腺功能亢进是由原发性甲状旁腺增生所致，而继发性增生，则多见于慢性肾脏疾病的患者。增生常累及多个甲状旁腺腺体。

超声检查：可显示数个甲状旁腺不同程度增大，形态呈椭圆形或不规则形，内部为均匀低回声或等回声，一般无囊性变或钙化灶，血供不如腺瘤丰富。

## 三、甲状旁腺癌

甲状旁腺癌占原发性甲状旁腺功能亢进患者的2%~4%，发病年龄较腺瘤略低，平均44岁，发病无性别差异。大多数甲状旁腺癌是功能性的，无功能性癌较少。

超声检查表现如下。

（1）肿瘤较大，形态不规则或呈分叶状。

（2）内部为不均匀低回声，可伴有囊性变或钙化灶。

（3）肿瘤可侵犯邻近的解剖结构。

（4）CDFI显示癌灶内部及周边血供丰富，分布不规则。

（5）可发现同侧颈部淋巴结转移癌。

（罗晓晶）

# 第四章

# 乳腺超声诊断

## 第一节　乳腺超声检查方法

### 一、二维彩色多普勒常规检查

#### （一）了解病史及一般检查

1. 病史询问

乳腺超声扫查前，即使健康人也需询问与乳腺疾病相关的病史，如月经期或两次经期间，乳房有无短时间的不适、隐痛、胀痛或自觉乳房内有无高低不平、肿物；育龄妇女分娩后哺乳期是否有足够乳汁及断乳方法等。

2. 视诊、触诊

两侧乳房常规视诊、触诊对比检查。乳房外形有无形态异常，皮肤表面有无橘皮样、牵拉；乳头有无凹陷、扭曲；乳房内部质地，有无异常肿块，肿块的部位、大小、边界、软硬、移动性及压痛等。正常乳房的能动性为突出的特征，触诊时易从手指下滑脱，很难诊断小肿块，故应取仰卧位以手掌平放在乳房上，把乳腺大部分压抵在坚硬的胸壁上，这样可准确发现小肿块或囊肿。

#### （二）超声仪器

1. 仪器调节

检查前将仪器灵敏度调到最佳状态，获得乳房各层结构清晰的二维图像。

（1）组织谐波成像技术减少脂肪组织的噪声对图像的影响。

（2）发现病灶时调整焦点置于病灶水平，必要时可选用 2～3 个焦点使图像更加均匀柔和。

（3）像素优化技术对不规则图像重新计算排列，减低斑点噪声，可使组织血管的边界显像增强、清晰。

（4）梯形探头可扩大病变中、远场的范围，有利于病灶基底部浸润深度的观察。

（5）超声全景成像，较大病变梯形探头扫描不完整时选用，手执探头连续移动扫描的实时图像，经计算机处理后获得大面积、低噪声、高清晰度的宽景图像，能显示病灶完整形态，并进行大小的测量。局部放大功能检查乳腺小病灶或直径 1 cm 以下的微小病灶，其内部的微细结构、钙化微粒、微细血管及边缘状态均能清楚显示。

2. 探头频率

二维彩色超声仪通常使用 5.0～17.0 MHz 高频探头。乳房硕大、乳腺肿块较大（直径 4 cm 以上）或多发、弥漫性的病变，由于高频探头的有效长度多 < 4 cm，不能显示病灶的完整形态与大小时，可先用 3.5～4.0 MHz 线阵探头。扫描深度调至能看到乳腺深部胸大肌与肋骨的回声为宜，可观察病灶的全貌，提示病灶的位置、大小，尤其是炎症病变血管充血水肿或乳腺深部较大的脓肿。3.5～4.0 MHz 有利于彩超显示病变丰富的血管构架，整体与局部分布的疏密；然后再用高频探头详查局部情况（图 4-1）。

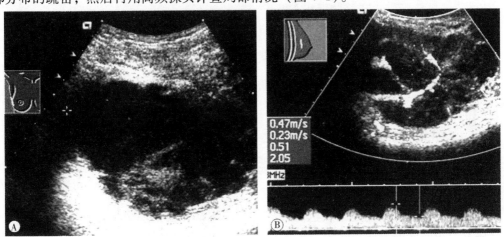

**图 4-1　4 MHz 线阵探头检测乳房巨大囊腔显示病灶全貌**

哺乳期多房性乳汁潴留囊肿；A. 4 MHz 探头检测右乳巨大囊腔 11 cm×8 cm，液性低回声有杂乱絮状条索，边缘不规则；B. 彩超显示腔内纤维间隔及周围组织血流信号丰富，动脉 RI 低 0.51

3. 血管彩超检查

需降低彩色速度标志，彩色增益灵敏度需适中，以不产生彩色噪声为宜。乳房、乳腺病灶血管彩色显示的多少与仪器的质量有关。高档彩超仪血流彩色较容易看到，且无彩色溢出；血管形态清楚，动脉、静脉并行；可检测直径 0.01 mm 左右的微细血管，多普勒显示相应的频谱形态，并能测出微小动脉的低速血流与 RI。中档彩超仪血流彩色显示的多少与检查者的耐心程度与花费的时间相关，快速检查仅能看到血流的某些段面，难以检测 1 mm 直径以下的血管或有彩色溢出。低档彩超仪显示血流彩色常有一定的难度，看不到血流彩色不等于乳腺病变没有血管增生。

感兴趣区即彩色取样框，依据病灶大小形态与检测目的确定。观察病灶整体及其周围组织、血流的全貌，取样框应大于病灶；检测导管内微小结节的血流需局部放大，取样框缩小至导管内微小结节的周围。观察与增粗导管并行的血管长度取样框可呈长方形。

血流速度测量需降低壁滤波 50 Hz 以下；速度标志每小档 < 1 cm/s。多普勒取样容积（取样门）调至 0.5 mm，置于血管彩色血流中心，声束与血流方向的夹角（θ 角）一般小于 60°。取样容积或 θ 角过大可影响血流速度的测量。

4. 血管能量图

多普勒信号能量的强度不受血流方向和入射角的影响，提高了血流检测的敏感性并能显示低速血流。一般动、静脉同时显示无方向性，但近年有的仪器用不同的彩色显示动、静脉血流方向。

### （三）乳腺超声检查方法

1. 检查体位

一般取平卧位，两上肢肘关节呈90°，自然放在头的两侧。必要时可根据乳房病变情况取侧卧位或坐位。

2. 常规检查方法

按乳腺解剖结构检查，探头长轴与乳管长轴平行或垂直，以乳头为中心从1～12时钟位，放射状顺/逆时针连续转动检查显示整个乳房内部结构、乳管系统与乳管间乳腺叶组织的回声。

（1）纵、横切面及冠状切面检查：探头横行扫查乳头外侧到内侧，从上（自胸骨角水平）向下（剑突水平）；探头纵行扫查自腋前线到胸骨旁线。较大乳房或大肿块（检查者用一手固定）从内、外侧或肿块最大长轴冠状切面检查。

（2）乳房血管：彩超检查各层组织内血管的长、短轴分布特征，以及病变血供来源、走向。

（3）两侧对比：无论单乳或双乳病变，以及乳房普查，均应左右两侧对比检查，以防遗漏病变。

3. 图像基本要求

显示乳房各解剖层次、乳腺叶组织、乳管系统与周围组织图像。乳腺病灶内、外的正常、异常结构的声像图表现。

（1）乳管长切面：检查显示乳管长轴自乳腺边角至乳头间图像；乳管与乳腺叶组织分布的密度。

（2）乳管横切面：检查显示乳管断面与腺叶的图像。

（3）乳头：三方向扫查前后径、左右径及冠状斜切面，显示乳头外形与大导管的关系。

（4）血流图：乳房、乳腺正常或异常病灶血流彩色显示后，应以多普勒频谱速度测量确定。

（5）乳汁动力学：检查显示哺乳期乳汁及动力学的图像。

4. 异常、病变回声标记与测量方法

（1）用时针定位：平卧位，1～12时钟位置标记异常回声、病变所在部位。

（2）按乳腺解剖层次：标记异常回声属于脂肪层及乳腺内、外。乳腺病灶位浅层、基底部、中间或乳腺外区、近乳头中心区。多发性、回声多型性病灶，应逐一标记具体位置；特别是临床触诊难以扪及的小病灶，应尽可能明确。

（3）乳腺分区测量：乳腺的形态近似馒头或山峰，各部位形态、结构及厚度不同。不同生理阶段，如妊娠期与哺乳期，乳房大小形态及乳管内径均发生明显改变。为取得相对准确的检测结果，于乳管长切面将乳腺分为外区与中心区（图4-2），分别测量定点部位腺体厚度与内部导管内径。自乳腺与周围脂肪分界的边缘至乳头30 mm处的三角形内为外区，该点前后径代表乳腺外区厚度；30 mm至乳头之间的范围为中心区，乳头下垂直距离为乳腺最大厚度。

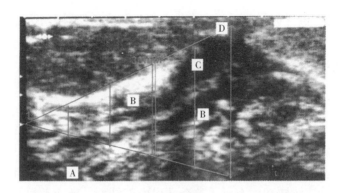

**图 4-2　乳腺超声分区**

A. 小乳管；B. 中等乳管；C. 大乳管；D. 乳头。外区 1～30 mm（垂直双线与 A 间）；中心区 30 mm 到乳头（双线与 D 间）

注意事项：病变定位时体位与探头切面的方位相对固定，探头方位偏斜、随意转动体位、乳房位移，病灶也随之变化，可造成小病灶难以准确定位或出现假阳性或假阴性。

### （四）腋窝区检查

腋窝区皮下脂肪丰富，除各肌群和腋动脉、腋静脉外，由乳腺的边缘淋巴网传出的淋巴管至腋窝部淋巴结，上肢回流的深、浅淋巴管均汇入腋淋巴群。

1. 腋淋巴结分为 5 群

即肩胛下、外侧、胸肌、中央及尖淋巴群。后 3 群与乳腺有关。

（1）胸肌淋巴群：位于腋前皱襞深处，沿胸外静脉排列，相当于第 3 肋浅面。

（2）中央淋巴群：位于腋窝上部脂肪组织中。肋间臂神经从中通过，淋巴结病变神经受压，臂内侧痛。

（3）尖淋巴群（锁骨下淋巴结）：后为腋静脉，前为胸锁筋膜，位置较深，体表不易触及。

2. 超声检查

上臂外展，充分暴露腋窝区，探头沿腋动、静脉走行进行血管长轴和横切面扫查。仔细观察皮肤、皮下脂肪组织、各肌群肌膜、肌纤维纹理及血管壁的回声是否清楚，有无异常高回声或低回声的结节、团块，其形态、大小以及内部血流。腋窝区的皮肤与皮下脂肪组织层中注意有无副乳的异常回声。结合病史考虑淋巴结增大、炎症、转移性，抑或副乳、脂肪瘤。对某些乳腺肿瘤手术切除术后、上肢肿胀者，注意静脉回流有无受阻，有无异常扩张的管腔。

## 二、乳腺灰阶容积三维成像、彩色多普勒血流、彩色多普勒能量图、B-Flow3/4 维成像

三维图像重建方法：二维彩超预检确定取样部位，探头沿血管树解剖分布，做长、短轴切面 30°～50°连续手动均匀扫描。成像后，电影回放在 5～15 帧图像中任选帧数，自动三维重建静态及实时动态图像。图像叠加重建过程，可直接观察识别血管增生与缺损区或变换重建图像幅数、背景颜色。

## （一）仪器及成像方法

### 1. 仪器

根据乳腺病灶的大小，选用频率 8 ~ 12 MHz 或 3.5 ~ 4.0 MHz 探头，先行二维彩超常规检查，确定病灶的部位。测量乳腺肿块的大小、数目、形态、边缘及内部回声，钙化灶的大小及腋淋巴结有无增大与血流情况。

### 2. 三维成像

二维彩超检查后高频方形探头 SP5-12 MHz，三维容积 RSP6-12 MHz 或 3.5 MHz 探头三维成像。选最大扫描角度 29°，启动仪器程序，自动扫描重建灰阶、彩色血流、血管能量图及 B-Flow 三维成像。全部存储静态、动态图像。

## （二）乳腺容积 3/4 维图像

屏幕显示 4 幅图像 A 纵切、B 横切、C 冠状切面三平面的图像及 D 重建的三维空间立体图像（图 4-3）。三维/四维动态图像常用的 2 种重建方式如下。

（1）移动 A 平面中绿色取样线的位置，其他 B、C 切面同步移动，三维图像也随之变化，可获取病灶不同部位的形态、内部结构及边缘的立体图像。

（2）电影回放三维立体图像，在 360° 旋转中，按需调整旋转方向与角度，获得不同方位组织或病变的空间立体形态、边缘、基底浸润深度、周围组织及血管结构。

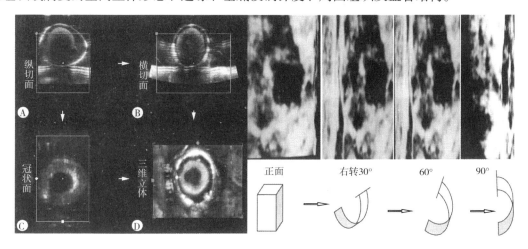

**图 4-3　乳腺灰阶容积 3/4 维超声成像的图方位与动态旋转角度**

左图：鹌鹑蛋三维图像示意。A. 纵切；B. 横切；C. 冠状切面三方位图像；D. 叠加重建的三维空间立体图像。右图：乳腺灰阶容积三维成像电影回放从正面向右转动，不同方位边缘形态基底浸润深度及周围组织

## （三）彩色血流图、血管能量图 3/4 维成像

显示病灶内外血管增生程度的空间结构分布、粗细、局部扩大或狭窄、走行自然陡直或扭曲，提供一种直观的血流分布模式，对鉴别乳腺疾病性质有帮助。

## （四）B-Flow（B-F）3/4 维成像

以往二维超声 B-Flow 血流成像仅用于较大动静脉或某些内脏血管检查。2008 年后医务工作者将其用于甲状腺、乳腺等浅表器官血管检查。B-Flow 三维成像时不受血流方向及取

样角大小的限制，没有血流溢出形成的伪像，较彩色与能量图的显示更为真实。B-Flow 三维成像能显示微细血管的内径大小在 100 μm 左右。尤其四维动态显示血管的空间立体构架，可了解肿块内外主供血管的来源、走向、分布范围、密集程度，病灶浸润方位。可作为彩色与能量图血管检查的补充。

方法：黑白图像显示病灶区，仪器的亮度与对比度调节适当，以能见血管内自然血流图为宜。二维超声 B-Flow 显示血管进行三维成像后，动态旋转，获得病灶内血管结构的立体、空间图像。由于受仪器分辨率的限制，对血流丰富的病变可取得较好图像（图 4-4），不适于少血管病变。

为提高血管三维成像的效果，经常在乳腺超声造影后扫描，原因是超声造影剂增加多普勒信号。恶性肿瘤血管粗细不等，扩张扭曲，边缘进入病灶内，构成紊乱的血管团、血管网，与良性肿瘤血管的粗细均一、树枝状分布，易形成明显对比。

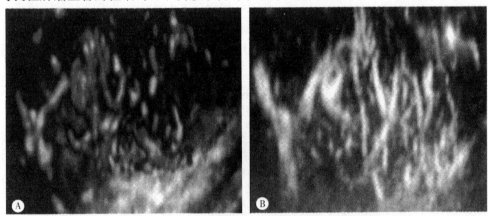

**图 4-4　乳腺恶性肿瘤血管能量图及"B-F"三维图像**

A. 乳腺癌血管能量图；B. "B-F"三维成像，均见肿瘤内血管密集纹理清楚

## （五）乳腺病灶 3/4 维成像血管结构分析

病灶内血管结构的表现包括肿块内、外血管的位置，形态，数量，功能与周围组织的关系。

（1）供血主干血管支数，分布在边缘或进入实质内。

（2）血管分支多少，长度达病灶的 1/3、1/2、2/3。

（3）血管形态，粗细不一、顺直、扭曲。

（4）微小血管纹理清楚、密集、缠绕成团、点状稀疏散在及彩色多普勒血流动力学参数。

（5）依据乳腺血管上述表现确定增生程度（图 4-5），主要有以下 4 种情况。①血管明显增多：主干血管 2~3 支进入病灶，各有 2~3 个分支，长度达病灶的 1/2~2/3，微小血管多个或形成较完整的血管包绕。②中度增多：主干血管 1 支以上，分支 2 个，长度 1/2，散在微小血管。③少许增生：周边或内部血管 1~2 支，长度 1/3 以下点状稀疏散在。④病灶周边血管：液性病灶内无血管，仅在周边有或多或少的微小血管。

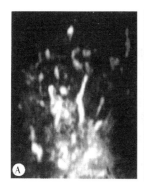
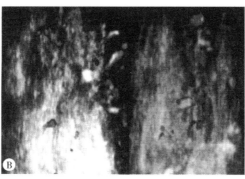
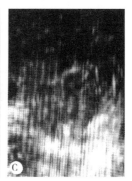

**图 4-5　乳腺浸润性导管癌 3D 能量图血管结构增生程度**

A. 血管明显增多；B. 血管中度增多；C. 少许增生

## 三、乳腺超声造影

超声造影曾被认为是医学发展的里程碑，近年来进展极快。造影剂微泡经周围血管注入体内，迅速显示组织的血管灌注情况，用以诊断脏器病变。经临床研究证实超声造影微血管成像直观、动态显示的特征与数字减影血管造影（DSA）一致。因其对人体无毒无害，广泛用于多种病变的检查，尤其用于浅表组织乳腺、甲状腺或其他病变的研究。

### （一）超声造影的组织学基础

血管是超声造影的组织学基础，不论良性、恶性肿瘤还是炎症病变组织内的血管均有不同的变化。肿瘤生长依赖血管，实体瘤的发展分为无血管期和血管期。肿瘤早期间质内无血管，瘤组织难以超过 $2 \sim 3 \, mm^3$，吸收营养排泄代谢废物靠周围正常组织的扩散作用。实体瘤组织内一旦亚群细胞转化为促血管生成的表型，就开始形成新生血管进入血管期，为瘤组织提供营养物质和氧气，通过灌注效应和旁分泌方式促进新生血管生长。超声造影剂微泡平均直径 $2.5 \, \mu m$，不进入组织间隙，停留在血池中，能反映微血管密度的高低。其黏度与血液相似，不含蛋白基质成分，不影响血流速度。造影剂二次谐波信号比人体自然组织谐波信号强 $1\,000 \sim 4\,000$ 倍，造影中微泡作为强散射体提高血流信号强度，使缺血供、低流速的血管，部位深在、体积较小病灶内的血流信号易见。微泡外膜薄软、稳定性好，在低机械指数声波作用下"膨胀—压缩—再膨胀—再压缩"非线性振动而不破裂，在血池中存留时间长，适用于造影中实时观察。

### （二）超声造影方法

1. 超声造影剂

当前使用的主要为第 2 代超声造影剂注射用六氟化硫微泡，国内部分院校使用自制的全氟显等。

2. 超声造影仪器

应有能显示微泡在造影组织中实时充盈的动态过程，以及分析结果的特殊软件。多用 $8 \sim 12 \, MHz$ 或 $13 \sim 17 \, MHz$ 高频探头。乳腺肿块直径 4 cm 以上或巨大，高频探头不能扫查整个病灶，可用 4.0 MHz 线阵探头。

3. 造影方法

造影前调整仪器至造影模式，仪器设定在低机械指数状态。

（1）宽频线阵探头，脉冲反相谐波，MI 0.07。彩超检查后肘静脉注入造影剂全氟显0.02 mL/kg，3 分钟连续动态存储图像。

（2）超声仪、CPS 造影模式和 ACQ 分析软件。图像调制 CPS 状态，探头输出功率 15 ~ 21 dB，MI 为 0.18 ~ 0.35，启动自动优化键。造影时患者平静呼吸。造影剂为注射用六氟化硫微泡，常规配制 5 mL。造影剂 2.4 mL，肘静脉团注，推注生理盐水快速冲洗。一般造影剂分 2 次注入，首次注入后连续观察 4 ~ 5 分钟，同步记录动态图像。如效果不满意，第 2 次更换病灶不同部位或对其他病灶及增大腋淋巴结造影。

## （三）图像分析方法

1. 直接观察

造影剂注入后肉眼观察微泡在组织内外实时灌注的全过程（图 4-6A），进行初步判断。①微泡充盈的出现、增强时间，速度、部位，开始消退的时间；②微小血管灌注过程，分布形态范围，变化势态；病灶内残留微泡的表现；③与病灶周围或正常组织充盈、消退的表现比较；④血管多普勒频谱显示可听到微泡破裂的爆破声；⑤造影后病灶彩超、能量图及 B-Flow 3D 成像血管增强程度。

2. 时间—强度曲线分析

各仪器的分析软件采用的方法虽略有不同，但主要分析参数近似。造影录像回放，用不同颜色在二维图像病灶边缘、中心区及周围组织取样，形成时间—强度曲线，测量各参数进行定量分析（图 4-6B）。

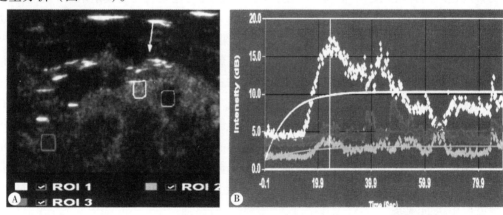

**图 4-6　超声造影图像分析方法**

A. 直接观察：病灶内外微泡灌注出现时间、强度、部位及消失的全过程（ROI 1、2、3 为图中各取样部位）；

B. 时间强度曲线分析：图 A 中各颜色在二维图像取样区形成时间—强度曲线，测量各参数进行定量分析

分析内容如下。①到达时间——AT：注入造影剂至病灶出现造影剂的时间。②达峰时间——TTP：造影剂注入至峰值所需时间。③峰值强度——PI：造影达到峰值的强度。④上升斜率——A，本底——BI，拟合曲线斜率——β 及拟合度——GOF；或用峰值强度达峰时间、曲线下面积、廓清时间；计算血流灌注参数及平均灌注参数，量化分析。为验证肿瘤内新生血管超声造影可靠性可与光电镜观察及超微结构改变对照。

3. 乳腺超声造影灰阶图像彩色编码分析

CAP 造影分析软件能将组织结构造影微泡的灰阶图像变化，转换为彩色强度的显示。即病灶内造影剂灌注的强度与周围组织强度比较，其差异用不同的彩色显示出来。灰阶强度定义为从 0 ~ 1 000 dB，彩色编码显示为从黑色—深蓝—浅蓝—黄色—红色—紫红过渡。肿块内深红色区域为高增强，蓝黑色为低增强。另外，逐点分析病灶内各点参数（上升时间、达峰时间、峰值强度、平均渡越时间等）组成参数分布图，显示病灶内血管造影剂灌注状态。可用于乳腺肿块的良性、恶性分析。

方法为常规彩超显示血流最丰富的切面后，转换为 CPS 条件状态，超声造影按常规进行，将获得的造影图像直接动态传入 CAP 工作站。

（1）CAP 软件分析方法。

1）将造影图像常规选择 3 个感兴趣区（ROI）：①边界 ROI 描画整个被分析区域的轮廓，呈蓝色边框；②病灶 ROI，呈绿色边框；③参考对照 ROI，即蓝色边框区减去绿色边框区的范围。

2）CAP 软件自动显示时间—强度曲线图和参考对照时间—强度曲线图（黄色表示）；按照大小不同分为高增强组和低增强组。当绿色曲线大于黄色曲线为高增强，绿色曲线小于或等于黄色为低增强。

3）肿块内高增强区再次勾画呈紫红色区域，自动算出高增强区域面积，再计算高增强区与肿块总面积比值，取 3 次平均值进行比较。

（2）最后综合分析。

二维、彩超、三维成像及超声造影结果综合分析，提示诊断。造影剂充盈状态与二维彩色血流多少密切相关，借助超声造影微泡在乳腺血管的充盈速度、时间与强度，显示正常与病变组织血流动力学的特征。不同部位、不同回声性质及不同血流状态下取样所获得的时间—强度曲线参数有差异。从中找出正常组织中的造影微泡流动的规律，病变组织造影表现与其病理结构有关，目前主要用于乳腺良性、恶性肿瘤的鉴别诊断。

# 四、乳腺超声弹性成像

以往乳腺肿块多以触诊的软硬度估计病灶的良性、恶性。然而较小的早期肿块，位置深在、张力极大的囊性、囊实混合病灶以及皮下脂肪较厚的乳房，触诊检查往往难以发现病灶。二维、彩超、三维成像等现代诊断方法，对乳腺病变的诊断发挥了重要作用，但在良性、恶性的鉴别诊断中仍需进一步提高。

## （一）弹性成像技术

1991 年，有学者提出超声弹性成像概念，它是用于测量组织和病灶弹性硬度的新方法。利用超声探头向组织发射超声波信号激励组织，因压力产生局部力学变化，提取压缩前后与组织弹性有关的超声回波信号间的时延参数，推算出组织的弹性系数，并用灰阶或伪彩图像反映出来，称为超声弹性成像。弹性系数的大小可反映组织的硬度。乳房中各组织成分弹性系数不同，脂肪组织最小，含纤维的腺体稍大于脂肪，而实质性增生肿瘤大于脂肪。在二维和彩色多普勒的基础上，超声弹性成像揭示乳腺肿块的弹性特征及参数。超声弹性移位因半静态的压缩（semi-static compression）或者组织的动态震动（dynamic vibration）产生，在此基础上发展了许多方法。

## （二）超声弹性成像方法

### 1. 仪器

以彩色编码从红至蓝的变化，表示病变组织从"硬对应红色"到"软对应蓝色"的变化。感兴趣区中的平均硬度以绿色表示。

### 2. 方法

二维和彩色多普勒超声检查乳腺病变后，切换为实时组织弹性成像，进行评分诊断。平静呼吸，显示最大切面并固定，双幅实时观察二维及弹性图像，判断病灶与周围组织应变程度的相对值。分别测量病灶直径 L0 和 L1，面积 A0、A1。

（1）计算直径变化率 [（L0-L1）/L0]、面积比 A0/A1。

（2）弹性图像定量参数：硬度分级，以图像中彩色编码代表组织弹性应变的大小为依据。绿色——组织编码的平均硬度，红、黄色——组织硬度大于平均硬度，紫、蓝色——组织硬度小于平均硬度。

## （三）弹性硬度半定量分级

紫色（1 级），蓝色（2 级），绿色（3 级），黄色（4 级），红色（5 级）。

### 1. 硬度

恶性肿瘤 4 级以上 86.2%，3 级以下 13.8%；良性肿瘤 3 级以下 37.8%，4 级以上 62.2%；4 ~ 5 级恶性高于良性。

### 2. 直径、面积

良性肿瘤直径、面积与弹性无统计学差异；恶性肿瘤直径、面积与弹性有统计学差异。

（张　亮）

# 第二节　乳腺炎症性病变

乳腺炎症性病变为常见病，占同期乳腺疾病的 1/4 左右，分为特殊性和非特殊性炎症 2 大部分。非特殊性炎症多见于由化脓性球菌引起的乳头炎、急慢性乳腺炎，乳腺脓肿等，局部有红、肿、热、痛及功能障碍；特殊性炎症由结核、真菌、寄生虫及理化因素所致，较少见。

## 一、乳头炎

乳头炎多见于哺乳期，初次哺乳妇女，也见于糖尿病患者。婴儿吮吸的机械刺激或局部病变裂伤致细菌侵入乳头，多为单侧，双侧少见。重者可出现血性分泌物，影响哺乳。多为急性炎症，组织内有水肿，可见中性粒细胞浸润。治疗及时明显好转，否则迅速向乳腺蔓延形成乳腺炎。

超声图像表现如下。

（1）乳头增大、饱满，周围有声晕，内部不均匀相对低回声，探头下有压痛。肿胀乳头周围的乳管受压排乳受阻，乳腺中心区导管增粗，乳管扩张，乳汁黏稠，回声增强或形成高回声团块。

（2）乳头及周围血管明显增多，粗细不等，彩色血流丰富，动脉流速快，为 14/7.1（cm·s），RI 低，为 0.51。治疗后病灶仍存在，增粗及充血明显减退，流速减低，为 7/2

（cm·s），RI 为 0.67（图 4-7）。

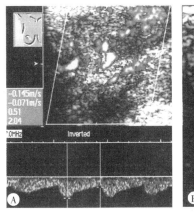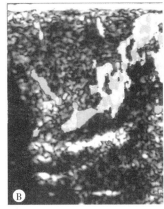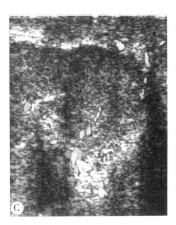

图 4-7　哺乳期乳头炎

（3）乳头炎蔓延形成乳腺炎，声像图显示乳头病变向下扩展成三角形低回声区，无明确边界。导管不规则扩张，内径 0.27~10.8 mm，并可延伸至周围皮下脂肪层。伴有粗细不等的血管，血流丰富，动脉流速增快，为 18.9/9.2（cm·s），RI 为 0.52。左腋淋巴结增大，内部血管微细，血流丰富。

## 二、急、慢性乳腺炎

1. 超声相关病因病理

（1）急性化脓性乳腺炎：最常见为产褥期乳腺炎，也可见于妊娠期（图 4-8 Ⅰ）。90% 为哺乳期妇女，产后 2~4 周由革兰阳性球菌引起。分为化脓性与淤积性乳腺炎。主要表现如下。①细菌侵入，由乳头微小损伤进入，迅速侵犯，沿淋巴管蔓延至腺叶间和腺小叶间脂肪及纤维组织；或婴儿口腔细菌经乳头输乳管口侵入，逆行至腺小叶，扩散到乳腺。②发炎组织充血水肿，细动脉先收缩，随后细动脉、毛细血管、细静脉扩张充血；细动脉扩张流入组织的血流量增多，流速加快；静脉扩张充血，血流变慢、淤滞，液体成分渗出至组织间隙形成水肿，积聚物又压迫小静脉，血液回流受阻。③乳汁淤积，乳头过小内陷、婴儿哺乳困难或输乳管阻塞，乳汁排出不畅而淤积或乳汁过多，盈余乳汁积滞在腺小叶，细菌生长繁殖引起一叶或多叶急性乳腺炎（图 4-8 Ⅱ），也可形成脓肿。

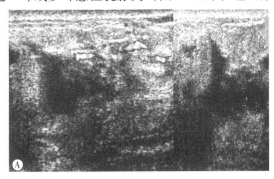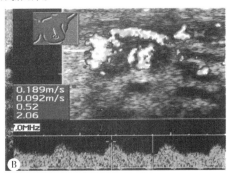

图 4-8 Ⅰ

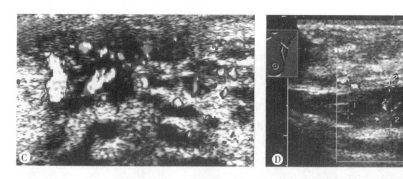

**图4-8 I　妊娠期乳头乳腺炎**

李某某，女，21岁，妊娠4个月，左乳头肿大15日，疼痛，局部红、热。A. 12时钟位乳头向下扩展成三角形低回声区，延伸至周围皮下脂肪层，导管不规则，粗细不一（0.27~10.8 mm）；B. 乳头区血管粗细不等，血流丰富，动脉流速18.9/9.2（cm·s），RI 0.52；C. 能量图显示病灶血流；D. 左腋淋巴结增大（1.4 cm×0.7 cm），内部血管微细，血流丰富

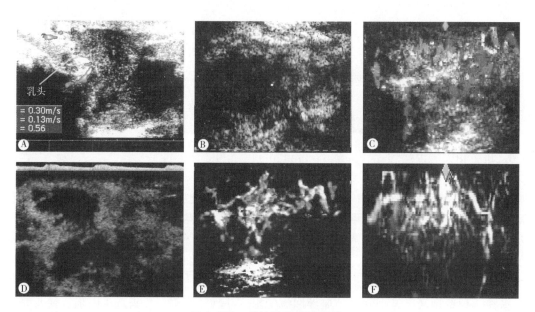

**图4-8 II　乳汁淤积性乳腺炎**

程某，女，36岁，右乳头肿块2 cm，碰撞后迅速长大，红、热、压痛，钼靶检查（－）。A. 二维超声：乳头旁9~2时钟位间形成6.5 cm×4.6 cm×3.3 cm不规则三角形液性混合低回声，边界不清，内有点状物流动；血流丰富，30/13（cm·s），高速低阻RI 0.56；B. 容积三维图像边缘模糊的多层；C. 血流彩色三维图像；D. 造影病灶区微泡呈梧桐树叶样缺损；周围组织29秒迅速充盈，快进快出；提示右乳乳汁淤积性炎症；E. 能量图；F. B-F图均见丰富的血管构架在液性区周围组织中

（2）乳汁淤积性乳腺炎：各种原因致乳汁在乳腺内积存，局部胀痛，体温中度（38℃）升高，表面充血微红，轻压痛。吸出乳汁后炎症多消退，故一般认为不是真正的炎症。

（3）慢性化脓性乳腺炎：炎症沿腺叶间组织从一小叶蔓延至另一叶，形成数个脓肿。治疗不当重者向表面破溃，穿破输乳管自乳头向外排出脓汁。较深的脓肿缓慢向浅层蔓延，在乳腺外上象限组织形成乳房前脓肿；向深处扩延，脓汁在乳腺和胸大肌间疏松结缔组织形成乳房后脓肿。

**2. 临床表现**

急性乳腺炎初起表现为乳房胀痛，乳腺明显肿大，局部压痛性肿块，皮肤发红、发热；有波动性疼痛，哺乳时加重。可有高热、寒战，脉快，同侧淋巴结增大、质软。压痛性肿块短时间软化为脓肿形成。处理不当表面破溃，有脓汁流出。

**3. 二维彩超图像**

（1）急性乳腺炎。

1）乳腺肿大：哺乳期乳腺炎早期病变（图4-9Ⅰ、图4-9Ⅱ）局部外区或中心区腺体增厚肿大，多迅速进展，呈弥漫性病变并显著增大。

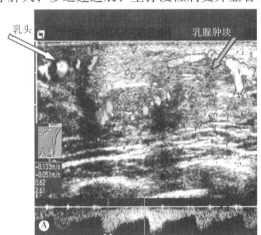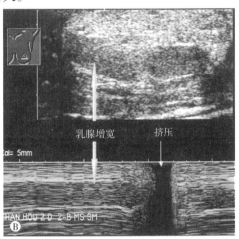

**图4-9Ⅰ 产后乳头乳腺炎早期**

徐某某，女，23岁，产后2日，左乳头肿块、痛、排乳困难。A. 乳头低回声：血管粗细不等，其下腺体肿块范围为3.2 cm×2.0 cm，不均匀相对强回声，周边有声晕及血管进入块内，动脉流速13.3/5（cm·s），RI 0.62；B. 乳管排出受阻增宽（↓），乳汁密集点状，挤压时有移动

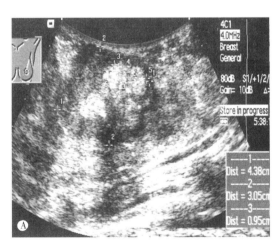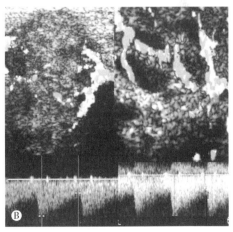

**图4-9Ⅱ 哺乳期乳腺炎**

谢某某，女，24岁，产后1个月。A. 左乳4.3 cm×3.1 cm及4.0 cm×3.4 cm不均匀低回声，有多个中高回声结节0.95 cm×0.92 cm，0.7 cm×1.1 cm，内含强回声颗粒；B. 血管由边缘包绕团块并呈树枝样进入，与增粗的乳管并行，动脉流速（38.8～19）/（12～7.8）（cm·s），RI 0.68～0.59

2）肿块：病变区形成肿块，大小不一，开始边缘不清，病灶呈类圆形，周边有声晕。弥漫性大片炎症病灶，范围可达 10 cm×5 cm。

3）病灶回声：腺叶回声异常，乳腺结构与导管纹理紊乱。急性炎症早期出现不均匀低回声块，边界不清，后方回声稍增强，探头加压有明显压痛；或斑片状、团块状中强回声。脓肿形成其低回声中出现小透声区，逐渐变成液性无回声，周边区模糊，散在的点状"岛状"强回声。

4）病灶多沿乳管扩散：扩张的乳腺导管内有絮状团块。病灶周围腺体或邻近脂肪组织若有炎症弥散，充血、水肿、渗透，其回声呈模糊雾样，严重者渗液形成缝隙状无回声。

5）彩超多普勒检查：炎症早期彩色血流不丰富，RI 较高，在 0.7 左右；病情进展或脓肿前期病灶周围彩色血流丰富，与乳管并行。粗细不等的血管进入病灶，呈红、黄、蓝色，血流明显增多，动脉流速高于正常（38.8～19）／（12～7.8）（cm·s），阻力指数降低 RI 0.57～0.68。急性乳腺炎在积极有效治疗后病灶缩小，血管变细，血流明显减少，流速下降 7/2（cm·s），RI 回升。

6）淋巴结：病侧腋淋巴结增大，炎症越重增大的淋巴结数目越多，内部血管微细，血流丰富。

男性急性乳腺炎病变发展过程的超声表现与女性乳腺炎相同（图 4-10）。

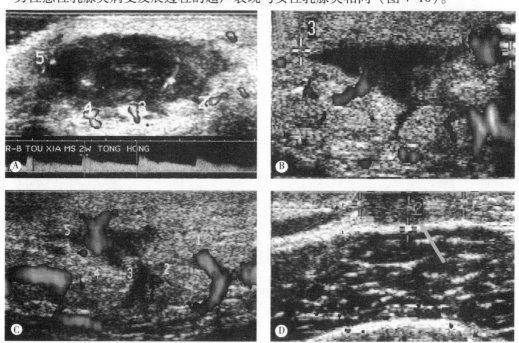

**图 4-10　男性急性乳腺炎脓肿形成**

付某某，男，25 岁，右乳头肿块 2 周，痛、红。A. 梭形低回声块（3 cm×1.24 cm×2.45 cm）内条索状增强，周边 5 支导管均伴微细血管（内径 0.58～0.9 mm）与腺内血管相通（内径 0.4～1.2 mm），动脉流速高，为 51/20（cm·s），RI 0.6；B. 中心液化；C. 周围软组织水肿充血；D. 左乳头大小回声正常

（2）慢性乳腺炎与脓肿：患者有乳腺肿块、炎症或乳腺脓肿的病史，由于治疗不彻底，病灶被包裹，残留炎症组织潜伏在乳腺内。一旦机体抵抗力下降，乳腺内触及肿块，局部疼

痛、发热，炎症或脓肿再发。病灶结缔组织增生形成肿块，出现不均匀的增强回声斑片或条索及低回声，有残存的液性暗区。急性发作的重症皮肤表面破溃，流出脓液。脓肿壁可为周围组织包裹或伴有肉芽增生，血管粗细不等，血流丰富。

1）超声显示乳腺内肿块大小不定，大者 6 ~ 7 cm（图 4-11Ⅰ），一般为 3.3 cm×2 cm，压痛。位置多在原有病灶处或向更大范围扩展。

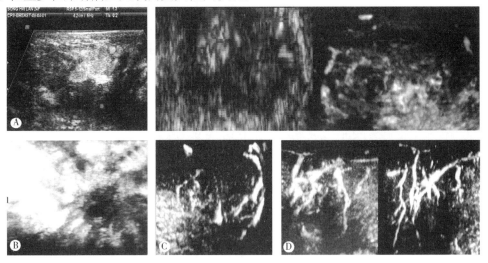

**图 4-11Ⅰ 乳腺炎性肿块伴液化——脓肿初期**

宋××，女，24 岁，左乳块蚕豆大，近期增大，局部热，微痛。A. 左乳 10 ~ 2 时钟位形成 6.7 cm×4.0 cm×2.2 cm 低回声，内有不均匀絮状物，加压时有微弱移动；血流丰富，动脉直径 0.8 mm，RI 0.59；周围导管增粗 2.5 ~ 2.7 mm，脂肪层轻微水肿；B. 灰阶三维成像，肿块周边"汇聚征"；C. 能量图显示血管；D. B-F 血流图多角度转动均见低回声周边血管显著增多

2）肿块不均匀低回声区，腔内有杂乱中、高回声或絮状回声，其间有单个或数个大小不等的液性无回声区，后方略增强。慢性炎症早期肉芽组织形成以后变为纤维组织增生，多呈中高回声，注意与肿瘤鉴别。

3）周边无包膜，边缘不整，多层高低相间的回声，形成厚薄不一的"壁"。

4）肿块边缘血管丰富形成血管包绕，并进入内部粗细不一，动脉低速低阻，7.1/4（cm·s），RI 0.433（图 4-11Ⅱ）。

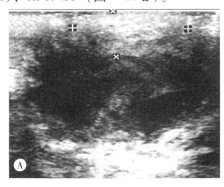
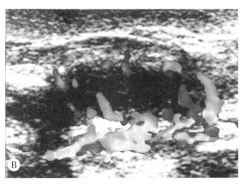

**图 4-11Ⅱ**

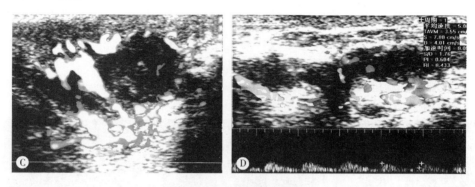

**图4-11Ⅱ  乳腺慢性脓肿**

潘某某，女，36岁，数年前患乳腺脓肿，经打针治疗后好转，现左乳头下肿块3日，轻痛、微热。A. 左乳头下形成3.3 cm×1.65 cm不均匀低回声区，腔内杂乱的回声中有数个液性无回声区，后方略增强；B. 周边无包膜，边缘不整，多层高低相间回声向腔内突出；C. 壁内血管丰富粗细不一；D. 动脉低速低阻，7.1/4（cm·s），RI 0.433

（3）乳汁淤积性乳腺炎。

1）乳管多形性扩张：淤积在各级乳管的乳汁，使乳管内压升高、管径增粗，呈单个或多个液性无回声区管腔，内径1~2 cm，大者呈囊状、不规则扭曲，内径3~5 cm。

2）边界清楚整齐，形态多样，圆形或椭圆形，2个或多个扩张的乳管融合囊内可残存隔膜呈花瓣样（图4-12）回声，后壁及后方回声增强。

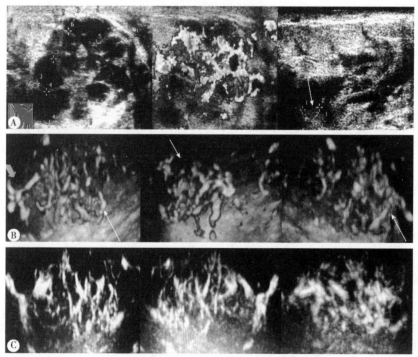

**图4-12  急性乳汁淤积性乳腺炎的能量图与B-F血管3D结构明显增多**

顾某，女，49岁，右乳头少许溢液，红肿，轻痛2日。A. 二维彩色图像：右乳3时钟位肿块3.4 cm×2.4 cm×2 cm分隔低回声花瓣样扩张乳管横断面；瓣间隔膜与周围组织相通，血流极丰富，供血量32.1 mL/m，进入间隔成网状，皮下组织水肿；B. 血管能量图三维成像左右转动显示血管结构3支主干（3个箭头）向中心密集纹理清楚；C. B-F三维成像血管中高回声空间分布走向

3）囊腔内积存的乳汁呈点状、颗粒、云絮状或斑片状高回声，加压时可移动。

4）管径内压过高，机械压迫周围组织，并损伤管壁，乳汁及分解物渗到间质中，则液性无回声区边界模糊，周围组织呈炎性的不均匀低回声。

5）乳汁淤积、导管扩张的局部无血流，其周边血管中等增生，彩色血流增多。

（4）乳腺炎血管能量图及 Blood-Flow（B-F）的三维成像。

哺乳期急性乳头、乳腺炎共同特点是因炎症组织充血水肿，正常微细管腔构架充分扩大，构成三维彩超、血管能量图及 B-F 成像的组织学基础。急性炎症时微循环血管细动脉、毛细血管和细静脉扩张、充血水肿，流入组织的血流量增加，流速加快。炎症组织渗出液进入组织间隙，水肿使其回流困难而瘀血，乳头可有少许溢液，红肿，轻痛。

1）二维彩色图像：在炎症病灶的低回声中显示多支扩张乳管横断面呈花瓣样低回声，瓣间血管似分隔成网状，彩超见血流充盈并与周围组织相通，血流极丰富，供血量大。血管结构明显增生达 80%，病灶主干动脉增粗，血流量可高达 64 mL/s。皮下组织水肿呈缝隙样无回声。

2）灰阶容积三维/四维成像：乳腺急性炎症区非实质性团块呈不均匀的低回声，边缘不整。周边有多支扩大乳管时，也呈放射状低回声"汇聚征"，应注意与乳腺癌浸润的"汇聚征"鉴别。

3）病灶血管三维/四维成像：血管彩超、能量图及 B-F 的三维/四维成像以不同的模式直接显示病灶内部血管。通过正、侧位，不同角度左右转动，将各切面显示的血管片段连续起来，即形成相对完整的血管结构的空间立体形状。可见外侧、内侧与基底部的 3 支主干血管向中心密集，纹理清楚增多（图 4-13 I）；中度至明显主干血管 2～3 支进入病灶，各有2～3 个分支，长度达病灶的 1/2～2/3；微小血管多个或形成较完整的血管包绕分布在边缘，进入实质内；主干血管扩张，导管周围血流极其丰富，分支密集呈绒线团样。

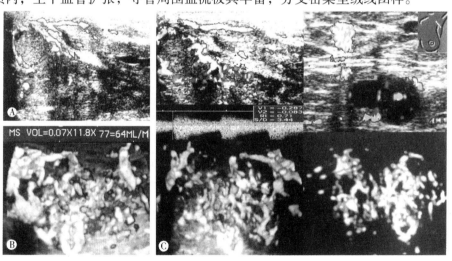

**图 4-13 I  乳腺多年积乳诱发急性炎症的 2D 及血管能量图 3/4D 成像**

杨某某，女，36 岁，4 年前哺乳期奶多不畅，左乳鸡蛋大肿块 3 年，硬、痛 4 日。A. 左乳外上 10 cm×5 cm 大片不均匀低回声，近乳头导管 12 mm 内有 14 mm×9 mm 絮状团块，远端导管不规则增粗，有增强斑片，导管周围动脉血流极丰富，供血量达 64 mL/m；B. 3/4D 能量图血管显著增多，正、侧位转动 3 主干血管从内、外、基底向中心分支，密集成绒线团；C. 腋淋巴结增大，血流增多

4）B-F 3/4D 灰阶图像：乳腺组织及病灶区有血液流动的血管结构，主干呈高回声，血管末梢呈长短不一、微细的短干状亮线或亮点，而不显示组织结构的回声。Blood-Flow 三维成像时不受血流方向及取样角度大小的限制，没有血流彩色溢出，及假性血管粗细不一的伪像，较彩色与能量图的显示更为真实。能显示内径在 100 μm 大小的微细血管。尤其 4D 动态显示血管的空间立体构架，可了解肿块内外主供血管的来源、走向、分布范围、密集点，病灶浸润方位。

5）腋淋巴结增大的彩色血管能量图及 B-F 的 3D 图像：血管结构显著增多血流丰富。慢性炎症急性发作病灶部位 3D 成像血管增多、流速快，其特点随病情好转血管减少。

6）乳腺炎超声造影：乳腺炎症时由于病灶部位动脉血管充血水肿，内径增粗，流速加快。超声造影时微泡多快进，迅速达到峰值，弥漫灌注分布广，缓慢下降，而坏死液化区无造影剂充盈。时间强度曲线可清楚显示具体参数（图 4-13 Ⅱ）。

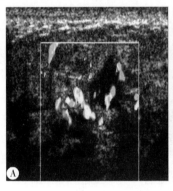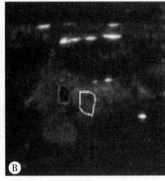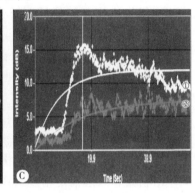

**图 4-13 Ⅱ　乳腺慢性炎症伴坏死超声造影**

刘某某，女，29 岁，右乳头下无痛性肿块，A. 2D 超声显示形态不规则，中等回声，中心低至无回声，边界模糊，血管丰富，钼靶检查倾向恶性病灶超声造影；B. 微泡充盈病灶强弱不均，中央有小的缺损区，分别取样；C. 时间强度曲线分析，高充盈区取样曲线①微泡 13 秒进入病灶，19.9 秒达峰，峰强 15 dB 缓慢下降，为快进慢出型；微泡缺损取样曲线；②16 秒进入中心区，峰强 5 dB 但呈平缓抖动曲线，病理诊断为乳腺慢性炎症伴坏死

# 三、乳腺特殊性炎症

结核、真菌、寄生虫及理化因素（过敏原、液状石蜡）等所引起的慢性肉芽肿属于乳腺特殊性炎症，但临床很少见。

## （一）乳腺寄生虫病

乳腺寄生虫病包括乳腺丝虫病、包虫病及肺吸虫病等，一般较为罕见。

1. 超声相关病因病理

（1）乳腺丝虫病：多由于班氏或马来丝虫引起，成虫寄生于乳腺的淋巴管中，虫体的机械作用及其死亡后分解产物强烈刺激，引起组织淋巴管水肿、嗜酸性粒细胞浸润，淋巴管出现以虫体为核心的肉芽肿性淋巴管炎。

（2）乳腺肺吸虫病：由于食生醉或未熟透含有肺吸虫囊蚴的溪蟹、蝲蛄或野生动物的肉类，喝被污染的水，感染肺吸虫。蚴虫及成虫在组织内游走或定居，对局部组织造成机械性损伤，虫体代谢产物等抗原物质会导致人体的免疫病理反应，引起人体肠、肝、肺等局部出血坏死，形成脓肿或囊肿。肺吸虫卵在人体内不能发育成毛蚴，不分泌可溶性抗原，因此引起异物肉芽肿反应。由于成虫从腹腔穿入软组织，虫体移行皮下形成游走性结节；虫囊肿构成大小为1.5~2.5 cm的结节，成群、成串出现，主要分布于腹、背、臀、阴囊及股部等处，乳腺皮下结节甚为少见。

2. 症状、体征

多见于女性患者，男性罕见。病变只在浅表乳腺组织或皮下脂肪内，多数为1个肿块，个别2个。早期肿块较软，推之可动；生长缓慢，晚期较硬。单侧多，偶可累及两侧乳腺。

3. 超声图像

（1）乳腺皮下或脂肪组织显示无包膜、可活动的肿块，直径1~5 cm。肿块中央有小的液性无回声区的小囊，含不均匀的中强回声，为干酪样或胶冻状物或出血，虫体的残段呈高回声。小囊周围充血的肉芽组织呈低回声，再向外致密的纤维组织呈强回声。晚期虫体崩解被吸收或呈钙化的强回声而伴有声影。肉芽与增生纤维组织呈同心圆状排列。

（2）肿块结节呈相对低回声，结节约2.1 cm×0.5 cm，仔细观察内部可见线状活动的虫体蠕动，再现性好，周围脂肪组织可见水肿带。

（3）患者有食生鱼虾史或班氏丝虫或马来丝虫流行区生活史，有助于对声像图的确定。确诊依据临床血液检查嗜酸性粒细胞明显增高，寄生虫皮内试验为阳性；或痰液检查见肺吸虫卵，乳腺皮下结节切开检查有肺吸虫或丝虫的蚴虫或成虫。

## （二）乳腺结核

本病可见于任何年龄，以中青年女性为主，发病年龄较乳腺癌早，多数为胸壁结核累及。

1. 超声相关病理

（1）感染途径：原发性乳腺结核少见，体内无其他组织器官结核病灶，病原菌经皮肤破损、乳头感染或经血道侵入乳腺。继发性乳腺结核可经①肺门淋巴结结核、结核性脓胸的结核分枝杆菌穿过胸壁进入乳腺；②由胸壁、肋骨、胸骨、胸膜的结核病变直接蔓延至乳腺，其他部位结核病灶经血行播散至乳腺；③腋淋巴结结核沿淋巴管道蔓延，锁骨上、颈部或胸腔内结核灶的结核分枝杆菌经淋巴管逆行感染。

（2）病理改变：临床与大体表现分为3型。①局限型，乳腺内侧或外上1个至数个硬结，表面光滑、活动、边界不清，有轻压痛，右侧多见；深部硬结进展缓慢，增大成块出现疼痛、压痛及乳头溢液；硬结液化可形成寒性脓肿。②播散型，输乳管被结核分枝杆菌破坏，结核性脓汁自乳头溢出；穿破皮肤可形成窦道，经久不愈，与附近皮肤粘连成块或结核性坏死性溃疡，与乳腺癌相似；常伴有同侧淋巴结增大与急性炎症。③硬化型，以增生性乳腺结核居多，乳腺内硬结使乳腺变形，皮肤呈橘样样改变，乳头内陷，易误为乳腺癌。

大体特点为初期硬结光滑、可推动，进而硬结融合成肿块，中心干酪样坏死，液化成单个或多个相沟通的脓腔，穿破皮肤形成窦道，经久不愈，流出豆腐渣样碎屑的稀薄脓汁，乳腺结构被广泛破坏。中年人乳腺结核硬化型多见，剖面纤维组织增生，中心干酪样坏死区不大。镜下特点为典型乳腺结核中心干酪样坏死区，外层淋巴样细胞包绕，中间上皮样细胞区中有郎格罕细胞。有时仅见炎症浸润中有较多的上皮样细胞及多少不等的干酪样坏死区。

2. 超声图像

乳腺结核超声所见甚少，其声像图缺乏特异性，结合文献综合如下。

（1）乳腺内散在单个或多个大小不等的低回声或中高回声结节，边界可辨认，似结节性乳腺小叶增生，略有压痛，但与月经期无关。

（2）乳腺组织的导管与腺叶结构混乱不清，不规则的低回声团块大小为 2~4 cm，无明确边界，其中有回声增强的结节或斑块，彩色血流不多，超声难以提示明确诊断。文献报道 1 例 42 岁女性，右乳多个小硬块，不适感多年，曾于多个医院诊治疑为乳腺小叶增生。超声检查显示乳腺组织结构广泛破坏，多个大小不等的形态不定的结节融合成片状低回声，其间有杂乱纤维条索；经追问既往有结核性胸膜炎病史。后经手术切除病理诊断乳腺结核。

（3）乳腺结核性硬结液化形成寒性脓肿时，出现形态不规则、大小不一的液性暗区，边缘模糊不清。

（4）乳头有稀薄脓汁样分泌物或皮肤有经久不愈窦道者，超声应仔细寻找邻近乳腺组织有无与其相通的管腔及混乱的回声，应考虑有无乳腺结核及分泌物抗酸染色查结核分枝杆菌以防漏误。

（5）乳腺结核性肿块与皮肤粘连，皮肤呈橘皮样变，致乳头内陷，无痛，与乳腺癌相似。乳腺结核伴急性炎症，其腋淋巴结增大。肥胖中、老年女性乳腺脂肪坏死也可出现液性无回声区（含脂肪组织油珠样回声），均应注意与乳腺结核鉴别，如查找其他部位结核病灶、胸部 X 线检查、进行结核菌素试验及活组织病理检查等。国内外均报道乳腺癌与乳腺结核同时存在于一个乳腺或一侧为结核、另一侧为乳腺癌的病例，由于 2 种病变回声的混淆，超声尚难辨认，需病理检查明确。

（孔忠祥）

# 第三节　乳腺结构不良及瘤样病变

因卵巢内分泌紊乱引起乳腺主质及间质不同程度的增生及复旧不全，致使乳腺结构在数量上和形态上异常，形成可触及的肿块。1948 年 Geschickter 将本病称为乳腺结构不良（mammary dysplasia），包括乳痛症、腺病、囊肿病。1956 年王德修等将本病分为腺病（主要波及乳腺小叶，其次为乳腺导管），按进程分为增生期、纤维腺病期、纤维化 3 期及囊肿病（当较小的末梢导管、盲端导管等扩张直径超过 500~700 μm 称囊肿）。

世界卫生组织（WHO）对乳腺疾病组织学采用乳腺结构不良命名，并提出分类：Ⅰ型为导管增生，Ⅱ型为小叶增生，Ⅲ型为囊肿，Ⅳ型为局灶性纤维化，Ⅴ型为纤维腺瘤性增生。有学者通过对数百例患者超声检查，认为 WHO 对乳腺结构不良的分类，有利于声像图与病理对照。国内外一些外科、病理科将乳痛症称为乳腺组织增生，与腺病及囊肿病一起列入乳腺结构不良症。超声检查依据 WHO 标准将乳腺结构不良的超声所见分 5 型，按病理发展及结构分为乳腺组织增生症、腺病、囊肿病，并用"乳腺结构不良"提示诊断。

（1）导管增生型：多见于中年妇女，除有经前期乳房疼痛外，部分病例有乳头溢液史。组织结构主要变化为导管囊状扩张和导管内上皮增生，当上皮细胞呈重度异型时，有癌变可能。超声表现在乳腺小叶增生的同时输乳管扭曲变细，另有局限性扩张，内径 3~4 mm；其近端和远端仍见正常走行的乳管或相互沟通、融合成不规则扩大的管腔，长达 40 mm，内径

15 mm。需与导管内乳头状瘤、乳腺导管扩张症、浸润性导管癌鉴别。

（2）小叶增生型：临床表现以乳房的周期性疼痛为特征，经前加重，经后减轻或消失。乳腺肿胀局部增厚，有颗粒状硬结或条索。组织学特征为小叶腺泡或导管上皮增生，小叶数目增多，体积增大，变形，彼此靠拢。超声表现为探头置于触诊"颗粒状硬结或条索"部位显示，乳腺导管之间增生小叶呈中强回声或相对低回声，部位、形态不定，大小不等，边缘不整，常为多个散在，单个较少；没有清晰的边界，无包膜或结节的轮廓；与非病变区相比失去正常的蜂窝状或纹理清楚的乳管。

（3）囊肿型：发病多开始于 30 ~ 34 岁，40 ~ 55 岁为发病高峰。镜下主要是末梢导管上皮的异常增殖和导管高度扩张，常以乳腺肿块就诊，活动度好。超声表现为单个或多个肿块呈液性无回声区，透声好，近似球形、椭圆形，边界清，表面光滑，后壁及后方回声增强。在各期乳腺病变中均为常见。

（4）局灶性纤维化型：常在体检时发现，于一侧或双侧乳腺触及体积较小、扁平状、边界不清、质地坚韧的肿块。病理结构改变主要是小叶内纤维组织过度增生、纤维化、玻璃样病，使腺泡萎缩致小叶轮廓消失，纤维组织包绕萎缩的导管所致。超声表现为肿块呈局限性增强的不均匀、高回声斑片、结节状，形态不规整，边界不清，无包膜。与相邻组织和导管无明显分界。

（5）纤维腺瘤性增生型：较其他型发病年龄增大，病史较长，常有手术切除后复发史，患者多以排除癌肿而就诊。组织学显示小叶萎缩，数目减少，轮廓不清，小叶内纤维组织明显增生、纤维化、玻璃样变；由于玻璃样变的纤维组织形成瘤样肿块。超声表现为强弱不均的结节，不规则的近圆形团块状，似有边界，呈瘤体样增生病灶，无包膜形成。有无包膜是与纤维腺瘤的鉴别要点。

有学者通过 114 例各型乳腺结构不良声像图分析乳腺结构不良超声类型与年龄、乳腺质地的关系，结果见表 4-1。发病年龄 22 ~ 67 岁，与乳腺质地的关系显示：小叶增生型、导管增生型年龄偏低，局灶纤维化与纤维腺瘤样增生型年龄略高。2 种以上病变可多部位同时存在，随年龄增长病变类型改变。乳腺质地与乳腺结构不良的发病也有关系：间质型与中间型发病率偏高，而导管型发病率偏低；小叶增生型 61.5% 见于中间型；导管增生型的发病以间质型与中间型多见，均为 39.2%；囊肿型主要见于间质型与中间型。局灶纤维化与纤维腺瘤样增生型的发病，间质型乳腺高达 62.5%、83.3%。纤维瘤属于乳腺的良性肿瘤病变，间质型乳腺的发生率 72.7%。声像图显示发病年龄与病理过程相符，小叶增生型、导管增生型病变发病相对较早，年龄略低；局灶纤维化与纤维腺瘤样增生型发病相对略晚，年龄偏高。

表 4-1　乳腺结构不良超声类型与年龄、乳腺质地的关系

| 超声分型 | 年龄（岁） | 间质型 | 中间型 | 导管型 |
| --- | --- | --- | --- | --- |
| 小叶增生型 | 37.5 ± 8.4 | 23.0% | 61.5% | 15.4% |
| 导管增生型 | 41.8 ± 6.4 | 39.2% | 39.2% | 21.45% |
| 囊肿型 | 42.8 ± 11.9 | 50.0% | 50.0% | 00.0 |
| 局灶纤维化 | 44.7 ± 10.5 | 62.5% | 25.0% | 9.0% |
| 纤维腺瘤样增生 | 46.5 ± 4.0 | 83.3% | 16.7% | 00.0 |
| 纤维瘤 | 40.4 ± 8.2 | 72.7% | 9.0% | 18.8% |

# 一、乳腺增生症

乳腺增生症（cyclomastopathy）是乳腺结构不良的早期病变，是临床最常见、困扰诸多女性的乳腺疾病。本病表现多样，命名繁多，100多年以来国内外的研究对其认识经过复杂、曲折、深化的过程，多数学者主张将乳腺增生列入乳腺结构不良疾病中。

**1. 病因病理**

乳腺是性激素靶器官，与子宫内膜一样受卵巢内分泌周期性调节变化，包括乳腺组织主质的上皮、小叶间质的脂肪、结缔组织，均受内分泌影响发生周期性改变。

（1）增殖期：乳腺导管上皮增生，导管增长增多、管腔扩大，小叶内间质水肿，淋巴细胞浸润。

（2）分泌期：小叶内腺泡上皮肥大呈空泡状，有轻度分泌。

（3）月经期：导管上皮萎缩脱落、管腔变小甚至消失，间质结缔组织增生、致密。

经期后腺管萎缩，液体吸收，复旧不全，分泌物残存为乳腺结构不良发生的基础。卵巢内分泌失调，雌激素分泌过度，孕酮减少，刺激乳腺实质增生，小导管不规则扩张，囊肿形成，间质结缔组织过度增生，胶原化及淋巴细胞浸润。生理反应性乳腺组织增生与病理性乳腺结构不良两者间没有截然的界限，常需活检确定。

（4）超声相关病理：①乳腺组织增生，属乳腺增生症早期病变，轻微可恢复；病灶为质地坚韧的乳腺组织，无清楚的边界或包膜，切面灰色半透明、有散在小颗粒，偶见小囊；②镜下小叶内纤维组织中度增生纤维化，与小叶间致密结缔组织融合，末梢导管不规则出芽，小管、导管扩张的小囊有分泌物；间质淋巴细胞浸润，偶并发腺纤维瘤。

**2. 临床表现**

以乳腺疼痛为特征，多见于未婚、已婚未育、已育未哺乳的女性，尤其是生育期性功能旺盛的中年女性。乳房周期性疼痛由隐渐重，行经前明显，经后减轻或消失。部分乳头溢液或溢血。乳房周期性肿块，较坚实，界限不清，与皮肤无粘连；或乳腺肿胀、局部增厚、颗粒状硬结，散在分布单发或多发性结节。

**3. 超声图像**

（1）双侧、多发性：乳腺组织内异常回声可单侧单发，但多为双侧、多发性。当临床触诊仅发现一侧1个病灶时，超声检查且不可仅查见一侧1个病灶就结束，应两侧乳腺各部位仔细寻找，以防明显的肿块手术切除，而被忽略的另侧，边角、深层或基底部隐藏的病灶，误诊为术后再发或新生病灶。

（2）病灶位置、乳腺增大程度不定：病灶可见于乳腺任何部位，1~12时钟位从边角到中心，从乳腺浅层到基底膜，分布在乳头附近、外区边角或基底部。局部增厚或轻度增大，多数乳腺外区、中心区厚度测量变化不大。

（3）回声多样、形态不一：可呈导管增生、实质性腺叶型，但多为混合多样回声。输乳管局部扩大，粗细不等，长管状或形成黄豆、蚕豆大低回声，内径3~4 mm或数个扩大输乳管相沟通，呈不规则低回声管腔，另端与周围的输乳管相通；或内径>0.5 cm的无回声小囊肿，具有导管增生型的表现。乳腺叶间质异常增生呈小叶增生型，表现相对低回声的结节、团块；形态多样，单个或多个散在，相互融合成较大的藕节样团块或增强的斑片、颗粒状；无清楚的边界或包膜。大者2 cm，小者不定。致使输乳管受压变细、扭曲，远端局限性扩张（图4-14）。

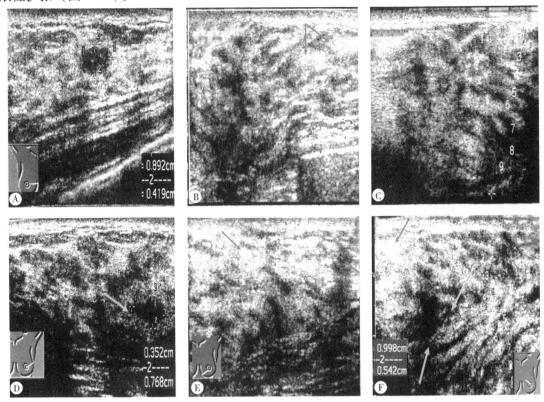

**图4-14 乳腺结构不良双乳多发混合型病灶**

侯某某，女，31岁，双乳结节感3年，经期痛。右乳：A. 2时钟位相对低回声0.89 cm×0.41 cm；B. 外区高回声斑片；C. 3时钟位近乳头不均匀高回声斑片，远端乳管纹理清。左乳：D. 2时钟位导管粗细不等，多处局部扩张0.35 cm×0.76 cm；E. 8时钟位乳腺浅层间质多个高回声斑片，远端乳管略粗；F. 11时钟位高回声斑片，伴导管扩大，相互汇成不规则形低回声0.99 cm×0.54 cm，邻近乳管受压变窄，彩色血流较少

（4）彩色血流：乳房内乳腺表面的脂肪层内可见血管的彩色血流，一般乳腺内病灶区彩色血流不多，血管细小。

（5）小叶增生3/4D图像重建：3D容积成像病灶实质呈不均匀的中低回声，血管不多。供血动脉多在边缘进入，病灶内与周围组织仅有少许疏落的血管断面（图4-15）。

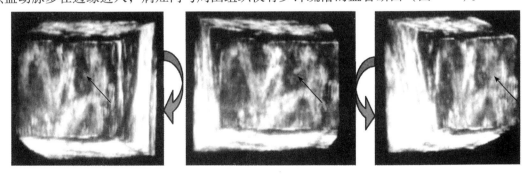

**图4-15**

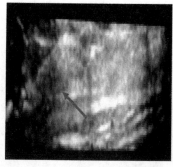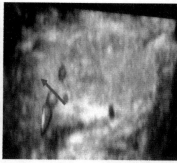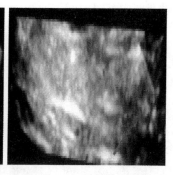

**图 4-15　乳腺 3/4D 成像——小叶增生呈少血管型**

张某某，女，39 岁，左乳 3 时钟位，相对低回声，界清，周边少许血流，有钙化点灰阶。上图：3D 梯形容积立体成像向左右两侧 15°（弯箭头）转动肿块（直箭头）甚小低回声中有散在斑片边缘尚清；下图：能量 3D 重建血管局部增生为少血管型

## 二、乳腺腺病

1. 超声相关病理

乳腺腺病（adenosis of breast）以乳腺小叶间导管及末梢导管均有不同程度增生，后期渐有结缔组织明显增生为特征，小叶结构基本保存。一般认为其发病与卵巢内分泌功能紊乱有关。发展阶段分 3 期，同一标本可见到各期病变共存及移行过渡。

（1）小叶增生期：切除的肿块呈灰白色，无包膜，边界不清，质坚韧、不均匀。小叶增生为主，数目增多；小叶内导管或腺泡增生数量增多，体积大。腺泡型腺病主要为腺泡增生，数量多，此型应与小叶癌相鉴别。导管型腺病小叶内主要为导管增生，数量多，无腺泡；有的导管增生呈乳头状突入腔内。

（2）纤维腺病期：由上期发展而来，①早期小叶内导管继续增多，小叶增生增大，纤维组织不同程度增生硬化，质坚韧为纤维组织及散在半透明颗粒，形状不规整或融合，结构混乱，伴小叶纤维化；②后期纤维组织明显增生，管泡萎缩，称为硬化性腺病（需与硬癌相鉴别）；局部触及实性界限分明乳腺肿块，小者 2 cm，最大 10 cm，孤立存在，由增生的管泡和纤维化组织组成，似有包膜，小叶轮廓消失。实质性增生上皮位于纤维化组织内，称为乳腺腺病瘤，类似浸润癌。

（3）纤维化期：为腺病晚期小叶内纤维组织过度增生，管泡萎缩至消失，残留少许萎缩的导管，偶可扩张成小囊。肿块质地坚实，2~5 cm 大小；无包膜，重度悬垂性。

（4）局灶性纤维化：是由细胞成分少的玻璃样变纤维组织形成的瘤样肿块，围绕萎缩的导管，以及末梢导管。

（5）乳腺病伴纤维瘤样增生：腺病中有纤维瘤样病灶。

2. 临床表现

中青年患者有与月经周期相关的乳痛，经前期出现，经后减轻或消失。乳腺一侧或双侧坚韧不硬，界限不清。少数有浆液或血性乳头溢液。

3. 超声图像

（1）乳腺腺病声像图：小叶增生期与乳腺结构不良的小叶增生型相同。乳腺腺病表现与局灶性纤维化型相同，主要为局限性增强，不均匀、高回声斑片状结节，形态不规整，边界不清，无包膜。

（2）乳腺腺病伴纤维瘤样增生：声像图与纤维腺瘤性增生型相似，不均匀的强回声团块，与内部玻璃样变的低回声，形成混合性瘤样肿块，似有边界，后方可能有声影。

（3）无症状肿块声像图：表现为边缘不规则的低回声团块，病灶纵横比接近，后方有衰减，血流丰富。声像图怀疑恶性病变，而病理诊断为乳腺腺病与纤维腺瘤同时存在，伴导管扩张及乳腺增生病的良性病变。超声对乳腺腺病的诊断有一定的困难，通常仅能提示图像所见。

（4）乳腺腺病灰阶能量图3D成像：实质性低回声肿块周边不规整向深部扩展，呈不典型"汇聚征"（图4-16Ⅰ）。能量图显示肿块周边或内部血管轻到中度增生，从血管结构的分布可判断肿块主供血管的来源。

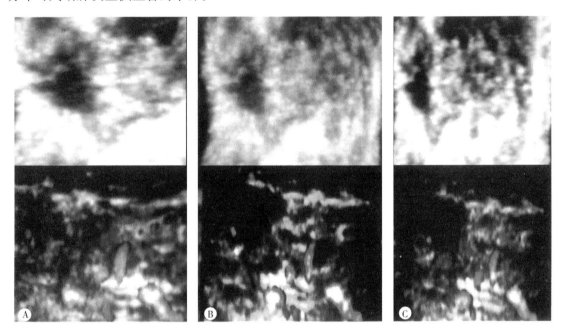

图4-16Ⅰ 乳腺腺病灰阶与能量图3D成像

灰阶3D：上图A. 正面观肿块低回声，边不整；B. 左转30°；C. 左转60°向深部扩展不典型"汇聚征"；下图能量图3D与上图A、B、C对应肿块左转30°~60°，主要血供动脉来自内下，血管内径略粗，小分支形成肿块周边包绕，并进入病灶，血管呈轻至中度增生

（5）超声造影检查：病灶微血管灌注，周边环形，内部高于外周，整体不均，时间—强度曲线达峰迟，峰值强度低于正常（图4-16Ⅱ），特征为平坦型曲线或慢进慢出型。

乳腺腺病组织结构复杂，常具有恶性肿瘤的表现，超声多难以正确诊断，往往疑为恶性病变。在手术病理证实的203例乳腺肿块中，有56例超声图像良、恶性混淆；其中乳腺腺病伴导管扩张5例，呈低回声实质肿块（0.6 cm×0.7 cm）~（2.4 cm×2.3 cm），边缘不规则有衰减，血流丰富，RI 0.69~0.8，声像图疑恶性病变，病理证实为良性。

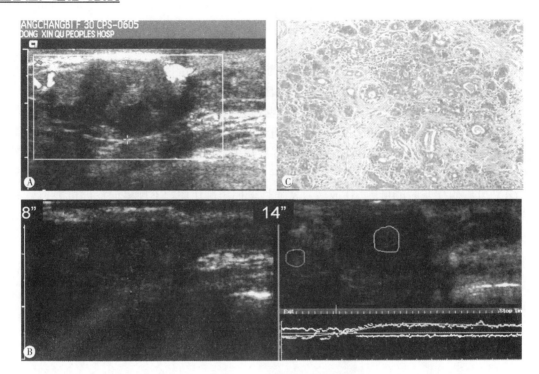

**图 4-16 Ⅱ　乳腺腺病超声造影**

张某某，女，30 岁。A. 低回声块内斑片状增强、边界不清、无包膜，血流来自两侧边缘、内部少；B. 超声造影左图周围正常组织 8 秒微泡进入，14 秒灌注较好，病灶增强较少而迟于周围组织；右图时间强度曲线显示病灶中心取样为平坦型曲线明显低于正常；C. 病理诊断为乳腺腺病

## 三、乳腺囊肿病

乳腺囊肿病（cystic disease）在乳腺结构不良中极为常见，主要特征为乳腺小叶小管及末梢小管高度扩张形成囊肿，同时伴有其他结构不良。直径 < 2 mm 为微囊，直径 >（2 ~ 3）mm 为肉眼可见性囊，直径 > 5 ~ 7 mm 称囊肿病，大囊肿直径达 4 ~ 5 cm。

1. 超声相关病理

（1）大体检查：乳腺囊肿数目不等，一般直径为 2 ~ 3 cm，大者 4 ~ 5 cm。①囊壁较薄，表面光滑，有折光性，顶部呈蓝色；有的可见颗粒状或乳头状物突入腔内；②囊壁较厚，内容物多为淡黄色清液，棕褐色血性液或浑浊乳样液；③大囊周围分布小囊，囊壁间乳腺间质明显增厚，其中有扩张的乳管；④乳腺组织内散在含棕色内容物的小囊区及微囊，边界不清。

（2）镜下所见：囊肿病表现为以下 3 点。①导管扩张，因末梢导管上皮异常，多处、多层向腔内乳头样、菌状增生；②末梢导管高度扩张形成囊肿，巨大囊肿壁受压上皮萎缩，肉芽组织构成囊壁，上皮呈乳头样生长，称为乳头状囊肿；③上皮瘤样增生，若干扩张的导管及囊肿内上皮增生呈乳头状突起，称为乳头状瘤病；分支状乳头顶部吻合成网状结构，称为网状增生；进一步增生看不到囊腔时，称为腺瘤样增生；上皮间变可能发生癌。

2. 临床表现

中年女性多见，发病年龄为 30 ~ 49 岁，40 ~ 49 岁为发病高峰，绝经期后下降。

肿物可见于单侧乳房或双乳，近乳房周边，累及乳房一部分或整个乳房。可触及的单个囊肿，呈球形，较光滑，活动度好；大囊、浅表者有波动感，深部边界不甚清楚，似实性肿块；多个囊性结节呈颗粒状，边界不清，其活动受限。

约1/3发病早期乳房轻度刺痛、隐痛及触痛。乳痛周期性明显，月经期疼痛加重，囊腔增大；月经后减轻，囊腔会缩小。囊肿形成后疼痛可消失，就诊时无自觉症状。

偶有乳头溢液，呈浆液或含血性物，如为浆液血性或纯血性，囊内有乳头状瘤；有溢液，无导管内乳头状瘤及导管扩张，较常见于乳腺癌。

3. 超声图像

（1）两侧乳房增大或大小正常：直径5~7mm为囊肿病；直径2mm以下的微囊仅在高档、高频探头放大后能显示；一般仪器呈粗点或斑片状结构混乱的回声。

（2）导管扩张形成单发囊肿，液性区明显，易检出（图4-17Ⅰ），直径3~5mm以上的小囊肿呈绿豆至黄豆大、无回声，与周围输乳管比较界限清楚（图4-17Ⅱ）。直径2~3cm，大至4~5cm的囊肿，液性无回声、透声性好，呈长梭形或椭圆形，囊壁薄，表面光滑，后方回声增强；大囊周围有小囊。邻近囊肿的乳腺组织受压，乳管变细窄，或同时伴有小叶增生的高回声（图4-18）。

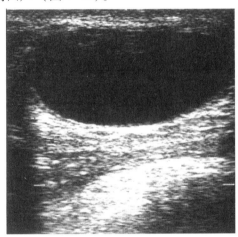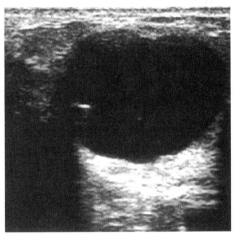

**图4-17Ⅰ　乳腺单发孤立性囊肿**

囊肿液性无回声，内有隔膜，边缘光整，后方回声增强

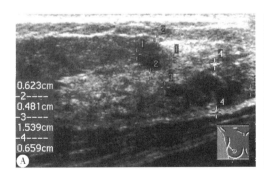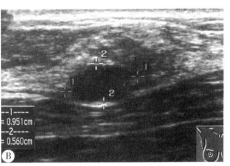

**图4-17Ⅱ**

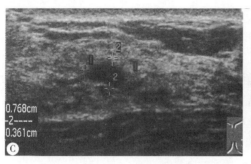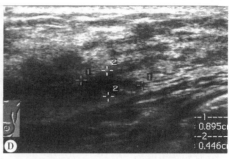

**图 4-17 Ⅱ　双乳多发性乳管局部扩大**

孙某某，女，27 岁，经期乳痛数年。右乳：A. 10 时钟位乳腺表面 0.62 cm×0.48 cm，基底部 1.79 cm×0.65 cm 低回声；B. 12 时钟位基底部无回声 0.95 cm×0.56 cm。左乳 12 时钟位：C. 中心区 0.76 cm×0.36 cm；D. 基底 0.9 cm×0.5 cm 不规则低至无回声

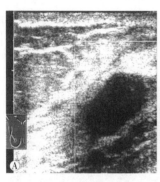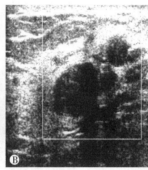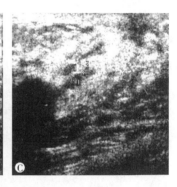

**图 4-18　乳腺囊肿病**

张某某，女，36 岁，右乳块多年经期痛。A. 右乳 10～12 时钟位近基底部 18 mm×10 mm 液性区；B. 邻近有多个大小不一的小囊，周围组织受压，乳管变细；C. 其他部位增生组织呈结节样高回声

（3）囊肿含浑浊点絮状中等回声，可能为乳汁、脂肪颗粒的沉积物。扩张导管及囊肿内的乳头状瘤呈中强回声，突入腔内。乳头状瘤病及囊腺瘤样增生，超声只能提示图像的形态，无法辨认病理性质的良恶性。

（4）彩超检查：显示正常皮下脂肪层及乳腺组织内原有血管的血流。乳腺组织增生、乳腺腺病及乳腺囊肿病一般彩色血流增不明显，纤维化严重彩色血流减少，大囊肿仅在边缘有少许血流。

4. 乳腺结构不良与乳腺癌的关系

一般认为单纯性乳腺组织增生及乳腺腺病早期无癌变；但腺病中晚期有癌变报道；癌变主要发生在囊肿病。研究报道 204 例乳腺癌旁组织间变率，囊肿 10%，乳头状瘤及乳头状瘤病 22%，乳管上皮增生 7%，腺病 11%。另有研究指出囊性增生伴高度上皮增生与乳腺癌的发生有关。故对乳腺结构不良及囊肿病应提高警惕，特别是无月经期伴随的乳痛，一侧为多结节病变，可做病理活检。

5. 超声诊断价值

（1）乳腺结构不良发病率最高，超声普查能及早发现。

（2）超声检查可明确病变部位及病变性质，提示诊断意见。

（3）乳腺结构不良与内分泌关系密切，乳腺功能多变，病理基础复杂，声像图也随不同状况的变化表现多样，为诊断带来鉴别困难。必须询问患者有无痛经史。

（4）某些乳腺结构不良晚期有癌变报道，应提高警惕，特别是无月经期伴随的乳痛及结节性病变，需做病理活检确定。

（5）诊断报告书写：乳腺结构不良为一笼统的综合性名称，包括乳腺组织增生、乳腺腺病及乳腺囊肿病。超声检查提示乳腺结构不良各型表现简要参考性超声图像。若超声图像显示特征明确，可提示具体疾病，报告书写时应明确病变部位及病变性质。如右乳 7～9 时钟位乳腺外区，左乳 3～5 时钟位中心区，右乳 3～4 时钟位乳腺外皮下脂肪层内；局灶性单个、多个，低回声管状结构，液性囊肿实质性多个回声增强的斑片、小结节，提示双侧乳腺结构不良（右导管增生型、左小叶增生型）。

## 四、乳腺瘤样病变

### （一）积乳囊肿

积乳囊肿（galactocele）又称乳汁淤积症，哺乳期妇女多见。临床表现为乳内肿块，治疗不当、病情恶化可致无菌性脓肿，并可误诊为纤维腺瘤或癌肿。

1. 病因、病理

多因哺乳期妇女有乳腺结构不良、炎症、肿瘤，造成乳腺的小叶或导管上皮脱落或其他原因阻塞导管，乳汁积存；也可能授乳无定时，乳汁不能排空，淤滞于导管内，使导管扩张形成囊肿，往往在断奶后发现乳腺内波动性肿物。

超声相关病理：圆形或椭圆形肿块，边界清楚，累及单个导管形成孤立囊肿，囊壁薄，由薄层纤维构成，为单房累及多个导管形成蜂窝状囊肿。早期内容物为稀薄的乳汁；后期变得黏稠如炼乳或似奶酪，甚至干燥成粉状，肿块质地坚实，囊壁增厚。囊内有淡红色无定性的物质及吞噬乳汁的泡沫状细胞。囊肿周围多量炎症细胞浸润，小导管扩张，如继发感染可致急性乳腺炎或脓肿形成。

2. 临床表现

常见于哺乳期妇女单侧乳腺，双侧较少。多在中心区乳晕外，1～2 cm 球形或橄榄形肿块。初期较软略有弹性、移动性，乳腺处于生理性肥大不易发现。哺乳期后乳腺复旧，增生的小叶小管萎陷，乳腺松软。囊内水分被吸收，囊壁纤维组织增生变硬，乳汁浓集成块，肿块更硬，甚至硬如纤维瘤。患者多有断奶方式不当的历史，随月经周期变化，长期积留的分泌物逐年增加，可达 20～30 年或以上，但与皮肤无粘连，腋淋巴结不增大。

3. 超声图像

超声显示积乳囊肿内部回声随乳汁潴留时间长短、囊腔大小、液体吸收、内容物浓缩程度以及乳腺质地与导管结构的不同而表现多样。

（1）单纯积乳囊肿：哺乳期乳房内无痛性肿块，声像图显示输乳管扩张呈椭圆形、梭形或不规则形囊腔，近似无回声，囊壁薄，边界清楚，后方回声增强；大小不等，较大者 2～5 cm，周围有小导管扩张。轻挤压排出乳汁 50～70 mL 后，囊腔明显缩小（图 4-19A）。

（2）积乳囊肿继发感染：哺乳期乳房内肿块，无疼痛，数月后乳房外观及肿块明显增大，皮肤微红。声像图显示位置较浅表、甚大的椭圆形无回声区，可达 5 cm×5.5 cm×7 cm，有微细亮点或微小斑片，探头加压质点飘动及轻压痛。为乳汁潴留继发感染的表现，若不及时处理，数日内可穿破流出脓液。

（3）间质型乳腺：输乳管细小，乳汁排泄不畅，乳房丰满，有胀感或触及不平块状物。声像图表现末梢乳管残余乳汁呈大小不等点状、颗粒状强回声，小叶及间质组织呈不均匀、不规则的斑片、结节样中强回声。

（4）晚期混合性潴留囊肿：扩张的大囊腔外周多层强回声包围，内形成不规则实质性斑块含中强及液性混合性回声；囊腔内实质性斑块也有彩色血流（图4-19B、C）。

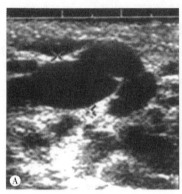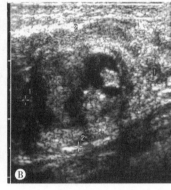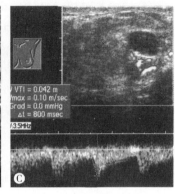

**图4-19 乳汁淤滞性囊肿**

A. 哺乳期乳汁淤积导管扩张形成囊肿；B. 断奶6年后乳房高低不平，有多个结节及波动性肿物，声像图显示扩张的大囊腔边缘不整，内部不规则实质性中强斑块及液性区混合性回声（为乳汁黏稠似炼乳或奶酪团块）；C. 外周多层强回声包围，并有彩色血流及速度频谱

（5）乳汁干结性潴留：哺乳期乳汁多，有突然断奶史。哺乳期后数十年双乳出现高低不平多个结节，逐渐增多。超声图像显示乳房饱满，乳腺回声不均匀，乳管中强回声，多条输乳管内含细小、密集的点状、颗粒状强回声，为乳汁干燥后呈粉状干结在乳管（图4-20）；伴乳头严重凹陷及扭曲畸形。

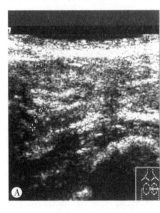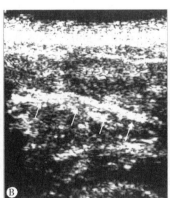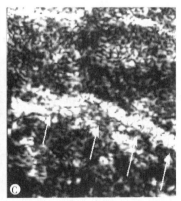

**图4-20 导管内陈旧性乳汁残存干结**

患者女，53岁，于28岁时分娩，产后乳汁较多，哺乳10个月突然断奶，左乳头严重凹陷，近年左乳高低不平，多肿块。钼靶检查提示微小癌。声像图显示乳房饱满。A. 乳腺不均匀，多条中强回声；B. 输乳管内含细小、密集的点状、颗粒状强回声（箭头）；C. 局部放大高回声的颗粒极其清楚，乳头严重凹陷，提示导管内陈旧性乳汁残存干结

（6）彩色血流：周围组织有彩色血流，囊腔内实质性斑块也有彩色血流。

（7）3D 容积成像：积乳囊肿肿块长轴、短轴及冠状面 3D 容积成像显示囊肿呈低回声，底部点状淤积，边界清，与周围形成高回声界面。血管能量图 3D 可见周围血流。3D 容积成像向左右转动均见后壁前沉积物中等回声（图 4-21）。

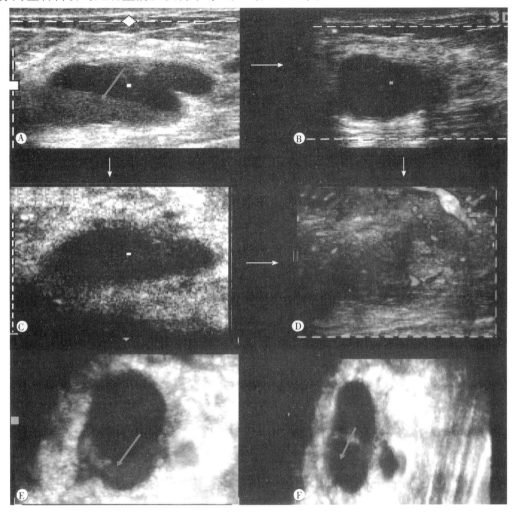

**图 4-21　积乳囊肿 3D 容积成像**

右乳 3 时钟位囊肿低回声，底部点状淤积，边界清，与周围形成高回声界面。A. 长轴；B. 横切；C. 冠状切；D. 能量图 3D 周围血流；E. 3D 成像向左转 30°；F. 左转 90°均见后壁前沉积物中等回声（箭头）

## （二）乳腺导管扩张症

乳腺导管扩张症（duct ectasia of the breast）好发于经产妇的绝经期前后，多为单侧，病变团块常被误诊为乳腺癌或其他疾病或划为闭塞性炎症范围。1956 年确切定名乳腺导管扩张症，实际病理变化既非感染性炎症，也非肿瘤，是大导管的退行性变；后期炎症反应的瘤样病变。

1. 病因、病理

（1）乳晕区：输乳管上皮细胞萎缩，分泌功能丧失，使上皮细胞碎屑及含脂性分泌物集聚，充满乳晕下输乳管（终末集合管）而扩张。

（2）大体检查：见病变区与健康组织无明显界限，乳腺中心区多条扭曲扩张的输乳管，管内径 3 ~ 5 mm，充满棕黄色糊状物。周围增生的纤维组织透明变性形成纤维性厚壁，并可相互粘连成 4 ~ 5 cm 大小、坚实、边界不清的肿块。

（3）镜下所见：不同程度扩张的输乳管由乳晕区至皮下脂肪或间质内，上皮细胞萎缩、变薄，腔内淤积坏死物和脂类，分解后形成脂肪结晶体排列成放射状或菊花团状。后期渗出管外，周围的纤维组织增生，管壁增厚；腔内淤滞的脂类物质分解产物，由管内渗出刺激周围组织，引起多种炎症细胞浸润，剧烈性炎症反应；纤维组织增生，形成异物反应的瘤样病变。

2. 临床表现

好发于生育过的绝经期前后女性，年龄以 35 ~ 55 岁为多。乳晕下可触及多条绳索样扭曲增粗的导管，压迫时乳头有分泌物溢出。分为以下 3 期。

（1）急性期：导管淤积，坏死物分解、渗出，炎症细胞浸润，出现急性炎症样症状，乳腺皮肤红肿、疼痛、发热，腋淋巴结增大。历时 2 周。

（2）亚急性期：炎症样症状消退，留下边界不清的肿块、硬结与皮肤粘连。历时约 3 周。

（3）慢性期：坚实、边界不清的肿块缩小成硬结状，可残留数年；乳头回缩。

3. 超声图像

（1）早期：乳腺中心区乳晕下 3 ~ 4 条，多至 10 条输乳管扩张、扭曲，管内径 3 ~ 5 mm，甚至更大；内部低回声或无回声，透声性差。乳腺外区输乳管可能稍增粗。

（2）急性、亚急性炎症样期：扩张、扭曲的输乳管延及乳腺外区，内径大小不等，呈不规则块状。内部低回声或无回声，内有点絮状、斑片状强回声，管壁增厚。周围组织回声强弱不均匀，边界不清。囊腔内实质性斑块可能有少许彩色血流，周围组织彩色血流无明显增多。

（3）慢性期：乳腺中心或外区结构紊乱。大小不等结节团块与低回声或无回声的小囊腔，壁厚，周围强弱不均匀的回声，后方可能有衰减。彩色血流较少。

4. 鉴别诊断

乳腺瘤样病变包括积乳囊肿（乳汁淤积症）及乳腺导管扩张症，两者早期均有输乳管扩张似囊肿，之后的临床表现均可出现乳内肿块，可误诊为纤维腺瘤或癌肿。鉴别诊断中应了解病理发展过程，注意相应声像图变化。超声造影对鉴别诊断有很大价值。

（1）乳腺囊肿病：属乳腺结构不良，特征为乳腺小叶小管及末梢小管高度扩张形成囊肿，同时伴有其他结构不良。声像图表现为囊肿液性无回声，透声性好，呈长梭形或椭圆形，囊壁薄、表面光滑，后方回声增强。

（2）纤维腺瘤：临床表现相同，声像图显示纤维腺瘤为实质性，多单发，有包膜，彩色血流较积乳囊肿为多。

（3）乳腺癌：乳腺癌开始为实性，血管增生明显，3D 容积成像及超声造影有特征性表现。

## （三）乳腺脂肪坏死

乳腺脂肪坏死（fat necrosis of the breast）临床较少见，多见于体型肥胖、皮下脂肪丰富、乳腺下垂的女性。因外伤后无菌性脂肪坏死性炎症或血液、组织液中脂肪酸酶使结节状脂肪发生无菌性皂化，其后出现坏死的一系列病理改变。44%的患者有明确的外伤史，特别是乳房的钝挫伤，使脂肪组织受到挤压而坏死。另外，乳腺的化脓性感染、术后、肿瘤出血及导管扩张症均可引起乳腺脂肪坏死，临床表现很似乳腺癌。

1. 病因、病理

外伤后伤处皮肤出现黄色、褐色、棕色瘀斑，3~4周后，该处形成2~4 cm肿块。

（1）大体检查：乳腺脂肪坏死肿块呈圆形，坚韧或均质蜡样，与表皮粘连。块内有大小不等的油囊，充满液化脂肪或陈旧性血性液体或灰黄色稠厚的坏死物。后期纤维组织高度增生，肿块纤维化，边缘放射状瘢痕组织内有含铁血黄素及钙盐沉积。

（2）镜下所见：脂肪细胞浑浊（皂化）、坏死崩解，融合成大脂滴，周围有巨细胞围绕，坏死物或异物肉芽肿样结构，后期被纤维组织取代。

2. 临床表现

乳房有明确或不明确轻度钝挫、挤压伤或乳腺手术、化脓性感染等病史。早期乳腺外伤处呈黄褐色瘀血斑，脂肪坏死后炎症细胞浸润，以及肉芽肿样结构形成肿块。晚期纤维组织增生，肿块变硬，与皮肤粘连，组织收缩，肿块变小。与乳腺癌难以鉴别，应穿刺活检确诊。

3. 超声图像

（1）单侧乳腺内不规则低回声的肿块，近似圆形，1~2 cm，大者4~5 cm，与周围分界尚清楚。早期液化脂肪、陈旧血性液较稀薄，为液性区；后期变得黏稠，透声性差，有不均匀的点絮状回声。周围纤维组织及瘢痕包绕呈中高回声，可含有钙化强回声。

（2）晚期肿块大部分纤维化，体积可缩小，呈高回声，放射状向外延伸，内有不均匀的小低回声残腔。

（3）异常增生的肉芽肿组织可能有少许彩色血流。

（4）超声表现为实质性非均质性不均匀回声，边缘放射状向外延伸，与乳腺癌难以区别，需活组织穿刺病理检查确定。

### （四）乳腺错构瘤

乳腺错构瘤（hamartoma of breast）很少见，长期以来人们对其认识不足，X线检查与病理诊断易误认为积乳囊肿、纤维腺瘤乳腺囊性增生。乳腺内正常组织错乱组合，即残留的乳管胚芽混合着不同量纤维、脂肪、乳腺导管、小叶，有包膜的瘤样肿物，异常发育，畸形生长，但长到一定程度自行停止或增速明显减慢。瘤内腺体成分仍有乳汁分泌功能为本病特征。

1. 病理

乳腺内肿块较癌和纤维瘤的硬度软或半软半硬，即纤维、腺体部分较硬，脂肪较软。瘤体巨大超过乳腺1/4，表面凹凸不平，有囊性感。

（1）大体检查：圆形或椭圆形肿瘤，质软，包膜薄而完整，切面灰白色或灰红色不规则，腺体、纤维、脂肪、乳腺导管、小叶混乱集结成团，各种成分多少不一或各成团块，有小囊肿，囊壁钙化。

（2）镜下所见：纤维、脂肪、腺体导管、腺泡异常增生构成，有的导管扩张成小囊肿。

2. 临床表现

发病年龄多为 15~88 岁，多见于哺乳期后及绝经期后。患者无意中发现乳腺内 2~8 cm 圆形或椭圆形肿块，有报道最大者达 17 cm，表皮无改变，与皮肤无粘连，可推动。有刺痛或触痛，生长缓慢，可自行停止生长。左乳内下或内上多见，右侧少见。

乳腺 X 线摄片肿物的特点为低密度基础上密度不均匀，其形态、边缘清楚，密度不均匀增加。在以脂肪为主、透光性好的瘤体中成致密小岛，以腺体和纤维组织为主致密的瘤体中有小透声区。瘤体有小囊钙化或条索状钙化。

3. 超声图像

（1）乳腺内肿块呈圆形或椭圆形，一般为 2~8 cm 大小，包膜完整，较薄。

（2）肿块内各种回声杂乱，脂肪组织呈低回声，纤维组织多呈条索状强回声，腺组织回声强弱不等，小囊肿透声好可能为液性。

（胡高杰）

# 第五章

# 心脏超声诊断

## 第一节　超声心功能评价

心室收缩功能评价为超声心动图检查的最常见指征。常规检查均应对左心室收缩功能进行定量评价，左心室舒张功能至少应在收缩功能受损、高血压、心力衰竭、心肌病等患者中进行评价。对于右心疾病（如肺栓塞、右心室心肌梗死、肺心病等）患者，右心功能也应重点关注。

### 一、左心室收缩功能

全面评价左心室功能应测量左心室收缩末与舒张末内径、容积、室壁厚度，评价室腔的几何形态。临床上左心室收缩功能最常用的评价指标为射血分数（EF），其超声测量方法如下。

1. 目测法

有经验的检查者可通过观察室壁运动情况，目测评估 EF 为正常、减低、增强，或可估测其大致数值。在情况不允许定量测量或无法获取可供准确测量的图像切面时，可使用该法。但其存在明显的主观性与经验依赖性，常规检查推荐使用定量方法测量。

2. 内径法

在左心室腔大小、形态正常，室壁运动幅度均匀的情况下，可测量左心室内径通过一定公式计算容积。常用 Teichholtz 公式：$V = [7.0/(2.4 + D)] \times D^3$；式中，$V$ 为左心室容积；$D$ 为左心室内径。在胸骨旁左心室长轴腱索中段水平（左心室长轴近心底1/3 水平），使用 M 型或二维超声，测量左心室舒张末期内径与收缩末期内径，即可计算出容积与 EF（图 5-1）。该法简便易行，但对于心室形态失常、节段性室壁运动异常的患者，会造成明显误差。

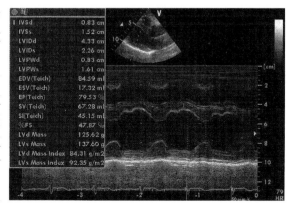

**图 5-1　内径法测量 EF**

3. 辛普森（Simpson）法

心尖双平面 Simpson 法是二维超声心动图测量左心室容积与 EF 最准确的方法。其基本原理为，将左心室沿长轴方向等分为若干份，每 1 份均可假设为 1 个圆柱体（或圆盘），因高度与底面直径已知，体积易于算出；将心底到心尖的若干圆盘体积相加，即可得到心室容积。在标准心尖四腔心与心脏垂直长轴切面中，分别于舒张末期、收缩末期停帧，手动勾画左心室心内膜并确定左心室长径，即可测得容积与 EF（图 5-2）。该法相对烦琐，且对图像质量要求较高（心内膜面显示不清时，影响测量准确性），但在理论与对比研究中均证实其良好的测量准确性，无论是对室壁运动正常还是对节段性运动异常的患者均适用。

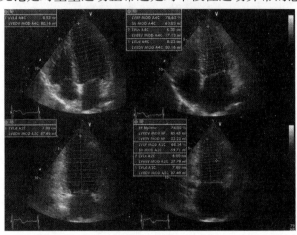

图 5-2　心尖双平面 Simpson 法测量 EF

# 二、左心室舒张功能

左心室舒张包括等容舒张期和充盈期 2 个时相，而充盈期又可分为快速充盈期、减慢充盈期和心房收缩期 3 个相位。舒张早期（等容舒张期和快速充盈期）是耗能的主动过程，此期心肌本身的松弛决定舒张能力；减慢充盈期左心室的充盈是被动过程，心肌的顺应性或僵硬度是决定此期左心室充盈的主要因素；心房收缩期左心房的收缩射血进一步增加左心室的充盈，此期左心室内的压力与心肌的顺应性是决定充盈量的关键。正常的舒张功能表现为舒张期心室充分充盈，同时舒张压没有异常升高。

超声心动图是最常用的无创评价左心室舒张功能的影像学方法。全面细致的二维超声心动图检查是评价心功能的基础，可为明确诊断或排除导致舒张功能不全的器质性病变提供重要信息。如左心室壁增厚、左心房扩大而不伴瓣膜病变是左心室舒张功能不全与左心室舒张压升高的强有力征象。另外，如心肌淀粉样变性、肥厚型心肌病、高血压性心脏病等是导致左心室舒张功能不全的典型器质性心脏病变，均可通过二维超声心动图检查得以明确诊断。综合多普勒技术是评价左心室舒张功能的主要方法。需强调的是，任何单一指标都不足以全面评价左心室舒张功能，正确合理诊断左心室舒张功能不全，有赖于对心脏舒张生理的深入理解和多项参数综合分析。

1. 二尖瓣口舒张期血流频谱

二尖瓣口舒张期血流频谱通常为双相波型，由舒张早期的快速充盈血流 E 峰和舒张晚期左心房收缩的充盈血流 A 峰组成。测定的参数包括 E 峰最大血流速度、A 峰最大血流速度、E/A 血流速度比值、E 峰减速时间（DT）等。

正常人 80% 的左心室充盈发生于快速充盈期（E 峰时相），5% 的充盈发生于减慢充盈期，15% 的充盈发生于心房收缩期（A 峰时相）。E/A 血流速度比值随年龄而发生变化。正常年轻人，左心室弹性良好，舒张开始后心肌迅速松弛，在舒张早期大部分充盈已经完成，心房收缩期充盈量少，E > A。随年龄增长，心肌松弛能力逐步下降，等容舒张期左心室压下降率及舒张早期充盈率均减慢，E 峰逐步减低；左心室与左心房间达到等压的时间延迟，DT 延长；早期充盈减少使得心房收缩的辅助充盈显得更为重要，A 峰逐渐增大。在 50 ~ 60 岁时，E 与 A 趋于相等，之后 E/A 比值逐渐小于 1。

以二尖瓣口舒张期血流频谱特征为基础，可将左心室舒张功能不全的充盈模式分为以下 3 种类型。

（1）松弛延缓：E/A < 1，DT 延长。见于正常老年人与舒张功能轻度受损的病理情况。左心室松弛功能减低而左心房辅助充盈加强，心腔内压力正常。

（2）假性正常：E/A > 1，DT 正常或缩短。左心室舒张功能中度障碍，由松弛异常向顺应性降低过渡，左房舒张末压增加而使舒张早期左心房—左心室间压差恢复正常，以代偿左心室舒张速率的减慢。

（3）限制性充盈：E/A > 2，DT 缩短。左心室舒张功能严重障碍，舒张早期短促的左心室充盈主要依赖于明显升高的左心房压力，由于室壁僵硬（顺应性降低），心房收缩很少甚至不能形成左心室充盈。

上述 3 种充盈类型所反映的左心室舒张功能不全渐次加重，预后逐渐不良。

二尖瓣口血流频谱虽可在很大程度上用于评价左心室舒张功能，但频谱形态在本质上是由左心室充盈期的瓣口压差及其随时间的变化而决定的，左心室充盈和左心室舒张功能二者并不完全等同。二尖瓣频谱及其参数测量值受心率、心律、前负荷、主动脉瓣反流、心包病变等诸多因素影响，并存在变异。

2. 肺静脉血流频谱

肺静脉血流频谱通常由正向收缩波（PVs）、舒张波（PVd）和负向心房收缩波（PVa）三相波型组成。有时收缩波可辨别 PVs₁ 和 PVs₂ 两个峰，前者较小，反映左心房舒张；后者较大，反映左心房压及其顺应性和左心室收缩功能。PVd 反映左心室充盈。PVa 峰值速度和间期反映左心房压和左心房收缩功能。与二尖瓣频谱结合分析，有助于鉴别前者的假性正常，评价左心房平均压和左心室舒张末压增高。

正常情况下，PVs ≥ PVd。左心室舒张功能异常、左房舒张末压升高时 PVs 减低，随病情进展演变为：PVs > PVd（松弛功能异常）→PVs < PVd（假性正常）→PVs < PVd（限制性充盈），在此过程中 PVa 速度逐渐增高、时限延长。

3. 二尖瓣环组织多普勒

二尖瓣环处于左心室与左心房交界、心室肌附着的特殊位置，其运动形式可反映左心室整体的功能状态。二尖瓣环舒张期频谱由等容舒张波、快速充盈期左心室心肌主动松弛产生的 Ea 波及心房收缩期 Aa 波组成。Ea 与 Aa 的变化规律与意义类似于二尖瓣口血流频谱 E 峰与 A 峰，但二尖瓣环舒张期频谱受前负荷影响相对小。Ea 峰值速度呈现随年龄增长逐渐减低的趋势：儿童与青年人侧壁瓣环（在心尖四腔心图中测量）Ea ≥ 20 cm/s；30 岁以上的正常人通常侧壁瓣环 Ea > 12 cm/s。侧壁瓣环 Ea ≤ 8 cm/s 提示左心室舒张功能受损，并可用以鉴别二尖瓣口舒张期血流频谱的假性正常。由于心肌排列的不同，室间隔瓣环的 Ea 峰值速度较侧壁瓣环 Ea 稍低。二尖瓣口舒张期血流 E 峰与组织多普勒二尖瓣环 Ea 速度比值（E/Ea，可理解为经 Ea 校正的 E 峰速度）与左心室充盈压相关良好。与导管检查进行对比的研究表明，E/Ea（侧壁）> 10 或 E/Ea（间隔）> 15 提示左心室舒张末压升高；E/Ea < 8 提示左心室舒张末压正常。

结合分析二尖瓣口舒张期血流频谱充盈类型、肺静脉血流频谱、组织多普勒二尖瓣环运动速度等指标，可了解左心室充盈特征与左房舒张末压，评价左心室舒张功能。①对于左心室收缩功能明显减低（EF < 40%）的患者，观察二尖瓣口舒张期血流频谱特征即可了解左心室充盈压情况，通常 E/A ≥ 1.5、DT ≤ 140 ms 为充盈压升高的可靠指征。②EF 相对正常（≥ 40%）的患者，二尖瓣口血流频谱 E 峰与 E/Ea 是估测充盈压最好的指标，E/Ea ≥ 15，则肺小动脉楔压（PCWP）≥ 20 mmHg；E/Ea < 10，则 PCWP 正常。③E/Ea 在 10 ~ 15 者，常需要通过评价肺静脉血流频谱特征、行瓦尔萨尔瓦（Valsalva）动作、测量左心室充盈时间等综合方法估测充盈压。

## 三、右心功能评价与肺动脉压估测

常规检查应测量右心房、右心室内径，半定量评价右心室壁收缩运动为正常、减弱或增强。累及右心的疾病可增加右心室压力负荷（如肺栓塞）或容量负荷（如甲状腺功能亢进），造成右心室、右心房扩大，功能性三尖瓣反流，肺动脉收缩压升高，右心室壁运动代偿增强或正常，失代偿后运动减弱；右心室收缩功能显著减低时，可表现为肺动脉瓣口收缩期血流速度、三尖瓣反流速度均减低，下腔静脉增宽且内径随呼吸无变化（腔静脉压升高）。

肺动脉收缩压可通过测量三尖瓣反流速度与压差进行估测。在右心室流出道通畅的情况下，可认为肺动脉收缩压 = 右心室收缩压 = 三尖瓣跨瓣压差 + 右心房压。三尖瓣跨瓣压差可依据简化的伯努利方程计算：$\Delta P = 4v^2$，即通过测量收缩期三尖瓣反流峰值速度 $v$，就可算得收缩期三尖瓣口的峰值跨瓣压差（右心室—右心房压差）$\Delta P$。右心房压的大小可采用简单的经验估计法：右心房无扩大时，为 5 mmHg；右心房扩大时，为 10 mmHg；右心房显著扩大、三尖瓣重度反流时，为 15 mmHg。

（蔡怀秋）

# 第二节　心脏超声造影

心脏超声造影是指将超声造影剂经不同途径导入血流，使心脏及血管内出现增强的气体回声反射，根据这些回声反射的部位、时相、走行及强弱来判断心血管解剖及血流动力学的超声造影诊断方法。

## 一、心脏超声造影的适应证及相对禁忌证

### （一）适应证

（1）对各种发绀型先天性心脏病患者，可确定有无右向左分流及其流量的大小。

（2）对非发绀型左向右分流的先天性心脏病患者，可观察右心系统有无负性造影区而协助诊断。

（3）确定超声心动图上曲线及暗区所代表的解剖结构。

（4）帮助确定有无左上腔静脉永存、右上腔静脉缺如，以及肺动静脉瘘等。

（5）了解瓣膜情况及估测右心功能、左心室舒张功能。

（6）观察左心腔大小及室壁厚度，探查左向右分流等。

（7）用于手术后复查及追踪，评价手术效果。

## （二）相对禁忌证

（1）重度心力衰竭。

（2）重度贫血。

（3）重度发绀。

（4）心血管栓塞史。

（5）冠心病心肌梗死。

# 二、常用心脏超声造影剂

心脏超声造影机制在于把能产生大量微气泡的液体注入血管中，使血流中出现与血液声阻抗不同的介质，从而在显示屏上出现增强的云雾状回声反射，其成功的关键是造影剂。

## （一）常用的右心超声造影剂

1. 过氧化氢（$H_2O_2$）

注射用3%过氧化氢 0.5~1 mL，静脉注射，随后用 10~20 mL 生理盐水或5%葡萄糖注射液续注，使过氧化氢及时抵达心脏。

2. 碳酸氢钠、维生素C、盐酸或醋酸混合液

5%碳酸氢钠溶液 2~10 mL，按（1~2）：1再在注射器加入5%维生素C 5 mL、1%盐酸 0.5~1 mL 或5%醋酸 1 mL 混合，稍加摇动，静脉注射。

## （二）常用的左心超声造影剂

理想的左心超声造影剂必须具备以下特点。

（1）绝大部分微泡直径小于红细胞，从静脉注入血管后能通过肺及心脏的微循环。

（2）从静脉注入血管后稳定性高，能保证血管内微泡浓度。

（3）具有类似红细胞在人体内的血流动力学特点。

（4）无生物活性，对人体无毒性及不良反应。

氟碳造影剂应用广泛，可能是目前最有前途的超声造影剂之一。氟碳造影剂临床上可用于心内膜边界的检测，同时可以观察心肌灌注情况。它的常用方法是静脉推注，通过三通管将 2 个注射器与静脉通道相通，其中 1 个注射器内为造影剂，另 1 个注射器内为 5~10 mL 生理盐水；将造影剂快速注入后，迅速旋转三通管，用另 1 个注射器内的生理盐水冲管，保证造影剂快速全部进入血流。

## （三）造影剂使用注意事项

所有的左心超声造影剂均能作为右心系统显影之用；右心超声造影剂也可进入左心及冠

状动脉内显影，但其直径较大，可能对心脏、脑、肾等重要脏器的微循环造成阻塞。目前氟碳造影剂是较常用的造影剂之一，在使用过程中应注意以下6点。

（1）检查药物的澄明度，避免注入含有其他杂质的造影剂。

（2）注意三通管开关连接及旋钮指向，避免因液体走向错误而影响观察。

（3）注射速度宜快，应在1~2秒内完成，并立即注射生理盐水，使管内造影剂迅速进入血管。

（4）2次注射时间间隔应在5分钟以上；注射次数不宜过多，一般在5次以内。

（5）检查时应充分提高仪器的灵敏度，减少抑制与加大增益，使造影剂的回声与心脏相应结构均能显示。

（6）检查过程中应注意患者有无不良反应，如有不适应该立即停止注射。

# 三、心脏超声造影的临床应用

## （一）右心超声造影

1. 检测分流血流

（1）左心系统异常显影。

1）房间隔缺损：造影剂进入右心房的同时或之后的1个心动周期内左心房、二尖瓣、左心室和主动脉内相继出现造影剂强回声反射，即提示心房水平右向左分流；如出现部分不显影的低回声区（负性显影区），则提示左向右分流，但负性显影区阳性率不高，可能与左心房、右心房压力阶差不大有关。

2）室间隔缺损：平静条件下，造影剂进入右心显影后，左心室、左心室流出道、主动脉根部相继出现造影剂反射提示心室水平右向左分流。这有2种可能：舒张期分流，提示右心室压已达或超过左心室压的2/3，舒张压瞬时超过左心室压；收缩期分流，提示右心室压显著大于左心室压，提示有严重的肺动脉高压。当心室水平左向右分流时，可在右心室内出现负性显影区，但其阳性率不高，若呈阳性，则具有重要诊断价值。

3）法洛四联症：静脉注射造影剂后，右心室内造影剂通过骑跨在主动脉的室间隔缺损达左心室，在左心室流出道和主动脉根部显示高浓度的造影剂反射。

4）肺动静脉瘘：造影剂在右心显影后5~8个心动周期，左心房、左心室持续出现较右心造影剂反射细小、亮度高的云雾状颗粒。

5）原发性肺动脉高压：由于不存在心内分流，造影剂始终留在右心系统，直至经肺循环排出，左心系统始终不出现造影剂。

6）冠状静脉窦扩张与永存左上腔静脉：任何导致右心容量或压力负荷增加的原因均可引起冠状静脉窦扩张。先天性原因最多见于永存左位上腔静脉回流冠状静脉窦所致。如果永存左上腔静脉与正常的位于右侧的上腔静脉之间无交通，注入造影剂后，首先在扩张的冠状静脉窦内出现造影剂，后在右心房、右心室内出现造影剂；如果永存左上腔静脉与正常的位于右侧的上腔静脉之间存在交通，则造影剂首先经过永存左上腔静脉、冠状静脉窦回流至右心房；同时也通过交通血管进入正常的右侧上腔静脉后回流右心房，因路径较长，右心房内出现造影剂时间晚于冠状静脉窦。

（2）大动脉内异常显影：动脉导管未闭时，若降主动脉内出现收缩期造影剂回声，则提示肺动脉高压的存在。

**2. 改善多普勒信号**

造影剂的多普勒信号增强作用可提高低速血流的检出率，提高心脏内各瓣膜反流检出的敏感性，避免对反流程度的低估。

**3. 右心功能测定**

通过测定静脉注射造影剂起始至右心房内出现造影反射的时间（即臂心循环时间）和右心室内造影剂消失的时间（即右心室排空时间），来了解右心功能的变化。

### （二）左心超声造影

**1. 左侧心腔超声造影**

（1）左心系统解剖结构定位，测定左心室心腔大小及室壁厚度，观察心脏占位性病变。

（2）判断心内左向右分流：心内左向右分流在临床上十分常见，但在右心系统超声造影时不易显示。负性造影区有假阳性，存在较大的局限性。左心系统超声造影对这一问题有一定的帮助。因为心内间隔完整时，经左心途径给药后，左心的造影剂不向右分流。如伴有间隔缺损时，依病变部位可见右心系统的相应室腔内出现造影剂。

（3）探查瓣膜关闭不全。

（4）观察肺静脉血流。

**2. 心肌超声造影**

心肌超声造影（myocardial contrast echocardiography，MCE）是近年来发展起来的 1 项评价心肌灌注的新技术。心肌超声造影指左心系统的微泡进入冠状动脉内达到一定的浓度，可使灌注区心肌回声增强，达到超声强化显影的效果。它具有较高的空间分辨率，在临床上备受国内外学者重视。MCE 在心导管检查、心外科手术中的应用逐渐广泛，主要应用范围包括：在急性心肌梗死早期诊断中的应用，在急性胸痛患者危险分层中的作用，估计侧支循环及对存活心肌的判定，估测冠状动脉微循环储备能力，用于指导心脏停跳液的输入途径及评价停跳液的分布，指导血管桥的移植部位及评价血管桥的通畅性等。

## 四、心脏超声造影的局限性及展望

心脏超声造影作为 1 种新的超声影像学技术，一方面其应用领域在不断扩大，为临床诊断和治疗提供越来越多的参考价值；另一方面其安全性、有效性仍在密切监测之中。

（1）尽管动物实验及临床实践证明心脏超声造影是安全可靠的影像学技术，但仍存在超声生物效应以及微泡空化效应，临床医师必须密切关注超声造影可能存在的风险，严格遵从造影剂使用说明，掌握超声造影适应证及相关并发症的处理方法。在超声造影过程中密切监护，注意有无心律失常或其他罕见并发症发生，如过敏反应等。

（2）机械指数是衡量超声安全性的一个重要指标，但这一指标是没有域值的。动物实验中，即使机械指数低也能观察到超声造影引起的生物效应。因此在临床使用过程中应尽可能用低机械指数，同时尽可能减少不必要的超声暴露时间。

（3）静脉注射超声造影与二次谐波成像相结合进行心肌造影是 1 种判断冠状动脉血流灌注的新技术。虽然大量研究表明此项技术是 1 种评价冠状动脉解剖、生理和心肌灌注简便、易行的诊断方法，但其目前仍处于实验研究阶段，只有等到国家药品监督管理局的正式批准后才能广泛应用于临床。

（4）目前进入我国市场的造影剂售价昂贵，限制了超声造影检查的广泛应用。

（5）超声造影剂靶向诊断与治疗是超声发展的一个重要方向，研究前景光明。

（蔡怀秋）

# 第三节　感染性心内膜炎

感染性心内膜炎（infective endocarditis）是由细菌等微生物感染所致的心内膜炎症，最常见的致病菌为甲型溶血性链球菌，以侵犯心脏瓣膜多见。临床特点是发热、心脏杂音多变、脾肿大、贫血、黏膜皮肤瘀点和栓塞现象及周围免疫性病理损害。

感染性心内膜炎从临床表现、病程、并发症和最后转归等方面考虑，可分为急性和亚急性2型，临床上亚急性较急性常见。急性感染性心内膜炎大多数发生于正常心脏，亚急性感染性心内膜炎绝大多数发生于原有心脏瓣膜病或心血管畸形的基础上。

由于左侧瓣膜所受的血流平均压力高于右侧瓣膜，赘生物多发生于主动脉瓣和二尖瓣，肺动脉瓣和三尖瓣较为少见。根据文丘里（Venturi）效应，心内膜的病变多发生于血流高速处、高压腔至低压腔处和侧压较低区域，即二尖瓣反流的心房侧，主动脉瓣关闭不全的心室侧，室间隔缺损的右心室侧等。

## 一、血流动力学

感染性心内膜炎导致二尖瓣产生溃疡或穿孔、腱索或乳头肌软化断裂，继发严重瓣膜关闭不全。此时，收缩期左心室部分血液通过关闭不全的二尖瓣反流入左心房，造成左心房血流量增加；在舒张期，反流至左心房的血流连同肺静脉回流至左心房的血流一同进入左心室，使左心室前负荷增加，从而导致左心室的扩大。长期的左心室容量负荷过重，可发生左心室功能不全。严重的二尖瓣反流可使左心房和肺静脉压力显著升高，导致肺瘀血甚至肺水肿。主动脉瓣上的赘生物，常致主动脉瓣脱垂和关闭不全，舒张期左心室同时接受二尖瓣口的正常充盈血液和主动脉瓣口的异常反流血液，左心室前负荷增加。急性主动脉瓣关闭不全的患者，由于左心室快速扩张的能力有限，左心室舒张压升高明显，导致左心房压和肺静脉压升高，产生肺水肿。

感染侵袭冠状动脉窦，形成窦瘤，并可破入右心房、右心室或左心房，造成相应心内异常分流的血流动力学改变。

## 二、诊断要点

### （一）定性诊断

1. 二维超声心动图

受损瓣膜上形成团块状、条索状、扁平状或不规则赘生物，大小不定，直径小的 2.0 ~ 3.0 mm，大的 10.0 ~ 20.0 mm；急性期，赘生物为偏低回声，而慢性期或治愈后的赘生物表现为高回声。

2. 彩色多普勒超声心动图

当继发二尖瓣关闭不全或瓣膜穿孔时，收缩期于左心房内可探及源于瓣口或穿孔处的花彩反流束；当继发主动脉瓣关闭不全时，舒张期左心室流出道可探及源于主动脉瓣口的花彩反流束。

## （二）定位诊断

### 1. 主动脉瓣赘生物

感染性心内膜炎时，主动脉瓣是易受累的瓣膜，赘生物多附着于瓣叶、常受高速血流冲击的左心室面及主动脉瓣下的左心室流出道（通常起自室间隔的基底部），较大而有活动性的赘生物舒张期可脱入左心室流出道，收缩期脱入主动脉瓣口（图5-3）。

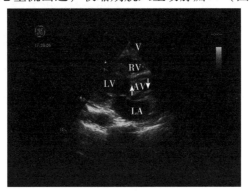

**图5-3 主动脉瓣赘生物**

LV：左心室；RV：右心室；AV：主动脉瓣；LA：左心房

### 2. 二尖瓣赘生物

感染性心内膜炎时，二尖瓣较常受累，仅次于主动脉瓣。二尖瓣赘生物多数位于左心房面，可活动的赘生物于收缩期进入左心房，舒张期脱入左心室；较大的二尖瓣赘生物可引起类似二尖瓣狭窄甚至梗死的超声改变（图5-4）。

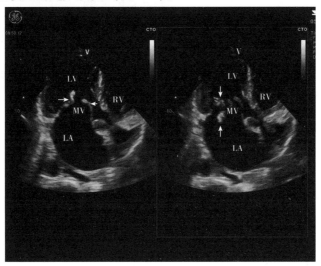

**图5-4 二尖瓣赘生物**

LV：左心室；RV：右心室；MV：二尖瓣；LA：左心房

### 3. 三尖瓣赘生物

三尖瓣较少受累，主要与经静脉注射毒品有关，其超声表现与二尖瓣赘生物相似（图5-5）。

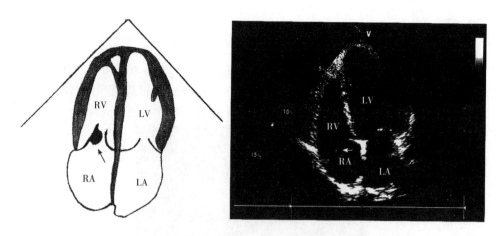

**图 5-5　非标准切面四腔心探及三尖瓣右心房面高回声赘生物**

LA：左心房；LV：左心室；RA：右心房；RV：右心室

4. 肺动脉瓣赘生物

肺动脉瓣最少被累及。肺动脉瓣心内膜炎通常发生在肺动脉瓣狭窄、动脉导管未闭、法洛四联症及室间隔缺损等先天性心脏病基础上（图 5-6）。

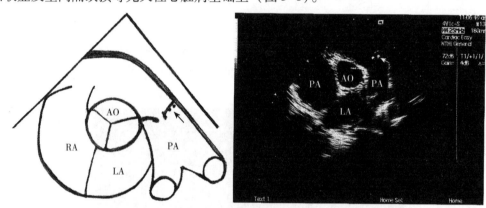

**图 5-6　大动脉短轴切面探及肺动脉瓣上高回声赘生物**

LA：左心房；RA：右心房；AO：主动脉；PA：肺动脉

## （三）定量诊断

赘生物的定量诊断包括对其大小进行测量和对其回声、活动度和分布范围的半定量评价，具体标准如下。

1. 分布范围分级

0 级：无赘生物。

Ⅰ级：单发赘生物。

Ⅱ级：多发赘生物，但局限于 1 个瓣叶。

Ⅲ级：累及多个瓣叶。

Ⅳ级：累及瓣外结构组织。

2. 活动度分级

Ⅰ级：赘生物固定不动。

Ⅱ级：赘生物基底部固定。

Ⅲ级：赘生物有蒂，活动。

Ⅳ级：赘生物脱垂。

3. 回声分级

Ⅰ级：赘生物完全钙化。

Ⅱ级：赘生物部分钙化。

Ⅲ级：赘生物的回声强度高于心肌，但无钙化。

Ⅳ级：赘生物的回声强度类似于心肌。

赘生物的大小有助于评判并发症的发生率，根据文献报道，赘生物 6.0 mm 时，并发症发生率约 10.0%；11.0 mm 时，并发症发生率约 50.0%；16.0 mm 时，并发症发生率约 100%。赘生物分布范围与活动度的分级对评判并发症的发生率也有帮助，其分级越高，并发症的发生率就越大。

## 三、诊断注意点

（1）临床表现：败血症表现；心脏短期内出现杂音，且杂音多变、粗糙；在原来心脏疾病的基础上，出现原因不明发热 1 周以上伴有心脏杂音改变，伴或不伴有栓塞和血管损害现象，常见脑栓塞、肺栓塞、肾栓塞及脾栓塞，皮肤出现奥斯勒（Osler）结节、罗特（Roth）斑及詹韦（Janeway）损害等，为超声诊断感染性心内膜炎的必备条件。

（2）临床上出现发热、吸毒、多发肺部感染三联症时，应考虑三尖瓣感染性心内膜炎的可能。大的三尖瓣赘生物需要与右心房肿瘤相鉴别。

（3）主动脉瓣感染心内膜炎时，要注意是否有二尖瓣瘤的形成。

（4）人工瓣感染性心内膜炎患者大部分伴有心脏脓肿，但经胸超声心动图检出率低，对可疑病例须进行经食管超声心动图检查（TEE）。

## 四、并发症诊断

### （一）瓣膜继发性损害

感染性心内膜炎常继发瓣膜组织严重损害，是导致其死亡的主要原因。

1. 主动脉瓣受损

主动脉瓣受损常出现瓣叶穿孔或瓣叶撕裂，其典型特征是舒张期左心室流出道内探及来源于主动脉瓣的反流束。主动脉瓣叶因高速反流束的冲击而快速颤动，在 M 型超声曲线上表现为特征性高速颤动征。主动脉瓣连枷样改变是指舒张期受累瓣叶脱入左心室流出道，呈凹面朝下。

2. 二尖瓣受损

二尖瓣受损出现腱索断裂，瓣叶呈连枷样改变，前后叶对合点错位，腱索断端收缩期甩入左心房，舒张期则返回左心室。

3. 三尖瓣受损

三尖瓣受损也会造成腱索断裂，使瓣叶活动呈连枷样改变。严重的关闭不全可继发右心容量负荷过重。

4. 肺动脉瓣受损

肺动脉瓣受损时也表现为连枷样改变。在 M 型超声肺动脉瓣曲线上可见舒张期颤动征。

## （二）瓣膜外并发症

感染向瓣膜外扩展可导致瓣周脓肿、室间隔脓肿、心内瘘管形成及心肌梗死等。

1. 瓣周脓肿

瓣周脓肿常见于葡萄球菌感染所致的急性心内膜炎。当患者出现新的反流杂音、心包炎或高度房室传导阻滞时，应考虑瓣周脓肿形成可能。

（1）主动脉瓣根部脓肿：主动脉瓣根部脓肿直接征象为主动脉壁内出现无回声区。间接征象有①主动脉窦瘤形成；②主动脉瓣根部前壁增厚≥10.0 mm；③间隔旁瓣周厚度≥10.0 mm；④人工瓣松脱摇动。主动脉瓣根部脓肿还可引起二尖瓣膨出瘤及二尖瓣—主动脉间纤维膨出瘤。

二尖瓣膨出瘤表现为二尖瓣前叶局部向心房侧突出，呈风袋状，其产生机制可能为主动脉瓣关闭不全的反流束冲击二尖瓣前叶，产生病损和感染，使局部组织薄弱，在左心室的压力下向左心房持续膨出。早期发现二尖瓣膨出瘤并处理，可以避免二尖瓣膨出瘤破裂引起的致命性二尖瓣关闭不全，并防止手术不彻底而残留感染灶。

二尖瓣—主动脉间纤维膨出瘤表现为风袋样无回声区在主动脉瓣根部后方向左心房突出，其产生机制可能为二尖瓣与主动脉间纤维组织发生感染，使局部组织结构薄弱，在左心室的压力下向心房内或心包内膨出。

（2）二尖瓣环脓肿：即在二尖瓣后瓣的后方左心室壁内出现的圆形无回声区，其发生率较主动脉瓣根部脓肿低。

2. 室间隔脓肿

当感染性心内膜炎患者临床上出现新的房室传导异常，须考虑室间隔脓肿形成。超声表现为病变处室间隔变厚，回声增强，甚至可出现无回声区。

3. 心内瘘管

当主动脉瓣根部脓肿破入右心室、左心房或右心房，可产生主动脉→右心室、主动脉→左心房或主动脉→右心房间分流，并发生相应血流动力学改变。

4. 心肌梗死

当主动脉瓣上的赘生物脱落，进入冠状动脉循环，可阻塞左右冠状动脉近端，从而产生心肌梗死，出现室壁节段运动异常。

# 五、鉴别诊断

1. 感染性心内膜炎与风湿性心脏病相鉴别

风湿性心脏病病变的瓣膜僵硬，活动受限；而感染性心内膜炎其瓣膜的活动性多保持正常，赘生物活动幅度大。结合临床，两者鉴别不难。

2. 瓣膜赘生物与瓣膜黏液样变、心房黏液瘤相鉴别

瓣膜黏液变性病变多累及单个瓣膜，而心内膜炎常累及多个瓣膜，且为弥漫性病变；心房黏液瘤舒张期可脱入房室瓣口，但黏液瘤有蒂附着在房壁上。

（蔡怀秋）

# 第四节 心脏瓣膜病

超声心动图是心脏瓣膜病最重要、最常用的影像学评价方法，在评价心脏杂音、4 组瓣膜的狭窄与反流、瓣膜修复或置换后的功能、感染性心内膜炎等方面均非常有意义。通过发现瓣膜的结构异常（如纤维化、钙化、粘连、血栓或赘生物附着）与运动异常（如瓣叶固定不动、连枷样运动、瓣叶脱垂、修复瓣膜的撕裂），并结合多普勒检测的血流动力学参数，超声心动图可以为瓣膜病病因与诊断的确立等提供极其重要的信息，同时可对心脏的大小与功能进行观察，对心室的代偿情况进行评价。只要条件允许，临床上所有瓣膜病诊断的建立及病情评估都需参考超声心动图检查结果。近年来临床观察发现，对不造成明显血流动力学变化的瓣膜病变，超声心动图也有明确临床意义，如主动脉瓣硬化与钙化、二尖瓣环钙化与脂代谢异常、心肌灌注异常，甚至生存率降低相关；大规模人群观察显示动脉硬化危险因素与主动脉瓣钙化独立相关。因此超声心动图除了在传统瓣膜病评估中的重要作用外，还可能通过评价瓣膜结构变化而成为评价代谢综合征、动脉粥样硬化进展的重要替代方法。

心脏 4 组瓣膜的基本功能保证心动周期中血液在心腔内及心脏与大血管间通畅地正向流动。瓣膜病变在血流动力学效应上无一例外地表现为反流、狭窄或二者兼具。

## 一、瓣膜反流

瓣膜反流又称关闭不全，可由多种病因造成，包括感染、退行性变、钙化、纤维化、瓣膜支撑结构变化、瓣环扩张等。病变导致瓣叶对合不良或脱垂、连枷、运动受限、穿孔，造成瓣叶在本应闭合的心动周期时相（二尖瓣、三尖瓣于收缩期，主动脉瓣、肺动脉瓣于舒张期）出现反流。微量至少量的瓣膜反流在正常人群中常见，且随年龄增长而更多发。多普勒技术因敏感性极佳可发现这些听诊不易发现的生理性反流。Klein 等应用彩色多普勒血流显像对一组正常志愿者的观察发现，少量反流在二尖瓣、主动脉瓣、三尖瓣、肺动脉瓣的发生率分别约为 48%、11%、65%、31%，无性别差异，但主动脉瓣反流通常不发生于 50 岁以下的正常人；生理性反流者瓣膜结构、心腔大小正常。

### （一）二维超声与 M 型超声

二维超声与 M 型超声用于评价瓣膜结构，以及因反流所致容量负荷增加而造成的受累心腔扩大、心肌肥厚、功能障碍等情况。

瓣叶增厚、粘连、钙化、运动受限、脱垂、连枷运动、赘生物形成等造成反流的病理改变易于在二维超声检查中发现。心腔扩大情况由反流持续时间、反流严重程度等因素决定，如慢性明显反流（中度以上）可造成受累心腔扩大、心肌肥厚；而急性反流即使为重度反流，受累心腔常常并无明显扩大。

### （二）多普勒超声

多普勒超声用于发现瓣膜反流、测量血流动力学参数、评价反流程度。

1. 彩色多普勒血流显像

CDFI 可直观地显示反流信号，表现为与瓣口正向血流方向相反、时相不同的异常血流束。传统上通过反流束的最大面积半定量评估反流程度，但需考虑到反流持续时间也影响反流量大小，有时反流并非全收缩期（二尖瓣、三尖瓣）反流或全舒张期（主动脉瓣、肺动脉瓣）反流，如二尖瓣脱垂时反流可只发生于收缩中晚期，在反流束最大面积相同的情况下，反流量很可能少于全收缩期反流。CDFI 显示的反流束面积大小虽与反流程度密切相关，但准确评估反流程度应对反流信号的 3 个组成部分（图5-7）进行综合观察与分析。

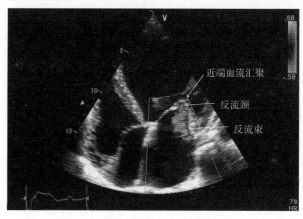

**图5-7　二尖瓣反流彩色多普勒血流显像**

对反流信号的 3 个组成部分：反流束、反流颈、近端血流汇聚进行综合观察与分析有助于准确定量反流程度

（1）反流束：在接受反流的心腔内观察到反流束是瓣膜反流的直接征象。通常反流束面积越大反流程度越重，故可通过反流束面积大小半定量评估反流程度。但反流束面积受探头频率、仪器设置（尤其是脉冲重复频率与彩色增益）、瓣膜病变情况、生理状态等因素影响明显，因而单独依赖反流束面积评价反流程度可能造成明显误差。反流束面积与脉冲重复频率成反比，常规检查应将尼奎斯特极限设置为 50~60 cm/s，彩色增益调节为心腔内不出现噪声斑点的最大增益。反流束所显示的彩色信号并非完全为反流血液的信号，因反流血液以高速进入接受心腔后，将推动心腔内原有血流沿反流方向四散运动，即彩色反流束面积包含反流血液与外周被其推动的心腔内血液 2 部分所产生的多普勒信号。在反流量相同的情况下，偏心型反流的反流束面积会比中央型明显小，因偏心反流撞击接受心腔的心壁而消耗能量、对心腔内血液的推动减小。偏心型反流常提示反流束对侧瓣叶存在结构异常，如脱垂、连枷、穿孔等。此外，反流束面积还受流率与压力等生理因素影响，瓣口压差增大，反流增加，因此了解患者检查当时的血压情况有助于全面评价左心瓣膜反流量。

（2）反流颈：反流颈是反流血流行程中最窄的部分，位于反流通过的瓣口处或紧邻其下游。由于边界效应影响，反流颈略小于解剖反流口。反流颈的面积等于有效反流口面积（EROA）。反流颈的大小不受流率、压力影响，受技术条件（如脉冲重复频率）影响很小，因而可更准确地反映反流程度。但反流颈大小有可能在心动周期中有动态变化。因反流颈直径通常较小（很少超过 1 cm），所以很小的测量误差即可对反流程度判断的准确性造成显著影响，故对测量精确度的要求较高。检查时应使用尽可能小的彩色取样框（增加时间分辨力），放大图像（使用 zoom 功能），在能够探及最大反流颈的切面（可为非标准切面）测量反流颈直径。

（3）近端血流汇聚（或近端等速面，PISA）：在反流发源的心腔内，当反流血流向反流口汇聚时，速度逐渐增高，形成以反流口为中心、由远及近、半径逐渐减小的半圆形等速面。在反流量较大的情况下，CDFI 可以观察到由于尼奎斯特极限所致的多层红蓝相间的半圆形等速面，靠近反流口的第 1 次色彩反转处的血流速度即为尼奎斯特极限速度 $v_a$，测量反流口到该处的距离即为该等速面的半径 $r$。假设等速面在空间上为半球形，则其面积为 $2\pi r^2$；通过该等速面的反流流率（mL/s）为 $2\pi r^2 \cdot v_a$，且与反流口的流率相等；使用连续波多普勒（CW）测量反流最大流速 $v_{reg}$，即可算得最大有效反流口面积（EROA）：

$$EROA = (2\pi r^2)/v_{reg}$$

PISA 法测量 EROA 在偏心型反流中不及中央型反流准确。此外如反流口不规则，等速面的基底不是平面（不等于180°），则需乘以其角度加以校正。实际测量中还须恰当调节尼奎斯特极限（降低尼奎斯特极限或将基线调向反流方向）。但并非所有反流信号均能分辨满意的等速面与反流口，PISA 法的普及应用还有待更多经验积累与技术改进。

2. 脉冲波多普勒（PW）与连续多普勒（CW）

使用 PW 获取瓣环处的速度频谱，包络勾画频谱、测量 1 个心动周期的瓣环处血流速度—时间积分（VTI）；再使用二维超声测量瓣环的直径 $d$，即可计算每搏输出量（SV）：SV = 瓣环面积 × VTI = $(\pi d^2/4)$ × VTI。使用该公式的前提是假设瓣环为圆形，三尖瓣环因形态不规则而不适用于该公式。在没有反流与分流、心律规则的正常人中，使用该方法在二尖瓣环处、主动脉瓣环处、肺动脉瓣环处测量的 SV 均应相等。而存在反流的瓣膜其 SV 将大于无反流瓣膜的 SV。据此可计算反流容积、反流分数及 EROA：

$$反流容积 = SV_{反流瓣膜} - SV_{非反流瓣膜}$$
$$反流分数 = (SV_{反流瓣膜} - V_{非反流瓣膜})/SV_{反流瓣膜}$$
$$EROA = 反流容积/VTI_{反流}$$

其中，$VTI_{反流}$ 为由 CW 频谱测量的反流 VTI。

## （三）反流程度定量

轻度反流通常为良性临床病程，而重度反流将引起心腔重构，死亡率增高。准确评价反流程度对临床治疗决策的选择与预后评估非常重要。然而虽有上述诸多参数可供参考，定量评价反流程度仍非易事。因受图像质量、测量者经验、参数本身在理论上的不足等因素影响，各种参数测量虽可为定量反流程度提供重要参考依据，但对其准确性与局限性仍应有充分认识。检查当时的临床情况（如血压、用药情况）也会对反流定量产生影响。工作中可综合多普勒参数、心腔大小、患者临床情况等，对反流量进行轻度、轻~中度、中度、中~重度、重度等分级。

## （四）各瓣膜反流特点

1. 二尖瓣反流

二尖瓣装置包括瓣叶、瓣环、腱索、乳头肌、乳头肌所附着的室壁。装置的任何部位病变或功能失调都可导致二尖瓣反流的发生。常见病因包括风湿性心脏病、瓣膜脱垂、瓣膜连枷、腱索断裂、乳头肌功能失调或断裂、瓣环钙化、瓣叶裂、感染性心内膜炎、瓣膜穿孔等。

功能性二尖瓣反流者二尖瓣叶结构并无异常，反流由左心室重构造成。多见于缺血性心脏病、扩张型心肌病等，常为中央型反流。左心室重构导致室腔扩大、瓣环扩张，乳头肌空间移位而与瓣叶间距离增大、腱索紧张而牵拉瓣叶致其闭合不良，此外缺血导致的节段性室壁运动不良与乳头肌功能障碍也是功能性二尖瓣反流的常见原因。

二尖瓣脱垂常为瓣叶黏液样变性的结果。诊断标准通常为二尖瓣叶于收缩期脱入左心房侧，超过瓣环连线水平 2 mm。因二尖瓣环的立体形态类似马鞍形，所以应在胸骨旁左心室长轴切面（该切面瓣环空间位置更靠近左心房侧）测量脱垂瓣叶超过瓣环的距离；如在心尖四腔心切面（该切面瓣环空间位置更靠近左心室侧）测量将明显增加诊断的假阳性。

2. 主动脉瓣反流

主动脉瓣反流的病因包括退行性钙化、风湿性心脏病、先天性瓣叶畸形（如二叶瓣）、主动脉瓣根部扩张、马方（Marfan）综合征、感染性心内膜炎、主动脉夹层、人工瓣膜功能失常等。TEE 对于明确经胸检查不能明确的瓣膜病变有帮助。长期大量的主动脉瓣反流将造成左心室扩大。偏心型主动脉瓣反流如冲击二尖瓣前叶可造成二尖瓣前叶舒张期震颤。M 型超声可很好地观察二尖瓣前叶的震颤、二尖瓣提前关闭、舒张期主动脉瓣开放等现象，后两者常为急性重度主动脉瓣反流、左心室舒张压升高的标志。

3. 三尖瓣反流

轻度三尖瓣反流见于 2/3 以上的正常人，并无血流动力学意义，但可用以估测肺动脉收缩压。方法为使用 CW 测量三尖瓣反流最大速度时的压差（右心房—右心室收缩期最大压差，因收缩期肺动脉瓣开放、右心室与肺动脉相通，故可认为右心室压 = 肺动脉压，所以三尖瓣反流压差 = 肺动脉—右心房压差），估计右心房压（最简单的方法为经验估计：右心房大小正常的情况下，右心房压为 5 mmHg，右心房增大时为 10 mmHg，右心房显著增大并重度三尖瓣反流时为 15 mmHg），肺动脉收缩压 = 三尖瓣反流压差 + 右心房压。右心室流出途径收缩期存在压差时（如流出道狭窄、肺动脉瓣狭窄），此法不适用于肺动脉收缩压估测。

病理性三尖瓣反流的原因包括风湿性心脏病、瓣膜脱垂、类癌综合征、埃布斯坦（Ebstein）畸形、瓣环扩张、右心室梗死、感染性心内膜炎（右心瓣膜受累多见于静脉不洁注射者）、三尖瓣破损等。功能性三尖瓣反流多由肺动脉高压造成，肺动脉压恢复后反流可减少或消失。右心起搏导线通常只造成轻度或轻至中度三尖瓣反流，但偶尔也可造成大量反流。

4. 肺动脉瓣反流

不同的研究报道显示，少量肺动脉瓣反流见于 40% ~ 78% 的受检者，无瓣叶结构异常与器质性心脏病证据。病理性肺动脉瓣反流少见。成人功能性三尖瓣反流多继发于肺动脉高压，常伴肺动脉扩张、右心室和右心房扩大，多数情况下反流程度并不严重。重度肺动脉瓣反流多见于瓣叶解剖异常及瓣叶切除术后。

## 二、瓣膜狭窄

### （一）二尖瓣狭窄

正常二尖瓣开口面积可达 4 ~ 6 cm$^2$，面积轻度减小时虽有解剖狭窄，但并不造成血流动力学障碍；通常面积小于 2.0 cm$^2$ 时引发血流动力学异常。风湿性心脏病是二尖瓣狭窄最常见的病因，其他少见原因包括退行性钙化、二尖瓣手术后、药物毒性、嗜酸性粒细胞增多症、赘生物等。

风湿性二尖瓣反流的超声心动图表现为：①二尖瓣叶、瓣下结构（腱索）增厚、钙化，瓣叶联合处粘连；②长轴图像中二尖瓣前叶开放时呈"鱼钩"样（或"曲棍球杆"样），后叶运动障碍，短轴图像中二尖瓣开口呈"鱼口"样；③二尖瓣口舒张期多普勒频谱 E 峰降支平缓；④左心房扩大，可见自发显影，甚至有附壁血栓形成。对于拟行经皮腔内球囊二尖瓣成形术的患者，应通过评价瓣叶厚度、钙化、活动度，瓣下结构等情况进行超声积分，≤8 分者更可能从球囊扩张术中获益。

二尖瓣口面积的测量方法包括：①二维法，在胸骨旁获取二尖瓣尖（开口最小）水平短轴切面，使图像停帧于舒张期瓣叶开口最大时，在二维图中手动勾画瓣口面积；该法测得的面积最接近解剖面积，但有时难以获得满意切面，在瓣叶钙化明显、瓣口形状不规则时也难于准确测量；②压力减半时间（PHT）法，使用 CW 在心尖长轴切面中获得瓣口最大流速频谱，沿 E 峰降支（E 峰下降斜率方向）测量 PHT，通过经验公式算得面积，二尖瓣口面积 =220/PHT；并发重度主动脉瓣反流或左心室充盈压增高者不适用此法；③连续方程法，因各瓣口每搏输出量相等，通过测量主动脉瓣环水平每搏输出量即可算得二尖瓣口面积，二尖瓣口面积 = 主动脉瓣环直径 $2 \times 0.785 \times$（VTI 主动脉瓣环/VTI 二尖瓣）；并发明显主动脉瓣或二尖瓣反流者不适用此法；④PISA 法，二尖瓣口面积 = （$2\pi r^2 \times$ 尼奎斯特速度/二尖瓣口峰值流速）× （等速面基底角度/180°）。除使用上述 4 种方法测量瓣口面积外，还应通过 CW 获取二尖瓣口舒张期频谱，包络勾画法测量平均压差，通过三尖瓣反流速度估测肺动脉收缩压，以便综合各参数评价狭窄程度（表 5-1）。

**表 5-1 二尖瓣狭窄定量**

| 评价指标 | 轻度 | 中度 | 重度 |
|---|---|---|---|
| 瓣口面积（cm$^2$） | >1.5 | 1.0~1.5 | <1.0 |
| 平均压差（mmHg） | <5 | 5~10 | >10 |
| 肺动脉收缩压（mmHg） | <30 | 30~50 | >50 |

## （二）主动脉瓣狭窄

正常主动脉瓣为纤薄的三叶结构，开放面积 3~4 cm$^2$，瓣叶间距约 2 cm，且在收缩期持续不变。低心排血量或左心室流出道梗阻患者可出现主动脉瓣早期关闭。主动脉瓣狭窄常见病因包括退行性瓣叶钙化、风湿性心脏病、先天性瓣叶畸形。退行性变者可见瓣叶增厚、僵硬、回声增强、开放受限。风湿性心脏病患者常二尖瓣也有累及，瓣叶粘连明显。中青年患者孤立的主动脉瓣狭窄者常为二叶主动脉瓣畸形，经胸检查多可明确瓣叶数目，图像不良者可行 TEE 检查。瓣膜狭窄几乎均为慢性病程。狭窄进展导致左心室肥厚（室壁增厚、质量增大）、舒张功能减低，可继发肺动脉高压。中等至重度的主动脉瓣狭窄者可无明显临床症状。超声心动图随访评价瓣口速度、压差、面积的进展情况及左心室肥厚与收缩功能变化情况，对于瓣膜置换手术时机的选择非常重要。当重度狭窄者出现左心室收缩功能减低、每搏输出量减小时，瓣口速度可减低。主动脉瓣狭窄定量见表 5-2。

**表 5-2 主动脉瓣狭窄定量**

| 评价指标 | 轻度 | 中度 | 重度 |
|---|---|---|---|
| 射流速度（m/s） | <3.0 | 3.0~4.0 | >4.0 |
| 平均压差（mmHg） | <25 | 25~40 | >40 |

| 评价指标 | 轻度 | 中度 | 重度 |
|---|---|---|---|
| 瓣口面积（cm$^2$） | >1.5 | 1.0~1.5 | <1.0 |
| 左心室壁 | 正常 | 轻度增厚 | 增厚 |

### （三）三尖瓣狭窄

三尖瓣狭窄最常见的病因为风湿性心脏病。其他少见原因包括类癌综合征、肿瘤、赘生物、导管术或起搏器植入术中损伤瓣叶、主动脉窦瘤外压、人工瓣狭窄等。正常三尖瓣口舒张期血流速度<（0.5~1.0）m/s，平均压差<2 mmHg。平均压差>7 mmHg、PHT>190毫秒提示重度三尖瓣狭窄。

### （四）肺动脉瓣狭窄

肺动脉瓣狭窄常为孤立的先天性畸形或复杂先天畸形（如法洛四联症）的一部分。少见病因包括类癌综合征、赘生物、心内或心外团块（肿瘤、血栓）阻塞。使用CW测量瓣口流速与压差可反映狭窄程度。

## 三、人工心脏瓣膜结构与功能的评价

人工心脏瓣膜置换可使严重瓣膜病的预后得以改善，但目前的人工心脏瓣膜尚不能达到与正常自体瓣膜相同的完美功能，故瓣膜置换术后需对人工心脏瓣膜功能情况进行定期随诊评估，评价可能出现的人工心脏瓣膜功能异常。需强调，置换术后人工心脏瓣膜的基线功能评估非常重要，它可作为日后随诊评估瓣膜功能变化的参考依据。人工心脏瓣膜种类繁多，基本类型包括机械瓣与生物瓣2大类。人工心脏瓣膜与自体瓣膜的形态结构、血流动力学效应不同，且不同类型与型号的人工心脏瓣膜之间血流动力学参数也相异，故检查者应在对患者人工心脏瓣膜类型及换瓣手术基本方法有一定了解的基础上进行评估。

导致人工心脏瓣膜结构与功能失常的情况包括瓣膜撕脱、瓣周漏、赘生物形成、血栓、退行性变、人工心脏瓣膜—患者不匹配等。二维超声检查可发现严重的结构与运动异常，人工心脏瓣膜功能的评价更多地有赖于多普勒参数测量。对于经胸检查不能明确的病变，需行TEE检查。人工心脏瓣膜置换术后的患者常规超声心动图检查应提供的信息包括心室大小与功能、人工心脏瓣膜形态结构、血流动力学参数（瓣口峰值流速、最大压差、平均压差、PHT或减速时间、有效瓣口面积、肺动脉收缩压、舒张充盈类型、反流分数等）。

### （一）人工心脏瓣膜反流

少量反流在所有类型人工心脏瓣膜中均属正常，为人工心脏瓣膜设计特点。表现为起自瓣环支架内的细束反流，反流束方向与数目依人工心脏瓣膜类型不同而不同。二尖瓣位人工心脏瓣膜正常反流束面积通常<2 cm$^2$，长度<2.5 cm；主动脉瓣位人工心脏瓣膜正常反流束面积<1 cm$^2$，长度<1.5 cm。

病理性人工心脏瓣膜反流常伴有瓣叶结构异常、反流束起源异常、反流量增加。评价自体瓣膜反流的方法与参数仍适用于人工心脏瓣膜反流的评价。以下征象提示严重人工心脏瓣膜反流。①主动脉瓣位人工心脏瓣膜：反流束PHT≥250毫秒，二尖瓣充盈类型为限制型充盈障碍，降主动脉可见全舒张期逆流，反流分数≥55%。②二尖瓣位人工心脏瓣膜：二尖瓣口舒张期峰值速度增高（≥2.5 m/s）而 PHT 正常（≤150 毫秒），二尖瓣反流 CW 频谱亮度高，反流分数≥55%，EROA≥0.35 cm²，收缩期肺静脉逆流。

瓣周漏表现为起自瓣环支架以外的异常血流束，需与人工心脏瓣膜反流鉴别。

## （二）人工心脏瓣膜梗阻

人工心脏瓣膜开口面积小于自体瓣膜，所以瓣口流速总是高于相应自体瓣瓣口速度。人工心脏瓣膜口的正常流速又因瓣膜的种类、型号、部位，心排血量等的不同而相异。评价自体瓣膜狭窄的方法与参数适用于人工心脏瓣膜梗阻的评价。连续方程可用于计算人工心脏瓣膜口有效面积；但 PHT 法会对人工二尖瓣瓣口面积造成高估。梗阻发生时，人工心脏瓣膜叶活动常受限，但经胸检查不易清晰辨别。二尖瓣位机械瓣梗阻最常见的原因为血栓形成，表现为瓣口流速增高且 PHT 延长；主动脉瓣位机械瓣梗阻的常见原因为血管翳形成，表现为瓣口流速增高，而左心室流出道速度不变，后者与前者比值常≤0.2。

## （三）人工心脏瓣膜—患者不匹配

部分患者人工主动脉瓣有效瓣口面积与体表面积相比过小，而造成跨瓣压明显增加及相应症状。轻度不匹配定义为有效瓣口面积指数（有效瓣口面积／体表面积）＞0.85 cm²/m²，中度为≤0.85 cm²/m² 而＞0.6 cm²/m²，重度≤0.6 cm²/m²。为避免不匹配发生，主动脉瓣置换术前应选择瓣口面积＞患者体表面积×0.85 cm² 的人工心脏瓣膜。

（蔡怀秋）

# 第六章

# 胃肠超声诊断

## 第一节　胃肠道的超声检查和正常声像图

### 一、胃肠道超声检查

#### （一）检查前准备

①检查前日晚餐进清淡易消化饮食，忌食产气食品。当日检查前禁食。②胃超声检查前让患者饮水 500～600 mL，必要时可饮 1 000 mL，排出胃内气体，形成良好的超声透声窗。③胃内有大量潴留物时，应先进行洗胃。④如患者已做胃肠钡餐造影或胃镜检查时，建议次日再进行超声检查。⑤超声检查肠道前日应常规进行清洁洗肠。⑥大肠检查时，当日必要时可同时行温生理盐水 1 000～2 000 mL 灌肠。⑦怀疑胃肠穿孔或梗阻患者禁止使用口服胃造影剂。

#### （二）超声检查方法

1. 口服造影剂

可分 3 种。①均质无回声类：最常用水；操作简单方便，但无回声与胃壁的低回声病变反差小，不利于小病变的检出，且胃排空较快。②均质等回声类：如胃窗-85 超声显像剂；均质等回声能提高胃壁低回声病变的检出率，且排空时间相对长。③混合回声类：如海螵蛸混悬液、汽水、过氧化氢等；但敏感度低，很少使用。

2. 体位

患者一般采用仰卧位和右侧卧位，必要时可采用坐位或半坐位。经直肠检查时，需用腔内探头经肛门插入，患者取胸膝卧位。

3. 胃的扫查方法

根据胃的各部位按顺序，依次从食管下段—贲门、胃底、胃体、胃角、胃窦到幽门和十二指肠球部进行缓慢、连续扫查，同时可以配合体位的改变，从而得到满意的图像。

（1）横向扫查：从剑突下至脐上，向下顺序连续进行横切面扫查，依次可观察到胃底部、胃体、胃大弯、胃窦和胃角。

（2）纵向及斜向扫查：于剑突下平行与胃体长轴，从左至右进行连续纵向扫查，依次可观察到胃大弯、胃体长轴、胃小弯；沿左季肋扫查，可观察到食管下段贲门长轴。探头向左上方偏移可观察到胃底部。在胃角的横切面顺时针旋转探头约60°斜向扫查，可观察到胃窦的长轴。

（3）扫查时应注意观察内容：①胃腔充盈情况、胃腔整体和各断面形态，有无胃腔的狭窄；②胃壁有无限局性增厚、层次结构是否清晰、连续性是否完整；③胃腔内容物排空情况及胃蠕动方向和强度；④发现可疑病灶时，应以其为中心行多切面扫查，详细了解病灶浸润范围、深度，胃壁僵直度及周围情况；⑤疑似胃癌时应检查肿瘤与邻近脏器关系，肝脏、腹膜后淋巴结及腹腔内有无转移等。

4. 十二指肠及空、回肠的扫查方法

（1）十二指肠：十二指肠分球部、降部、水平部和升部4部分。在显示胃窦长轴切面后探头右移可观察到球部，再依次向下、向左做纵向和横向扫查，可观察到降部、水平部和升部。

（2）空、回肠：由于其范围广，走行无规律，可在整个腹腔内行纵、横及斜切面相结合的"交叉式""拉网式"扫查。

5. 大肠的扫查方法

一般可分为经腹壁扫查、盐水灌肠经腹壁扫查和经直肠扫查3种方法。

（1）经腹壁扫查：右肋弓下扫查，于肝右叶下方、右肾上，可观察到结肠右曲，探头沿右侧腹向下扫查，可观察到升结肠。左肋弓下扫查可显示脾和左肾，其内侧为结肠左曲，探头沿左侧腹向下扫查，可观察到降结肠；从结肠右曲到结肠左曲做横向扫查，可观察到横结肠。从体表探测直肠病变，可适当充盈膀胱，在耻骨上进行矢状面和横断面扫查，于前列腺、精囊或子宫、阴道的背侧可看到直肠。

（2）盐水灌肠经腹壁扫查：先经肛门插入福莱（Foley）导尿管，将气囊充气，在超声监视下以均匀速度注入温度为37～40 ℃的生理盐水。与此同时，经腹部进行扫查。检查顺序一般从直肠→乙状结肠→降结肠→结肠左曲→横结肠→结肠右曲→上结肠→回盲肠。注水量应考虑到患者的耐受力和充分显示病变。

（3）经直肠扫查：用直肠专用探头或腔内探头置入肛门做360°旋转扫查。

## 二、正常胃肠道声像图

1. 正常胃声像图

空腹时胃腔内可见气体强回声，随胃蠕动发生变化，胃壁呈低回声，厚薄均匀，边缘完整。饮水后胃腔充盈扩大，呈液体回声伴小气泡漂浮，胃壁层次结构显示清晰。

（1）食管下段—贲门部：探头沿左季肋缘向外上扫查，在肝左外叶脏面、腹主动脉前方可见倒置漏斗状图像（即食管下段—贲门长轴切面图），中心为管腔内气体高回声，前后2条线状弱回声为前后壁肌层，外侧高回声为浆膜，其上端呈尖端向后上的鸟喙状结构。将探头旋转90°，可在肝左外叶脏面与腹主动脉间看到靶环状图像（即食管下段—贲门短轴切面图）。

（2）胃底：在食管下段—贲门长轴切面图，探头沿左肋弓向左上腹纵行扫查，肝左外叶脏面有含液胃腔，呈椭圆形，后上方与左侧膈肌紧贴，下前方与胃体上部相连，左侧与脾脏相邻。

（3）胃体：平行于胃长轴做纵向扫查，可显示胃体长轴；沿胃长轴垂直扫查，可显示胃体的短轴,从而观察胃的前后壁和胃的大弯、小弯。

(4)胃窦部:胃体短轴切面向下扫查,可见左、右2个分离的圆形或椭圆形液性无回声区,右侧图像为胃窦部短轴切面,左侧图像为胃体。探头下移,2个无回声区相靠近呈类"∞"形,相交处胃壁为胃角。右肋弓下扫查,可显示胃窦长轴切面。

2. 正常肠道声像图

(1)十二指肠声像图特征:十二指肠位置固定,球部位于胆囊内下方、胰头的右前方。幽门开放时可见液体充盈,呈长锥状含液结构,与胆囊长轴平行。球部远端与降部相连,降部远端向左侧与水平部相连,形成"C"形环绕胰头。

(2)肠管回声有3种表现:①进食后充盈状态,肠管内充满混有气体的肠内容物,形成杂乱的回声反射,后方有声影,大量游离气体可形成强回声,并有多重反射;②空腹状态,周边肠壁呈低回声,中心肠腔内可见气体强回声反射;③肠积液状态,肠管内有大量液体时,表现为管状无回声,肠壁5层结构清晰可见,并可见呈"鱼刺征"样排列的小肠黏膜皱襞或结肠袋。

(郭玉平)

# 第二节　胃癌

胃癌是发生于胃黏膜的恶性肿瘤,是最常见的恶性肿瘤之一,占我国消化道肿瘤的第1位,发病年龄多见于40~60岁,男女发病比约为3∶1。

胃癌可以发生于胃的任何部位,最常见于胃窦,其余依次为胃小弯、贲门区、胃底及胃体。以腺癌和黏液癌最多见。胃癌的病理变化分为早期胃癌和进展期胃癌2大类。局限于黏膜层的小胃癌称为原位癌,浸润深度未超过黏膜下层的称为早期胃癌,超过黏膜下层的称为进展期胃癌,也称中晚期胃癌。

早期胃癌常无明显症状,随着病情进展,逐渐出现胃区不适、疼痛、呕吐、消化道出血等,晚期胃癌可引起腹腔积液、恶病质。进展期胃癌易侵及周围脏器和转移到附近淋巴结。

## 一、超声表现

### (一)二维超声

早期胃癌胃壁局部增厚常>1.0 cm,肿瘤位于胃壁的第1至第2层内,超声检查显示困难。

1981年,我国胃癌研究协作组在博尔曼(Borrmann)胃癌分型的基础上提出了6种胃癌分型。6种胃癌分型的超声表现如下。

1. 结节型(Borrmann Ⅰ)

肿瘤向胃腔内生长,呈结节状或不规则蕈伞状,无明显溃疡凹陷。表面粗糙如菜花样、桑葚状,其基底较宽。

2. 局限增厚型(盘状蕈伞型)

肿瘤所在处胃壁增厚,范围局限,与正常胃壁分界清楚。

3. 溃疡局限型(Borrmann Ⅱ)

肿瘤呈低回声,中央凹陷呈火山口状,溃疡底一般不平,边缘隆起与正常胃壁分界清楚。

4. 浸润溃疡型（Borrmann Ⅲ）

溃疡凹陷明显，溃疡周围的胃壁不规则增厚区较大，与正常胃壁分界欠清楚。

5. 局限浸润型

胃壁局部区域受侵，全周增厚伴胃腔狭窄，但内膜面无明显凹陷。

6. 弥漫浸润型（Borrmann Ⅳ）

病变范围广泛，侵及胃大部或全胃，胃壁增厚明显，胃腔狭窄，部分病例可见胃黏膜层残存，呈断续状，胃壁第3层强回声线（黏膜下层）紊乱、增厚，回声减低、不均匀。

### （二）彩色多普勒超声

较大肿瘤实质内常发现有不规则的血流信号。

### （三）超声对胃癌侵及深度的判断

1. 早期胃癌

肿瘤范围小、局限，胃壁第3层（黏膜下层）存在。当黏膜下层受侵时此层次则呈断续状。超声对此类型中隆起型和浅表隆起型显示较好，对浅表凹陷型和凹陷型显示较差。早期胃癌的确诊要依靠胃镜活检。

2. 肌层受侵

胃壁第3、第4层回声线消失，但第5层回声线尚完整，胃壁趋于僵硬。

3. 浆膜受侵

胃壁最外层强回声线外隆或不光滑。

4. 浸出浆膜

胃壁第5层强回声线中断，肿瘤外侵生长，和相邻结构不易分辨。

### （四）胃癌转移征象

1. 淋巴结转移

胃癌容易累及的淋巴结主要包括：贲门旁淋巴结，胃上、下淋巴结，幽门上、下淋巴结，腹腔动脉干旁淋巴结，大网膜淋巴结等。肿大的淋巴结多呈低回声，部分与肿瘤融合，呈现肿瘤向外突出的结节。

2. 其他转移

肝脏、脐周围、腹膜、盆腔及卵巢是胃癌转移的常见部位，胃癌的卵巢转移称为克鲁肯贝格瘤（Krukenberg tumor），表现为囊实性肿瘤，多是双侧受累。

## 二、诊断要点

胃癌的诊断要点包括：管壁不规则增厚或肿块形成，肿瘤实质呈低回声，欠均匀；溃疡凹陷出现"火山口"征。病变未侵及固有肌层时胃壁蠕动减缓，幅度减低，随着病变向固有肌层浸润和管壁明显增厚，则出现胃壁僵硬、胃蠕动消失；胃排空延迟甚至胃潴留。较大肿瘤常造成管腔狭窄。

## 三、鉴别诊断

超声诊断胃癌常须鉴别的疾病有胃炎、胃溃疡、胃嗜酸性肉芽肿等非肿瘤性胃壁增厚性疾病，另外尚需与其他类型胃部肿瘤相鉴别。

## 四、临床评价

超声检查作为无创性检查方法，具有操作简便、无痛苦，可以反复检查等优点，除进行筛选检查外，对因病重或年老体弱等不宜做 X 线检查或胃镜检查者，尤具实用价值。早期胃癌的超声诊断效果稍差，常需胃镜检查确诊。超声检查主要用于进展期胃癌的诊断，能显示胃癌的断面形态，测量肿瘤的大小，判断癌组织的浸润深度，发现肿瘤的周围和远处转移等，从而确定临床治疗方案，减少晚期胃癌的剖腹探查率。但超声显示胃部肿瘤的能力取决于肿瘤本身的大小、形态和位置，小于 10 mm 的肿瘤难以在空腹时显示，肿块型比管壁增厚型容易发现。胃底及胃小弯垂直部扫查易受气体干扰及声窗局限，使此处胃癌容易漏诊。

（郭玉平）

# 第三节　肠梗阻

肠内容物不能正常向下运行通过，称为肠梗阻，是临床常见的一种急腹症。

肠梗阻根据病因和病理表现，分为机械性肠梗阻和麻痹性肠梗阻；根据梗阻的程度，分为完全性和不完全性肠梗阻。梗阻部位以上肠管扩张、积液、积气，严重者并发肠穿孔和肠壁坏死。机械性肠梗阻的扩张肠管蠕动活跃，梗阻远端常见肿瘤、结石、肠套叠等；麻痹性肠梗阻的肠壁蠕动波减缓甚至消失。肠梗阻主要症状有阵发性腹部绞痛、腹胀、呕吐，机械性肠梗阻肠鸣音亢进，完全性肠梗阻时无排便和排气。肠梗阻晚期常发生水、电解质紊乱。

## 一、超声表现

（1）肠管扩张，肠腔内积气、积液。

（2）肠壁黏膜皱襞水肿、增厚，排列呈鱼刺状（又称"琴键"征）。

（3）机械性肠梗阻，肠壁蠕动增强，幅度增大，频率加快，甚至出现逆蠕动，肠内容物反向流动；麻痹性肠梗阻，肠管扩张，肠蠕动减弱或消失。

（4）绞窄性肠梗阻时肠蠕动减弱，腹腔内出现液体回声。

（5）肠梗阻病因的诊断：机械性肠梗阻远端出现异常回声对于病因的确定有重要帮助，常见病因有肿瘤、异物、肠套叠、肠疝等；麻痹性肠梗阻可以出现在机械性肠梗阻晚期，更多见于手术后或其他急腹症，手术后表现为全肠管扩张，继发于其他急腹症时肠管的扩张局限而轻微。

## 二、诊断要点

肠管扩张，腔内积液、积气，肠蠕动增强或减缓，伴有腹痛、腹胀、呕吐，排气排便减少或无。

## 三、鉴别诊断

肠梗阻需与肠套叠、急性阑尾炎、急性腹膜炎、急性胰腺炎等急腹症相鉴别。

## 四、临床评价

超声检查若能重复多次、持续发现肠管扩张，即可诊断肠梗阻。超声检查肠梗阻的意义在于能够确定梗阻的部位、程度、原因等，简变易行。

（郭玉平）

# 第四节 结肠、直肠癌

结肠、直肠癌是发生于结肠、直肠黏膜上皮细胞的恶性肿瘤，在胃肠道肿瘤中占第 2 位，是最常见的大肠肿瘤。大肠癌是常见的消化道恶性肿瘤，可发生于大肠的任何部位。最常见为直肠，其次为乙状结肠、盲肠、升结肠、降结肠和横结肠，结肠癌占 40%。

肠癌大体分为 4 型：①息肉型，肿瘤向肠腔内呈息肉状、结节状、菜花状生长，多为分化良好的腺癌；生长缓慢，转移迟，预后好；②溃疡型，癌组织向肠壁深层及周围浸润，溃疡呈火山口样，表面污秽；多为腺癌，分化差，淋巴转移早；③浸润型，癌组织多质硬，局部肠壁增厚；沿肠壁环状浸润，造成肠腔环状狭窄；镜下为硬癌，常早期发生血行或淋巴转移；④胶样癌，呈柔软胶冻状，半透明；多为黏液腺癌或印戒细胞癌。

临床表现有血便、腹痛、腹部包块、腹部不适、胀气、排便习惯改变、腹泻与便秘交替等。

## 一、超声表现

### （一）二维超声

肠壁不均匀增厚或见不均匀团块回声，呈"假肾"征（周边实质性低回声似肾脏的皮质，中心残腔内的气体为强回声似肾脏集合系统，彩超不能显示肾脏特有的树形血流信号）。纵切面时显示肠腔狭窄变形，中央为扭曲走行的细线样气体强回声。周边肿瘤组织多表现为实性低回声均匀或不均匀团块。病变处肠壁僵硬，肠蠕动减弱或消失，近端肠腔扩张，肠内容物滞留，肠蠕动可增加。超声检查有时常因发现肝脏转移病灶后，在检查肠道时发现结肠肿瘤。

### （二）超声分型

1. 结节团块型

病变肠管壁局限性增厚隆起，肿瘤呈结节状向肠腔内突起，表面高低不平，基底宽，多小于 20 mm，内部回声呈低回声或中等回声。

2. 菜花、溃疡型

病变肠管壁局限性不规则增厚隆起，肿瘤呈环状、半环状，基底宽，常大于 50 mm，表面凹凸不平为菜花状，肠腔环形狭窄；肠壁层次被破坏，表面形成不规则、深达浆膜层的溃疡凹陷，呈"火山口"征，周边隆起，表面附着絮状黏液呈不规则中等回声或强回声，周围肠管壁不对称性增厚，病变肠管变形、蠕动消失。

3. 扁平隆起型

病变肠管壁局部增厚，回声较低，层次、边缘紊乱不清，黏膜面高低不平，肠壁僵硬。

## （三）彩色多普勒超声

病灶内部可见较丰富的血流信号，频谱多普勒显示为高速高阻血流。

## 二、诊断要点

肠壁不均匀增厚或见不均匀团块回声，呈"假肾"征，肠腔狭窄。病灶内部可见较丰富的血流信号。

## 三、鉴别诊断

结肠癌与其他肠道、肠系膜占位性病变及肠套叠易于混淆，需要仔细鉴别。

## 四、临床评价

超声检查可以了解肠道肿瘤生长的部位、大小、范围，观察肠壁浸润情况，有无邻近脏器受累、转移及淋巴结转移；尤其是经直肠超声对直肠癌的术前分期、治疗方案及术式选择均有较好的指导作用；是其他结肠、直肠癌检查方式的有益补充。但由于受肠道气体和肠内容物的影响或肿瘤位置较深、较低，往往容易漏诊，尤其是对较小的肿瘤；发现肿块时位置定位诊断的正确率不及结肠钡灌肠造影及结肠镜。

（郭玉平）

# 第七章

# 肝脏超声诊断

## 第一节　肝脏超声检查方法和正常声像图

### 一、肝脏超声检查方法

肝脏超声扫查是目前首选的肝脏影像检查法，是腹部最常用的诊断技术之一，也适用于肝脏的毗邻器官，如胆道系统、胰腺和右肾等。肝脏扫查时，要注意其与周围脏器的关系和图像改变。

为保证清晰显示，患者于检查当日应禁早餐。当日如同时进行胃肠钡餐造影检查，则应先行超声检查。若腹内积便或积气较多，宜于前夜服用泻药以促使排出粪便和消化道内积气，需空腹候检并禁止吸烟。

#### （一）操作手法

操作手法为在仪器设备调节到最合适状态后，如何具体显示病灶及图像特征等重要内容。它包括：①体位；②探头部位；③声束扫查切面及系统性扫切；④熟悉声路"死角"及易漏区、复杂区；⑤辅助显示。

1. 体位

（1）平卧位：为最常用的体位，适合于显示肝脏左叶、右叶大部区域，但对右后叶、右后上段、右膈顶区等处显示不满意。

（2）左侧卧位：是一个必要的补充体位。用以详细观察右叶最外区、后区、右肝一肾区、右膈顶部、肝右静脉长支等重要部位。寻找门静脉主干、右支、右前支及其小分支，右后支及其小分支等。因体位变动后肝脏与肋骨间位置改变，可显出肋骨所遮盖的浅部。

（3）右侧卧位：在显示左外叶（尤其在胃充气时）时特别有用。

（4）坐位或半卧位：在显示肝左、右膈顶部小病灶，以及显示被肋骨所遮盖的肝脏浅表部时有较大帮助。

2. 探头部位

可分为右肋下、剑突下、左肋下、右肋间 4 处。

（1）右肋下位主要显示左内叶、尾状叶、右前叶、右后叶及第一、第二肝门。

（2）剑突下位主要显示左内叶、尾状叶、左外叶的内侧部及第二肝门。

（3）左肋下位主要显示左外上段、左外下段及左叶的外侧角及左下角。

（4）右肋间位主要显示肝脏右前、右后叶各段及膈顶区。

3. 声束扫查切面

可分为纵切、横切及斜切 3 种。

（1）纵切：各种探头部位均可做纵切。凸阵或扇扫探头也可做肋间纵切，但线阵探头做肋间纵切不满意，声像图常为肋骨遮盖形成多处暗条。纵切面尚可分为矢状切及冠状切 2 类，凡与腹壁接近垂直的纵切面为矢状切，与腹壁接近平行的纵切面为冠状切。

（2）横切：各种探头部位均可做横切。用线阵做肋间横切时也受肋骨遮盖所限，而凸阵、扇扫探头不受所限。

（3）斜切：肋间斜切多指声束切面平行于肋间的各组斜切面，各类探头可同样获得。肋下斜切多指与肋缘平行的各组切面，即右肋间斜切与右肋下斜切的 2 个声束切面接近垂直。

4. 系统性扫切探头

沿皮肤表面做规律性顺序滑移或者与其皮肤接触面不变，而依靠侧动探头角度改变体内声束切面的角度。系统性扫切可在一个有限空间内观察许多连续的顺序切面，既能获得该区内组织结构的空间连续概念，又可顺序搜索该区以显示较小的占位病变。

（1）连续顺序纵行或横行扫切：适用于肋下、剑突下区，可显示一立方形体内的空间信息。

（2）连续顺序侧角扫切：适用于肋间、肋下及剑突下区，可显示一立体锥体内的空间信息。

（3）声束交叉定位：在获得某区内占位声像图后，应取另一探头位置，与前一声束切面相垂直的另一切面进行搜索、显示。凡在 2 个不同的声束切面（特别 2 个接近垂直的声束切面）中均可显示肝内占位者，可确定其为真实的肝内占位性病变。

5. 扫查区"死角"、易漏区、复杂区

（1）扫查区"死角"：通常指肝脏为肺或骨骼所掩盖的区域。大致有如下 3 处：①肝右前上段及右后上段的膈顶部；②左外叶外侧角区；③沿肝脏表面的肋骨下区。

（2）易漏区：是指检查过程中特别容易疏忽的部位。常见于肝右叶下角、右后上段的外侧区、尾状叶等处。

（3）复杂区：是指解剖结构比较复杂的部位。主要为第一肝门区、第二肝门区等处。

6. 辅助显示

为解决上述检查中的难题，可使用一些辅助显示方法。

（1）改变体位：肝脏因重力作用产生移位，使原在"死角"区内的病灶得以显示。

（2）呼吸动作：使肝脏与肋骨、肋间产生相对运动，使原在"死角"区内的病灶得以显示。

（3）呼气后屏气：使膈顶区肺泡内空气反射尽量退出肝的膈部，大大增加膈顶区病灶的显出率。

（4）吸气后屏气：使肝脏向足端位移，特别适合于显示为肋缘所遮盖的肝表面及下角部病灶。此外，由于肝脏在肋缘下面积的增加，便于声束的肋下斜切切面，可用最大倾角向头端扫切，增加其显示范围。

（5）尽量侧角扫查：肋间切面也应用上述原则寻找，有时在侧角甚大时方可显示病灶的存在。

## （二）纵切扫查

由剑突下区起，直至整个右侧胸壁进行矢状切扫查，将探头长轴朝向被检者矢状面进行。剑突下区扫查可对肝左叶做大致全面探测，适用于观察肝脏表面、边缘，左叶大小和尾状叶状态。由肝左叶外段最边缘处从左向右移动，首先可见肝左静脉走行于门静脉外侧上、下2支之间；然后稍右移，嘱被检者做深呼吸，取对肝表面的垂直矢状扫查，获左外段最大图像，由此测定肝左叶大小。通过腹主动脉和下腔静脉2幅纵切图像进行常规观察。腹主动脉层扫查在最大吸气状态下，头足径为肝左叶上下径，腹背径为前后（厚）径。再稍右移，便可见与门静脉左支脐部末端相接、伸向腹侧下方脐孔的高回声带，为肝圆韧带，甚或可观察到其中的线状管腔结构。

由左乳头线依次向右做纵切矢状扫查，于正中线左3 cm至正中线右6 cm区内可显示肝脏形态的轮廓。以右肋缘下，由内（左）向外（右）矢状切扫查，可依次显示胆总管、门静脉主干，胆囊窝和下腔静脉，以及胆囊与右肾。

经右侧胸壁冠状切扫查适用于对肝右叶的评价和测量右叶大小，腋中线肝右叶冠状切的最大长度即为肝右叶横径。

肝脏矢状切扫查由内及外可得腹主动脉、下腔静脉矢状切面图，肝—胆囊矢状切面图和肝—肾矢状切面图，此均属重要的必查断层图像。

本扫查的缺点是右前胸和侧胸壁扫查时，消瘦患者受肋骨声影影响其图像常欠完整。

## （三）右肋间扫查

右肋间扫查是探测肝脏必须的途径。通常，被检者取稍偏左侧卧位，探头置于第7~9肋间，由上而下，由前胸壁至侧胸壁，依次侧角扫查。在肋间扫查测得的肝脏前后缘间的垂直距离为肝右叶前后径。

经右肋间扫查，肝右叶门静脉分支也可沿其长轴获得显示，因而方便肝右叶4个分段的鉴别。既可清晰分辨分布于前上、前下（由第7肋间查定前段支）和后上、后下（由第8、第9肋间查定后段支）4段的门静脉支，又可查定划区右前、右后2段的肝右静脉及其长支。

本扫查法可显示右肋缘下扫查时的盲区，即由腋前线扫查以门静脉前支为中心观察并可显示肝右静脉和部分下腔静脉，以及部分胆囊声像。对肝右叶严重萎缩的肝硬化、Chilaiditi综合征、进餐后、肥胖或肝肿瘤等右肋缘下扫查容易出现肝右叶盲区的检例，本途径甚为有用。

## （四）右肋缘下扫查

右肋缘下扫查能显示为右肺下部所遮盖的肝脏部分。线阵探头扫查辅以凸阵探头或扇扫探头，常可窥察整个肝脏全貌。探头先置于右季肋下区透过肝显示右肾，并由外（右下）方沿肋缘向内（左上）方逐步滑动扫查，直至胸骨下端处，重点显示第一及第二肝门。此时，常需患者从左侧卧位逐渐放平以配合扫查并嘱采取腹式（膈）深呼吸，以使肝脏下移而暴露更好。如做胸式深呼吸，则吸足气而鼓胸缩腹却适得其反，肝脏上升反而不易扫查。

于右肋缘下中部，可显示门静脉左支横（水平）段、向腹壁垂直的脐部和其右侧的胆囊。由脐部向左右追踪，可见门静脉之肝左内叶及左外叶分支。脐部右侧（胆囊侧）常可显示肝圆韧带的高回声带。扫查面稍向头端倾斜，便可显示右前叶上段（$S_8$）。门静脉右前段支呈椭圆形。稍上倾探头，显示右前下段支。探头扫查面再向头端倾斜，可见肝中静脉与肝右静脉之间的门静脉右前上支横切面图像。探头扫查面倾向足端，即显示门静脉右后段支。背侧稍浅层为右后叶上段支（$S_7$），深层为右后叶下段支（$S_6$）。

于右肋缘下中段稍上，与门静脉不同断层水平扫查，可显示肝静脉。同时显示肝右静脉和肝中静脉较属常见，可作为肝右叶分段的标志。在此声像图上，肝右静脉与肝中静脉之间，门静脉右支呈圆形横切面。结合门静脉右叶前、后段分支，可予区分肝脏右叶的 4 段。此扫查图形中，在深吸气后屏息状态下肝静脉径增大而较易显示。更向右上方侧动探头角度，可显示膈肌下肝穹隆区。再稍内移，即见门静脉左支、胆囊以及其间的肝左叶内段。

### （五）剑突下斜切—横切扫查

剑突下斜切—横切扫查适用于对肝左叶的观察。被检者取仰卧位，上消化道积气过多、肝萎缩或肥胖者可取半坐位。探头横置或左端稍向上斜置于剑突下正中略左，侧动探头以变换扫查面，即可显现门静脉左支脐部及其分支左叶外段 2 支并行的腹、背支。扫查面更倾向头端，可于腹、背 2 支之间探测到向左前方走行之肝左静脉。

将探头稍向右移，可显示出门静脉左支横段和脐部。由脐部向右分出几条左内支，门静脉左支横段背侧为包绕下腔静脉的尾状叶。脐部向背侧有一线状光带，此为静脉导管韧带，可作为尾状叶与左外叶的分界。扫查面倾向头端，可观察到走行于肝左内叶和右前叶之间的肝中静脉。肝左外叶与内叶界线处可见高回声的肝圆韧带。将扫查面倾向足端，则可显示胆囊及胆囊窝。位于门静脉左支横段腹侧，胆囊窝、肝中静脉与肝圆韧带之间的区域即为左内叶（$S_4$）。

## 二、正常肝脏声像图及正常测值

### （一）正常肝脏形态、轮廓、大小、表面、边缘状态

正常肝脏呈楔状，右叶厚而大，向左渐小而薄。其大小、形态因体型、身长与胖瘦而异，肝右叶厚径与体表面积和胸厚径显著相关。矮胖体型者，肝左右径宽，下缘位置较高，左叶外缘常达左锁骨中线外，即多呈横宽的水平肝型。瘦长体型者，肝左右径窄，前后径较薄而上下径较长，下缘常及肋缘下或呈垂直肝型。正常型肝脏断层的轮廓规则而光滑。由实时显像仪探测肝脏大小，实际上只能取得大致的指标。以平行于腹主动脉的剑突下区矢状扫查，最大吸气时头—足端长度测值为左叶长径（U），以同时之前—后（腹—背侧）测值为厚径（LD）。肝右叶厚度与胸廓前后径有关，右叶长径（m）是右侧胸壁腋中线最大长度。通常情况下，平稳呼吸时在右锁中线肋缘下探测不到肝脏，当深呼吸时长度可达肋缘下1 cm左右。超声肝脏各径线正常测值见表7-1。

表7-1 超声肝脏各径线正常测值

| 切面 | 性别 | 例数 | 平均值（cm） |
| --- | --- | --- | --- |
| 右肋下肝最大斜径 | 男 | 65 | 12.33 |
| | 女 | 65 | 12.20 |
| 右叶厚 | 男 | 63 | 9.39 |
| | 女 | 65 | 8.72 |

| 切面 | 性别 | 例数 | 平均值（cm） |
|---|---|---|---|
| 右叶长（右锁骨中线） | 男 | 33 | 11.28 |
| | 女 | 33 | 10.67 |
| 右叶长（腹主动脉前） | 男 | 63 | 7.28 |
| | 女 | 65 | 7.31 |
| 左叶厚 | 男 | 63 | 5.82 |
| | 女 | 65 | 5.17 |
| 左右叶最大横径 | 男 | 63 | 18.72 |
| | 女 | 65 | 17.21 |

在吸气时，剑突下纵切扫查观察正常肝脏左叶表面呈均匀平滑的线状中回声。正常肝脏边缘的主要观测目标左叶下缘或右叶下缘均尖锐，唯左叶近圆韧带处可显略肿。右肝缘一般为薄边或微呈钝角，其与腹壁形成之角度通常不大，前面和下面的充实度也不显示膨满，更无突出。

## （二）肝实质

正常肝脏实质回声强度常低于膈肌回声，稍低于或基本等同于胰腺实质回声，而高于肾脏皮质回声强度。在仪器条件相同情况下，肥胖者肝实质回声水平可相对提升，同时远区出现衰减现象。必须注意，正常肝声像也有高回声或弱回声的部分。出现弱回声的区域有：①右肋缘下扫查的胆囊颈部后方；②肝门区（出现率较低）；③门静脉脐部以及壁回声较强的门静脉某段的后方。相反，出现高回声可能误诊为异常者有：①肝圆韧带，在右肋缘下扫查图上门静脉脐部与胆囊之间，紧靠脐部；②镰状韧带，在剑突下（上腹部）横切扫查图上。

## （三）肝内血管

### 1. 肝动脉

肝固有动脉内径（0.33±0.12）cm，峰值流速<50 cm/s；肝动脉右前支及左矢状段支二维图上较难显示管径，在 CDFI 指示下用脉冲多普勒法可测得峰值流速分别为 46~57 cm/s 及 47~55 cm/s；RI 分别为 0.56~0.59 及 0.57~0.60；PI 分别为 0.89~0.97 及 0.91~0.99。通常认为肝动脉占肝脏血流总量25%，峰值流速 20 cm/s 左右及低 RI 波形。肝动脉可能因回声能量甚低而不在 CDFI 显示。移植肝的肝动脉血供重要，肝动脉阻塞可导致灾难性的肝坏死。但在移植肝的肝动脉吻合口远端在多普勒血流曲线上常表现为湍流等形态，与正常动脉内血流不同。

### 2. 门静脉

门静脉主干内径（1.17±0.13）cm；右干（0.9±0.12）cm；右前支（0.66±0.19）cm；右后支（0.64±0.14）cm；左支横段（9.38±0.19）cm。门静脉主干内血流方向一般向肝，但流速并非恒定。吸气时流速增大，呼气时减少，在每一心动周期中也具规律性变化。流速值为 15~26 cm/s（图7-1）。

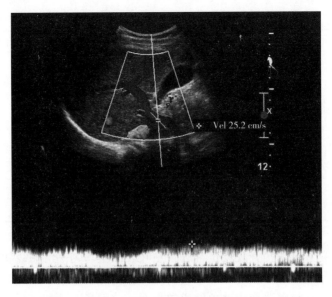

图7-1　脉冲多普勒检测门静脉

3. 肝静脉

肝左静脉较细，内径0.5 cm左右；肝中静脉及肝右静脉内径均在1 cm左右。使用CDFI时，LHV、MHV在横切图中极易显示；RHV常需变换体位及侧动探头角度，使"声束—流向"夹角 $\theta$ 减小后显示。

正常肝静脉内血流呈搏动性，在脉冲多普勒曲线上呈 W 形。第1个向下的谷为"S"，与右心室收缩期的右心房充盈相关；继之，为第1个向上的峰"V"，为三尖瓣开放前右心房的过度充盈所致；第2个谷为"D"，与 V 峰相接，D 谷为右心室舒张期三尖瓣开放时右心房内血流因右心室负压增加而回流，同时增加了体循环系统的静脉血向右心房的回流；D 谷之后为第2峰 A，为右心房收缩（右心室舒张后期）时，血流双向流动（既向右心室也向上、下腔静脉）的结果。在向下腔静脉内流动的逆向血流传导至肝静脉内，产生1个 A 峰（图7-2）。

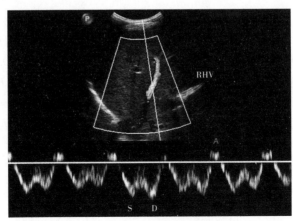

图7-2　脉冲多普勒检测肝静脉

（王迪金）

# 第二节 原发性肝癌

原发性肝癌（primary hepatic carcinoma，PHC）是指发生于肝脏的上皮性恶性肿瘤。原发性肝癌发病具有明显的地域性，多发于非洲南部和亚洲，欧美、北非和中东少见。世界范围内，原发性肝癌居男性恶性肿瘤的第 6 位，居女性的第 11 位。我国是原发性肝癌的高发区，全世界每年 20 万~30 万人死于原发性肝癌，我国约占其中的 40%。高分辨率超声已能发现直径 <1 cm 的小肝癌。目前，国内外学者一致公认，超声是普查初筛原发性肝癌的首选方法。

原发性肝癌分为来源于肝细胞的肝细胞肝癌（HCC），来源于胆管上皮的胆管细胞癌（CC），以及来源于二者的混合性肝细胞—胆管细胞癌（CHC）。

HCC 占原发性肝癌的 76%~97%，其病因与乙型肝炎病毒感染、丙型肝炎病毒感染、肝硬化等因素有关。大体上，癌肿一般质地质软，常有出血、坏死，偶尔发生胆汁淤积而呈绿色。光镜下，癌细胞呈不同程度的分化，常有脂肪变。高分化者癌细胞间有丰富的血窦样腔隙，低分化者主要以实性生长类型为主，其间很少血窦样腔隙，仅见裂隙状血管。肿瘤易侵犯门静脉，并沿门静脉在肝内转移，晚期可向肝外转移。我国肝癌病理协作组将 HCC 分为 4 个类型：弥漫型、块状型、结节型和小癌型。

胆管细胞癌发病率远远低于肝细胞肝癌，发病率占原发性肝癌的 2.5%~24%。与肝细胞肝癌不同，胆管细胞癌无地区高发特征，很少合并肝硬化。其病因与华支睾吸虫感染、胆管结石、孤立性单房性囊肿等相关。大体上，肿瘤常为灰白、实性、硬韧的结节，结节中常见坏死和瘢痕。光镜下大多数为分化不同程度的腺癌，肿瘤常有丰富的间质反应。癌细胞常侵及汇管区、汇管区血管或神经周围，早期常循淋巴引流途径形成肝内转移或转移至局部淋巴结。晚期可经血行转移至全身各器官。大体上分为结节型、巨块型和弥漫型 3 类。

混合性肝细胞—胆管细胞癌是特指含有肝细胞癌和胆管细胞癌 2 种类型的肿瘤。其发病率低，占原发性肝癌的 2%~7.6%。与肝炎病毒感染有关。大体形态可分为肝细胞肝癌为主型、胆管细胞癌为主型和分离型，肝细胞肝癌为主型最多见。

原发性肝癌早期临床症状不明显，常在中晚期出现症状，主要包括肝区疼痛、腹胀、乏力、消瘦、发热、进行性肝肿大或上腹部包块等。原发性肝癌平均存活期仅为 7 个月，预后不良，常因肝功能衰竭、肿瘤破裂、胃肠道出血或恶病质死亡。

## 一、超声表现

### （一）二维超声

1. 巨块型

肝细胞肝癌肿块直径 >5 cm，呈圆形、椭圆形或分叶状，一般与肝实质分界清楚，周边常有低回声带，肿瘤内部多呈不均匀的混合回声或高回声，有"结中结"表现。癌肿局部向外浸润时，周围的低回声带变得模糊甚至中断不清。胆管细胞癌肿块形态多不规则或呈椭圆球形，无晕环征，多呈高回声，边界不清晰，其远端胆管可呈不同程度的扩张。

2. 结节型

肿块直径 3~5 cm，一个或多个圆形或椭圆形，边界较清晰，边缘多有低回声晕，有时可见侧方声影。肿块以呈不均匀高回声或低回声多见，可见"镶嵌"样结构。胆管细胞癌多为类圆形或不规则形，可呈高回声、等回声或低回声，边界不清晰，偶可见低回声晕环，其远端胆管多扩张。

3. 弥漫型

肝细胞肝癌肝脏体积增大，形态失常，边缘呈结节状，肝内正常纹理结构紊乱。肿块弥漫分布于整个肝脏，大小不一，分布不均匀，有的呈不规则斑块状分布。肿瘤结节边界不清，边缘无声晕，内部回声强弱不等，以不均匀低回声多见。肝内门静脉管壁显示不清及残缺，常见管腔内充填实性癌栓。胆管细胞癌肿块大小不等、形态不一，自低回声至高回声不等，常伴有肝内胆管扩张。

4. 小癌型

癌结节直径 <3 cm。瘤结节多呈圆形或椭圆形，70% 瘤结节为低回声，也可为等回声、高回声及混合回声，内部回声一般有随着肿瘤体积增大，而由低回声到等回声、高回声、混合回声的变化。瘤结节边界清楚，轮廓线较光整，周边多有低回声的声晕，声晕较完整，宽度可达 1~3 cm。有时小肝癌可呈"镶嵌"样回声。多数小肝癌后方回声轻度增强及可见侧方声影。

## （二）多普勒超声

肝细胞肝癌的生长进程不同，肿瘤的血液供应特点不一。高分化型肝细胞肝癌具有低肝动脉和低门静脉双重血供，肿瘤血供经肝静脉流出，CDFI 可见瘤内或其边缘低弱的搏动性及稳态血流信号，血流频谱显示为低速的肝动脉及门静脉，有时可见肝静脉血流频谱。低分化肝细胞肝癌主要由肝动脉供血，经门静脉流出，CDFI 可见瘤内或其边缘较丰富的搏动性及稳态血流信号，血流频谱多为高速高阻的动脉血流，峰值血流速度可达 70~90 cm/s，RI 大于 0.5~0.7，有时可见流出的门静脉血流。

肿瘤较大时，周边可见半环绕血流信号或受压移位的肝静脉、门静脉血流。当肿瘤侵犯血管发生动静脉瘘时，引起较大的压力阶差，而产生高速低阻的血流信号。肝固有动脉内径增宽，血流易于显示，血流速度增加。门静脉、肝静脉或下腔静脉内常可见癌栓，癌栓内多见动脉血流频谱，据此可与血栓相鉴别。

胆管细胞癌多为低血供，CDFI 难以显示其内的血流信号，少数在癌肿周边或内部可见动脉血流信号。癌肿常侵犯门静脉，导致该处的管腔闭塞，管壁界限不清晰，CDFI 难以探及受侵门静脉的血流信号。

混合性肝细胞—胆管细胞癌主要取决于肝细胞和胆管细胞的比例，如以肝细胞肝癌为主型，则可在瘤体内探及高速低阻的动脉血流频谱，如以胆管细胞癌为主型，瘤体内则血供很少，难以探及彩色血流信号。

## （三）超声造影

原发性肝癌绝大部分由肝动脉供血，经肘静脉注射造影剂后，病灶中肝动脉相呈现明显均匀高增强信号，门脉相开始快速消退，延迟相已完全消退呈低增强，超声造影时相变化呈现"快进快出"的增强特点。较大的肿块中心有出血、坏死时，动脉相则呈不均匀高增强，即坏死液化区域无血供，造影后显示为无灌注；某些原发性肝癌超声造影无典型的"快进快出"的增强特点，而表现为门脉相和延迟相病灶的消退减慢或无明显消退，有研究表明不典型的增强表现与肿瘤的分化程度有关。

胆管细胞癌病灶中肝动脉相呈现周边不均匀的高增强信号，门脉相开始快速消退，延迟相已完全消退呈低增强，表现为"少进快退"，部分表现为造影剂充盈缺损。

### （四）周围组织继发超声表现

1. 肝内转移征象

表现为原发病灶周围肝组织内见散在的实性团块回声，即卫星结节。结节呈圆形或椭圆形，大小为 0.5~1.5 cm，边界清晰，有声晕，内部回声多为低回声。门静脉、肝静脉及下腔静脉癌栓形成，以门静脉内癌栓最常见。超声可见静脉腔内出现实性均匀中、低回声团块，可部分或完全堵塞管腔，静脉管壁大多正常，也可受侵而连续中断。肝癌有时会侵蚀门静脉管壁而形成假性静脉瘤（图7-3）。

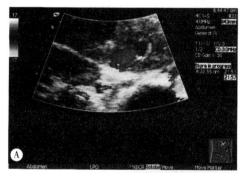
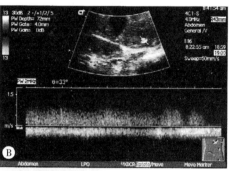
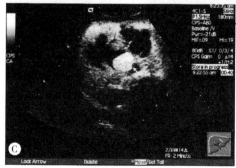

**图7-3　显示门静脉壁受侵袭形成假性静脉瘤**
A. 彩色多普勒；B. 频谱多普勒；C. 超声造影

2. 肝内挤压征象

表现为肿瘤邻近肝包膜时，可挤压肝包膜向外膨隆，形成"驼峰"征。邻近肝静脉、门静脉或肝段下腔静脉时，可挤压静脉管腔造成狭窄，走行弯曲。挤压肝内胆管造成狭窄时，可见远端肝内胆管扩张。

## 二、诊断要点

（1）肝内可见单个或多个低回声或高回声的实性团块。
（2）团块内或周边可见点状或条状血流信号，频谱多普勒显示为动脉血流频谱。
（3）超声造影显示有"快进快出"的增强特征。

（4）有时可见门静脉或下腔静脉癌栓形成。

## 三、鉴别诊断

1. 肝血管瘤

声像图表现为圆形或类圆形的高回声光团，边界清晰，内部回声呈筛网状或蜂窝状，无声晕，无血管挤压征象，常无肝硬化病史。CDFI 难以显示彩色血流信号，部分可见低速连续的静脉血流频谱，超声造影呈"慢进慢出"的增强特征。

2. 肝硬化增生结节

多为低回声病灶，也可为高回声，边界不清，结节周围无声晕。CDFI 显示结节内无明显的血流信号。超声造影增生结节多呈 3 期等增强表现。部分增生结节有晚期消退现象，考虑有发生不典型增生可能，必要时可在超声引导下穿刺活检进行鉴别诊断。

3. 肝脏局灶性结节增生（hFNH）

较小的病灶与原发性肝癌难以鉴别，CDFI 可显示自结节中心向外的放射状分布的动脉血流。超声造影呈现"快进慢出"的增强特征。

4. 肝腺瘤样增生

形态呈类圆形，无包膜，周边无低回声声晕。其与微小肝癌和肝硬化增生结节难以鉴别，超声造影有一定的鉴别诊断价值。

5. 肝炎性假瘤

病灶可呈圆形、类圆形或哑铃形，边界清晰，多呈欠均匀的低回声，边缘无低回声声晕，后方回声一般无明显衰减。纤维结缔组织增生并钙化时，病变为高回声并可见强回声钙化。CDFI 一般探及不到血流信号，少部分可见动脉及门静脉血流。在超声定性诊断困难时，应积极进行超声引导下穿刺活检。

6. 肝脓肿

早期为低回声，脓腔内有结缔组织增生时，可出现不规则强回声，肿块的边界一般较模糊。脓肿较大时，可见其内的液性暗区。CDFI 显示早期病灶周边可见较丰富的血流信号，内部无明显彩色血流信号。动态观察或经抗感染治疗病灶常可缩小或发生变化。

## 四、临床评估

超声对早期肝癌检出率远远高于甲胎蛋白（AFP）检查，超声与 AFP 相结合能大大提高小肝癌的检出率。对于直径小于 3 cm 的早期肝癌，超声的检出率和准确性略低于 CT 平扫，MRI 检查与 CT 检查无明显差异。超声结合 CDFI 及频谱多普勒对原发性肝癌的检出率高达 95％，高于 CT 和 MRI。增强 CT 与超声造影对于早期原发性肝癌的检出率和准确性无显著差别，但各具不同的优势。超声或超声造影引导下经皮穿刺活检对于鉴别诊断肝内病灶具有重要的价值。

（张佳丽）

# 第三节 肝脓肿

肝脓肿（liver abscess）一般有典型症状，临床易于诊断。但少数慢性肝内感染仅有轻微症状，肝内炎症及脓肿进行缓慢，不易确诊。由于肝脓肿主要的病理结果是组织坏死、液化，超声极易从体外测出，较其他各类医学影像学技术均更方便、有效。

## 一、病理

肝脓肿可分为阿米巴肝脓肿及细菌性肝脓肿 2 大类。其病因及病理变化如下。

1. 阿米巴肝脓肿

阿米巴原虫多经门静脉进入肝脏，于门静脉小支内发生栓塞、溶组织等作用。局部肝组织坏死形成脓肿。脓肿周围结缔组织增生，脓肿内部为坏死的肝细胞、红细胞、白细胞、脂肪、脓细胞、脓栓及夏科—莱登晶体。脓肿邻近的肝组织可呈现炎症反应。

2. 细菌性肝脓肿

一般在败血症后细菌经肝动脉进入肝脏。通常为多发小型的脓肿，少数情况可为较大脓腔。大体病理变化与阿米巴肝脓肿相似，但脓腔内无夏科—莱登晶体。

小型肝脓肿用药后可自愈，也可逐渐发展、扩大。由数个小脓肿融合成 1 个大脓肿。慢性肝脓肿壁可纤维化，甚或钙化。

## 二、临床表现

1. 症状

发热、右上腹痛为主要症状，体温可高达 39～40 ℃，常伴盗汗，疼痛多为持续性钝痛，呼吸时加重。有时患者主诉右上腹痛伴明显触痛。阿米巴肝脓肿常有痢疾病史。

2. 体征

肝脏肿大，有明显压痛，肝区叩击痛明显。有时可发现胸、背部局部肿胀，肿胀部位也有压痛。严重者可有黄疸。

3. 实验室检查

白细胞常超过 20 000/mm$^3$，中性粒细胞可达 85%～90%。细菌性肝脓肿血培养可能阳性；阿米巴肝脓肿在大便中可能找到溶组织阿米巴原虫。

## 三、超声检查

### (一)二维超声

(1) 肝内出现 1 个或多个占位病变，典型者壁厚，且整个脓肿壁的厚度不均。一般外壁比较圆整，而内壁常极不平整，如虫蚀样(图 7-4)。少数脓肿壁较薄，内壁也可平整。

(2) 肝脓肿后壁一样具回声增强效应，与肝囊肿相似。

(3) 肝脓肿侧壁一般显示清晰，无回声失落现象。

(4) 肝脓肿后方回声也见增强，但强度比囊肿稍弱。

(5) 内部回声可为：①低回声，分布均匀，改变体位或压放后可见其中低回声旋动；②粗回声，分层分布，最下方为斑片状；稍浅为粗点状，再上为细粒状；最上可为清液；③清液状，其底部呈长条带或大片斑片状回声；④澄清液体。

(6) 周围炎症反应，在大多数肝脓肿外壁之外，具有环状由亮渐暗的分布。

(7) 慢性肝脓肿囊壁钙化时，可显示其上方的半圈亮弧形反射，此反射下方为清晰声影。内部回声为声影所掩盖，不能显示。

（8）极少数情况下脓肿内部伴产气杆菌，则有气体后方的彗星尾征（comet tail sign）出现。

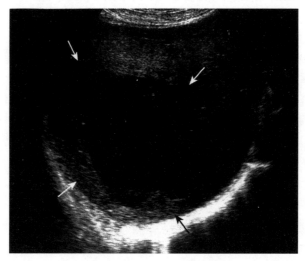

**图7-4　肝脓肿二维超声图**

肝右叶巨大低回声脓肿，内壁不平整（白箭头所示）

## （二）多普勒超声

在完全液化的肝脓肿，彩色多普勒未能显示彩色血流；但在液化不完全或者肝脓肿早期或痊愈期时，常可在实质部分显示彩色血流，脉冲多普勒测及动脉曲线，但 RI 多小于 0.6。

## （三）超声造影

超声造影常显示肝脓肿内部未见增强，但脓肿壁可有轻度增强，并与肝实质同步减退。但在未完全液化的肝脓肿，超声造影常呈蜂窝状增强。

## 四、鉴别诊断

1. 原发性肝癌

内部低回声或不均回声的肝脓肿需与肝癌进行鉴别。一般以厚壁、周围炎症反应为肝脓肿的图像特征。在一些慢性肝脓肿或周围炎症反应消退情况下，更难与肝癌进行鉴别。超声引导穿刺活检或引流有助于诊断。或用药物试验治疗并以超声随访占位性病灶的大小改变，肝脓肿可在几日或十数日内出现较明显的变小。

2. 肝囊肿

已完全液化、具稀薄脓液的肝脓肿应与肝囊肿鉴别，其主要观察点为侧壁情况。肝脓肿壁层一般较厚，也可较薄。但因脓肿壁经过炎症后形成，内有较多、较乱的纤维组织，有较多散射界面。所以，脓肿具清晰的侧壁，但囊肿则无。另外，可观察其内壁是否毛糙不平。肝脓肿内壁常显示高低不平，不像肝囊肿的内壁光滑。

## 五、临床价值

超声显像能清晰地显示肝脓肿的形态、大小、数目、内容物是否稠厚以及增厚的腔壁等，尤其对定位诊断有重要价值。但是肝脓肿在不同时期可表现不同，尤其在早期或无症状时，常规超声检查有一定困难。超声造影对肝脓肿诊断有肯定作用。同时，超声引导可对病灶穿刺抽脓、做细菌培养和涂片检验，还可抽吸引流和注射抗生素进行介入性治疗。

（郝豪皓）

# 第四节　脂肪肝

脂肪肝（fatty liver）主要为正常的脂质代谢途径紊乱，肝细胞中的中性脂肪、脂质沉着堆积过多，超过生理含量引起的可逆性改变。肝脏大小正常或出现不同程度肿大，肝区回声可显示出不同程度异常。

## 一、弥漫性脂肪肝

### （一）病理与病因

正常肝脂肪含量约5%，肝内脂肪的含量增加至40%～50%或全肝脏1/3肝小叶脂肪沉积，称为脂肪肝，其中主要为中性脂肪，其余为卵磷脂和少量胆固醇。长期营养不良、慢性感染或中毒、肥胖病、内分泌失常、糖尿病、酒精中毒性肝病或高脂肪、高胆固醇饮食均可引起脂肪肝。脂肪在肝内浸润过量，形成脂肪滴散布在肝组织和肝细胞内。大小不等的脂肪颗粒，使肝细胞肿大，内出现类脂空泡，严重者肝细胞呈类似脂肪组织的脂细胞。脂肪充盈肝细胞内可减弱其功能，易受亲肝毒物损害，形成肝硬化。脂肪肝内的脂肪滴可相互融合成大脂肪泡或脂肪囊肿，囊肿破裂，多伴局部炎症反应至坏死、纤维化。脂肪沉积多为弥漫性，在小叶中心或小叶的周边，也可呈不均匀的局灶性脂肪沉积。肝脏外观肿大，呈黄色或土黄色，肝内血管受压。早期脂肪肝为可逆性，合理治疗后可恢复正常。

### （二）临床表现

近年来脂肪肝的发病年龄趋向广泛化，从年轻肥胖者至老年，患者体重多超过年龄与身高的标准，特别是在肥胖儿童。临床上多无自觉症状，部分可表现为轻度食欲缺乏、腹胀、维生素缺乏、易疲劳等一般症状。

重度脂肪肝时，肝肿大、肝包膜膨胀、韧带牵拉或脂肪囊肿破裂、炎症反应可致肝区痛甚至发热。有饮酒史或肝炎期内体重明显增加。实验室检查胆固醇、谷丙转氨酶、血糖等增高。

### （三）超声检查

（1）肝脏大小可正常或轻度至中度增大，边缘钝，呼吸时上下移动幅度减小。严重脂肪肝与相邻的胆、右肾分界含糊，因肝内沉积的脂肪似一"脂肪带"。

（2）肝脏左右叶呈弥漫性、密集的细小点状回声分布，回声强度比脾、肾回声高，称为明亮肝（bright liver）。肝区回声分布欠均匀，常表现为肝脏前部区域回声增高，而肝脏远区回声逐渐降低呈衰减样，整个肝区透声性降低，似有一层"薄雾"样视觉效果（图7-5A）。

（3）典型的脂肪肝时，其肝内血管明显减少，纹理不清，肝门静脉分支回声减弱，门静脉内有点状回声。

（4）腹部皮下脂肪层增厚，有时增厚的脂肪层延续至肝脏的周围，呈厚0.5～2 cm相

— 113 —

对低回声层，中间有网状高回声条索，似肝周"脂肪垫"。

弥漫性脂肪肝在二维超声上可分为3度。①轻度：肝实质回声密集增强。②中度：肝内血管显示不清，膈肌回声显示中断。③重度：肝脏后部分回声明显衰减，肝内血管及膈肌回声无法显示。

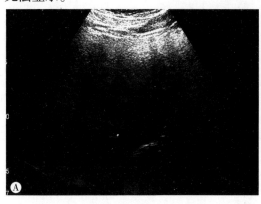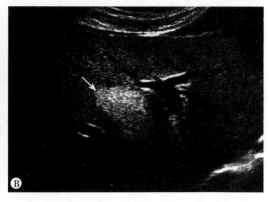

**图7-5　脂肪肝二维声像图**

A. 弥漫性脂肪肝：肝区呈弥漫性、密集的细小点状回声，比脾、肾回声高，称为明亮肝或肝区回声分布不均匀，前段增高，远区衰减，整个肝区透声性差；B. 局灶性脂肪肝：肝左叶内出现局限性的高回声区（箭头所示）

## 二、非均匀性脂肪肝

肝细胞内脂肪堆积，局限于肝的一叶，数叶呈不规则分布。脂肪沉着区与非沉着区复杂交错。通常右前叶胆囊与门静脉右支间或右后叶或左内叶为多（图7-5B）。其发病原因可能与局部门静脉血流紊乱，干扰肝内脂质代谢有关。

### （一）超声检查

局灶性脂肪肝在二维超声上呈高或稍高回声区，边缘尚清楚但不规则，类似血管瘤的表现。有时高回声区可占据肝的一段或一叶。但该高回声区不具有立体感且周围血管走向正常，彩色多普勒超声显示该处肝内血管走向未中断，超声造影表现为该高回声区与肝实质同步增强、同步减退。

弥漫性非均匀性脂肪肝占据肝实质的大部分，呈稍高回声，边缘不整，其间夹杂的正常肝组织呈岛屿状相对低回声区，易误诊为"病灶"。

### （二）鉴别诊断

1. 肝硬化

常表现为肝内回声增粗、增强、分布不均匀，部分呈现结节状回声改变。

2. 弥漫型肝癌

常见肝内回声不均匀，增粗增强，并可在门静脉内出现实质样回声团块，这对于鉴别脂肪肝有很大帮助。

3. 肝血管瘤

需与局灶性脂肪肝相鉴别。肝血管瘤常呈高回声，边界清晰，彩色多普勒未见彩色血流。超声造影能明确诊断。

## （三）临床意义

超声诊断脂肪肝的敏感性和特异性取决于其病变的严重程度。文献显示超声诊断的敏感性为60%~100%，特异性为77%~95%。特异性不高主要与部分脂肪肝患者合并肝硬化有关。同时，超声检查可作为脂肪肝疗效随访的有效手段。

（高明茹）

# 第八章

# 胆道超声诊断

## 第一节　正常胆道系统声像图

### 一、正常胆囊声像图

正常胆囊的纵断面呈梨形、长茄形或椭圆形，胆囊轮廓清晰，囊壁线明亮，曲线光滑整齐，胆囊腔内呈无回声暗区。后壁回声增强，显示典型的囊性结构。

正常胆囊超声测值：正常胆囊长径一般不超过 7 cm，前后径不超过 4 cm，胆囊壁厚度一般不超过 3 mm（图 8-1）。

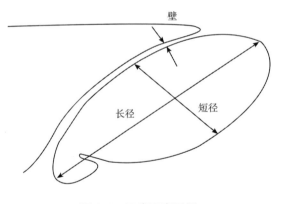

图 8-1　正常胆囊测量

### 二、正常胆管声像图

胆总管的探查，一般采用肋下斜切面、剑突下纵切面、肋间斜切面及上腹部横切面等进行扫查。胆总管的探查，常以胆囊、门静脉主干或胰头等组织，作为声像图的解剖标志。

超声检查不易发现胆囊管与肝总管的汇合口，因此不再严格区分肝总管与胆总管，统称为肝外胆管。

超声显像将肝外胆管分为上下 2 段，上段相当于肝总管和胆总管的十二指肠上段。自肝门发出后与门静脉伴行，超声检查中易显示，其图像表现为位于门静脉前壁的管道，与门静脉平行形成双管结构，其直径小于或等于门静脉的 1/3，内径小于 5 mm，其间可见肝动脉左支的圆形横切面。

肝外胆管下段与下腔静脉伴行并向胰头背外侧延伸，由于胃肠气体强回声干扰，超声检查时不易显示，可采用饮水法或口服超声显像剂或者口服二甲基硅油片等充盈胃腔、十二指肠等方法，以提高显示率。

正常肝外胆管超声测值如下。

（1）正常成人肝外胆管内径为 4～7 mm，超过 8 mm 提示轻度扩张，若大于 9 mm，有临床诊断意义（图 8-2）。

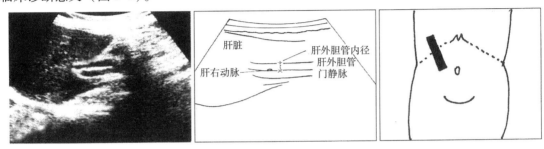

**图 8-2 正常肝外胆管内径测量**

（2）12 岁以下小儿肝外胆管内径为 2～3 mm，一般不超过 4 mm。

（王　刚）

# 第二节　胆囊疾病超声诊断

正常胆囊有贮存、浓缩胆汁和调节胆汁排放的作用，胆囊腔内胆汁为均匀性液体，胆囊壁与胆汁间存在一定声阻抗差，形成了良好的超声反射界面。胆囊显示清晰，胆囊腔内呈无回声，后方回声增强。当胆囊发生病变时，胆囊大小、形态、透声性及胆囊壁厚度等出现异常回声表现，根据声像图表现，结合临床资料，均可做出诊断。

## 一、急性胆囊炎

### （一）病理与临床表现

急性胆囊炎为细菌感染、结石、寄生虫等引起胆汁引流不畅而淤滞，阻塞胆道或胰液反流引起的急性炎症性疾病。

1. 病理表现

根据病理变化程度可分为单纯性、化脓性、坏疽性 3 类型。病初胆囊充血、水肿，囊腔扩张，胆汁浑浊。镜下为胆囊黏膜充血、水肿、白细胞浸润。进一步发展，囊腔内充满浑浊有胆汁的脓液、黏膜坏死、溃疡形成，囊壁各层组织可有大量白细胞浸润或小脓肿，可致胆囊壁出血性梗死，形成急性坏疽性胆囊炎，严重者可发生胆囊穿孔，并发弥漫性腹膜炎。

2. 临床表现

急性胆囊炎患者常突然发病，右上腹部剧烈疼痛，炎症波及腹膜时，可引起腹肌强直，并向右肩胛区牵涉痛。患者常有发热、畏寒、呕吐等症状。右上腹可触及肿大胆囊，并有明显的压痛。

## （二）声像图表现

### 1. 胆囊壁增厚

正常胆囊壁在声像图表现厚度在 1～2 mm，≥3 mm 即为增厚。急性胆囊炎患者中胆囊壁增厚 45%～100%，胆囊壁增厚多数可达 0.5～1.0 cm，有局限性或累及整个胆囊壁。

### 2. 胆囊壁内"双边影"征表现

壁内可见连续或中断的条纹状或弱回声带以及无回声带，形成胆囊壁的"双边影"征。表现为浆膜下水肿、出血和炎症细胞浸润所致，提示急性胆囊炎。

### 3. 胆囊积液肿大

由于胆囊炎合并结石阻塞胆囊管或胆总管，胆汁排泄不畅，引起胆囊张力性肿大。

### 4. 超声墨菲征

将探头置于胆囊体表，稍用力加压，患者深吸气时，即有疼痛者，称超声墨菲征阳性。

### 5. 胆囊穿孔

胆囊穿孔后，扩张的胆囊缩小，胆囊腔内回声增多，形态不规则，胆囊周围可见境界不清晰的液性暗区，其内可见粗细不等的点状或带状回声，若胆囊周围有脓肿时，显示圆形或椭圆形透声暗区或者边缘不规则的透声性减低的肿块。

### 6. 胆囊气肿

急性气肿性胆囊炎罕见，胆囊腔内积气，表现为致密强光团或呈"彗星尾样"反射。

### 7. 胆囊无收缩功能

可行脂肪餐试验，脂肪餐后 2 小时，胆囊大小同空腹。若空腹胆囊小于正常大小，多表示有重度病变而失去功能；若胆囊增大，表示胆囊以下有梗阻。介绍 1 种常规测量肝外胆管内径方法，显示胆囊最大纵断面和最大横断面，测量并计算空腹胆囊容积，其公式如下：

$$V = \frac{\pi}{6}(L \times W \times H)$$

式中：$V$ 为胆囊容积，$\pi$＝3.14，$L$ 为长径，$W$ 为横径，$H$ 为横断面高。

然后进食油煎鸡蛋 2 个或乳化脂肪 60 mL 以 100 mL 温水送服。待 40～60 分钟后，在同一断面和部位重复测量，并计算胆囊排空率。其公式如下：

$$胆囊排空率 = \frac{空腹容积 - 残余容积}{空腹容积} \times 100\%$$

## （三）结果判断

### 1. 正常（-）

肝外胆管内径不增加或可疑扩张的肝外胆管内径减小到正常范围；胆囊排空率 >50%。

### 2. 异常（+）

肝外胆管内径增加 ≥2 mm 或可疑扩张的肝外胆管内径无变化，胆囊排空率 <50%。国内有研究总结 64 例胆结石患者胆囊排空率为 24.37%±11.25%；若脂肪餐后 1 小时，胆囊排空率 <12%，则提示有胆囊或胆囊管梗阻；手术对照敏感性为 91.3%，特异性为 95.35%。

## （四）鉴别诊断

胆囊增大，长径 >7 cm，厚径 >4 cm，肿大的胆囊内有嵌顿结石或寄生虫，结合临床症状，比较容易确诊。

急性胆囊炎所引起的胆囊肿大，应与胆囊颈管梗阻、肝硬化、肾脏疾病、右心衰竭，以及其他疾病引起的低蛋白血症鉴别，可根据临床表现、实验室检查，以资鉴别。

### （五）临床价值

超声检查方法简便、迅速、可靠，不仅能为临床诊断急性胆囊炎提供可靠证据，而且能估计其严重程度或发现并发症，对临床治疗方案的选择，具有重要价值。

## 二、慢性胆囊炎

### （一）病理与临床表现

慢性胆囊炎常由急性胆囊炎反复发作迁延而来，其病因繁杂，其中含并结石者，占60%～80%。此外，寄生虫、细菌、胆囊管狭窄等均可引起慢性胆囊炎。

1. 病理表现

据文献报道，慢性胆囊炎病因和病理可分为3类。

（1）感染性胆囊炎：是最常见的一种，为急性胆囊炎迁延而来，轻者仅黏膜有炎症，胆囊壁有时增厚和纤维组织增生，重者胆囊壁显著增厚，甚至胆囊萎缩，功能丧失。

（2）代谢性胆囊炎：常见由胆固醇沉积在胆囊壁黏膜上而引起的慢性胆囊炎，由于黄白色的胆固醇散布在充血的黏膜上，形如草莓而称为"草莓样胆囊"。

（3）阻塞性胆囊炎：胆囊管嵌顿结石，胆汁滞留于胆囊，刺激胆囊，发生慢性炎症。

2. 临床表现

常有胆绞痛史，典型的临床症状有腹胀、右上腹隐痛不适、嗳气、纳差、厌油或进油煎蛋类食物后右腹部疼痛加剧。少数患者可无症状，体检时才被发现。

### （二）声像图表现

（1）胆囊缩小，囊壁增厚，常达0.5 cm以上，边缘毛糙不平，轮廓不规则。

（2）胆囊内透声性差，出现强弱不等的点片状、云雾状或团块状回声。

（3）萎缩性胆囊炎，胆囊腔缩窄，无胆汁回声。

（4）炎症较重者，胆囊壁增厚，回声增强，边界模糊欠光整，可出现类似"双边影"征。

（5）合并胆囊结石者，可形成"W-E-S"征（W代表囊壁，E代表结石，S代表声影）。

（6）合并胆囊周围炎症者，可见胆囊周围较多斑块状回声反射，失去常态，呈三角形或多边形等。

（7）胆囊收缩功能差或无收缩功能。

### （三）鉴别诊断

1. 胆囊癌

胆囊癌胆囊壁呈局限性或弥漫性不均匀增厚，常以颈部及体部最显著，黏膜面不规则，有侵犯肝实质及肝门部的特点；而慢性胆囊炎，则以慢性增生性，胆囊壁连续为特征，可资鉴别。

**2. 胆囊腺肌增生症**

胆囊壁增厚，共壁内可见小囊腔（罗—阿窦）为其特点；脂肪餐试验，胆囊收缩亢进为特征，可资鉴别。

### （四）临床价值

**1. 慢性胆囊炎诊断**

超声检查慢性胆囊炎，可显示胆囊形态、大小、内部回声特点、病变范围、胆囊周围炎症浸润程度，为临床选择合适的治疗方案提供客观依据。

以往诊断慢性胆囊炎，主要依靠胆囊 X 线造影，常受诸多因素的影响而失败，胆囊疾病严重时，X 线造影难于显影，操作复杂，患者难以接受。而超声检查，操作方便、无创、无痛苦、迅速、可靠，同时不受患者条件的限制，95％以上可明确诊断，是本病的有效检查方法。

**2. 腹腔镜胆囊切除术前诊断 Calot 三角区粘连**

腹腔镜胆囊切除（LC）术前超声联合内镜递行胰胆管造影（ERCP）检查 Calot 三角区粘连，对 LC 适应证、禁忌证的选择，预测手术难易程度及防止手术中胆道损伤、出血、胆漏等并发症，具有重要临床应用价值。

Calot 三角区粘连带超声图表现：

（1） Ⅰ度粘连：Calot 三角区关系显示模糊不清，胆囊及颈部可见无滑动征并有周边回声增强。

（2） Ⅱ度粘连：Calot 三角区有不均质条索样强回声光带或弥漫分布聚积成片，边缘不清。

（3） Ⅲ度粘连：Calot 三角区可见斑片状高回声，且有杂乱不规则回声或强光带移行包裹样回声。

## 三、胆囊结石

胆囊结石是常见的胆囊疾病，根据结石成分，可分为 3 种类型：胆固醇结石，胆色素结石，混合性结石。胆囊结石女性多于男性，结石常与胆囊炎同时存在，并互为因果。临床上以混合性结石最为多见，结石形状常为多面形，少数呈球形。一般单个结石较大；多发者结石常较小。

### （一）病理与临床表现

**1. 病理表现**

结石对胆囊的机械刺激，可导致胆囊炎反复发作，使胆囊壁纤维组织增生，囊壁增厚，重者胆囊萎缩。胆固醇结石的主要成分为胆固醇，呈球形或椭圆形，剖面呈放射状。胆色素结石的主要成分为胆红素钙，可含少量胆固醇，呈泥沙样或沙粒状。混合性结石主要成分为胆色素、胆盐和胆固醇，呈颗粒状，比较小，直径一般不到 1 cm，相互堆砌成多面体，表面光滑或粗糙。

胆囊结石可以为单个、多发或泥沙样。较小结石可阻塞胆囊管而使胆囊增大或引起急性炎症反应。多发性胆囊结石可以充满整个胆囊腔，胆囊腔内很少有胆汁储存。巨大胆囊结石伴胆囊萎缩时，胆囊也常无储存胆汁功能。胆囊结石若未引起继发感染，结石长期嵌顿可造成胆囊积液。

2. 临床表现

胆囊结石的临床表现因结石大小、部位、有无阻塞及感染情况等不同而异。多数患者表现为上腹部、剑突下疼痛，轻重各异，有时伴有向左、向右肩的放射性痛。患者食欲缺乏、上腹闷胀不适、嗳气、呃逆等。大部分患者饱食高脂饮食后，促使症状发作或原有症状加剧。合并感染时，可出现寒战、高热，检查时右上腹肌紧张，右季肋部叩击痛，墨菲征阳性。

### （二）声像图表现

胆囊结石的声像图可以归纳为典型和非典型 2 大类。

1. 典型胆囊结石声像图特点

（1）胆囊内可见一个或多个强回声光团或斑点状强回声，有时可见半圆形强光带。

（2）在结石强回声的后方可伴有声影，其边缘清晰锐利。

（3）结石强回声随体位改变，可沿重力方向移动。

2. 非典型胆囊结石声像图表现

（1）充满型胆囊结石：胆囊内填满结石，表现为胆囊失去正常的形态与轮廓，胆囊内的无回声区消失，胆囊前壁呈弧形或半月形宽带状强回声，其后方伴有声影。出现 "W-E-S" 征。

（2）胆囊颈部结石：在有胆汁衬托的情况下，颈部结石容易被检出。在横断面上可出现 "靶环" 征、米里齐（Mirizzi）综合征者，可见胆囊颈管结石嵌顿、肝总管狭窄，狭窄以上肝内胆管扩张。

（3）泥沙样结石：超声显示细小光点或光斑的强回声，其后方伴有声影。此类结石常在胆囊底部或体部，当体位改变时，胆囊后壁的光点或光斑的强回声随之移动，并可呈现一平面回声。

（4）胆囊壁内结石：胆囊壁增厚或呈 "双边影" 征，其内可见单发或多发的数毫米长的强回声斑，其后方出现间隔相等的逐渐衰减的多次反射，回声线段形成 "彗星尾征"，改变体位时不移动。

### （三）鉴别诊断

1. 肠道气体

肠道气体可出现酷似强回声光团，但光团活跃，不稳定。改变探头方向时，光团可消失；改变体位时，光团不随胆囊移动。后方气体声影内有多重反射的回声光带，浑浊、杂乱，不如结石的声影清晰、锐利。

2. 陈旧的浓缩胆汁与泥沙样结石

泥沙样结石应与陈旧的浓缩胆汁相鉴别。陈旧的浓缩胆汁多见于胆囊、胆管梗阻或长期禁食患者，其层状回声移动速度较慢，且在胆汁中漂动，回声较弱，并且无声影。

3. 胆囊颈部钙化淋巴结

胆囊颈部钙化淋巴结或术后的瘢痕组织，与胆囊壁紧密粘连时，酷似胆囊结石，但其后方无声影，可采用高频探头及二次谐波技术，以资鉴别。

### （四）临床价值

超声检查对胆囊结石的诊断有很高的敏感性，准确性在 95％ 以上，被公认为是最好的胆囊结石诊断方法。使用全数字化、宽带、多频探头的高分辨率仪器，在存在胆汁的情况下可以对胆囊结石大小、形态、部位，作出明确诊断。

使用高分辨率仪器，在胆汁充盈状态下，可发现小至 1 mm 的结石。对胆囊 X 线造影不显影的结石，超声检查可迅速、可靠地明确诊断。

超声检查可早期发现无症状的胆囊结石，对临床选择治疗，如胆囊溶石或震石治疗前的定位及治疗后的随访，都具有重要临床应用价值。

# 四、增生性胆囊疾病

增生性胆囊疾病是指病理上胆囊壁内某种组织成分过度增生的一组胆囊非炎症性疾病，包括胆囊胆固醇沉着症、胆囊腺肌增生症、胆囊神经组织增生、胆囊弹性组织增生和脂肪增生症，上述疾病统称为增生性胆囊疾病。

## （一）胆囊胆固醇沉着症

### 1. 病理与临床表现

由于胆固醇在体内代谢障碍，造成胆汁中胆固醇含量增高而沉着于胆囊黏膜上或固有层的组织细胞内，逐渐形成黄褐色颗粒向黏膜表面突出，形成小的隆起性病变，称为胆固醇沉着症。因形态呈息肉样，又称为胆固醇性息肉。

（1）病理表现：体内过多的胆固醇析出后，沉着在胆囊黏膜上，使黏膜向囊腔内形成小隆起性病变，故也称为胆固醇息肉。其数目可以是单个，也可以是多个。胆固醇沉着症可呈弥漫性或局限性分布，前者又称"草莓状胆囊"，后者突入胆囊腔内形成胆固醇性息肉。

（2）临床表现：多数患者无症状或体征，少数患者仅有右上腹不适、隐痛、纳差、乏力等，或者有类似慢性胆囊炎症状。由于本病增生很轻，病变组织较脆，易脱落或弥漫性沉着，容易引起胆管梗阻或出现黄疸。

### 2. 声像图表现

（1）胆囊壁呈局限性或弥漫性轻度增厚，内壁粗糙。

（2）球状或乳头状高回声团附着于内壁，带蒂或基底较窄，直径一般 < 1 cm。

（3）小息肉仅小米粒大，无声影。部分患者同时并存结石或酷似无声影的结石或胆囊内沉积物。

（4）一般不随体位改变而移动，但有时可因脱落而随体位移动。

（5）局限性者可发生于胆囊的任何部位，常为多发性。

（6）弥漫性者往往仅有胆囊内壁粗糙、增厚，与慢性胆囊炎相似，无特征性改变。

### 3. 鉴别诊断

本病发病率较高，常为多发性，直径多 < 1 cm，胆固醇附着于胆囊壁，无声影，诊断一般不难。倘若沉着增生很轻或者脱落及弥漫性沉着，容易漏诊。附着在胆囊壁的胆沙、胆囊腔内的胆泥和小凝血块，易被误诊胆固醇沉着症。本病应与胆囊腺肌增生症区别，后者胆囊壁明显增厚，壁内有扩张的罗—阿窦呈小囊状的低回声或无回声区，可予以鉴别。

4. 临床价值

超声检查可以清晰地显示胆囊内壁上的细小病灶，并可准确定位和测量病变的大小、形态以及基底宽度，从而进行分析，做出精确的判断。对胆固醇沉着症的早期发现、早期治疗提供了依据。对较大（>1 cm）的病灶，为了防止癌变，超声可随时监控，以防病变进一步发展，便于及时进行手术治疗。本病依靠临床表现难以明确诊断，而其他影像学检查均不及超声检查方便、迅速、正确、及时。通过超声检查可明确诊断，得到及时治疗，具有实用价值。

## （二）胆囊腺肌增生症

胆囊腺肌增生症，又称胆囊腺肌病。根据病变的部位和范围，将其分为3型，局限型、节段型和弥漫型。其中局限型较多见，以胆囊底部好发；节段型，以胆囊体部多见，呈葫芦状；弥漫型，常为胆囊壁均匀而广泛增厚。

1. 病理与临床表现

（1）病理表现：病理特征为胆囊壁内罗—阿窦增生，导致胆囊壁呈局限型增厚或弥漫型肌层肥厚。本症初期为黏膜增生，继之上皮组织向壁层膨胀，扩大呈小囊状，向肌层延伸扩大，形成黏膜及肌层增生，胆囊壁增厚，可达正常的3～5倍。

（2）临床表现：临床上以成年女性为多见，主要症状有上腹隐痛、消化不良、嗳气、厌食油腻食物等，类似胆囊炎、胆石症的症状。

2. 声像图表现

（1）节段型：胆囊壁呈节段性增厚，囊壁向腔内突入形成"三角征"。

（2）局限型：胆囊底部呈圆锥帽状增厚，常发生在胆囊底部或体部。

（3）弥漫型：又称广泛型，胆囊壁呈广泛性增厚，内腔狭窄。

3. 鉴别诊断

胆囊腺肌增生症超声检查以胆囊壁明显增厚，壁内可见小囊低回声或彗星尾状回声为特征。在缺乏这些特征时，应与慢性胆囊炎区别，后者表现胆囊壁增厚、毛糙、回声增强，两者对脂肪餐试验反应不同，可资鉴别。另外对急性胆囊炎的胆囊壁增厚，常有急性胆囊炎的临床表现，容易鉴别。

4. 临床价值

超声可简便、准确地检出胆囊腺肌增生症，是一种较好的无创性检查方法。超声检查可显示形态、部位及分型，极大地促进了胆囊腺肌增生症的早期发现和治疗，具有重要临床价值。

# 五、胆囊小隆起性病变

## （一）病理与临床表现

胆囊小隆起性病变是直径在15 mm以下的胆囊壁局部增厚或隆起的软组织病变的统称。从形态上可分为有蒂、无蒂、宽基底3种。

## （二）病理表现

从病理上，胆囊小隆起性病变，可分为真性肿瘤和瘤样病变2大类。前者多指腺瘤、小癌；后者包括胆固醇息肉、腺瘤样增生、腺瘤、炎性息肉，以及异位的胃黏膜、胰腺组织或肝组织等。

### （三）临床表现

一般无症状，往往在体检或其他检查中发现或因其他疾病切除胆囊后发现。少数患者可能有上腹部闷胀、纳差、厌食油腻、恶心等。

### （四）声像图表现

（1）胆囊壁呈局部增厚或附着于胆囊壁的小隆起的软组织病变，超声显示直径在 15 mm 以下，不随体位改变而移动。

（2）体积小，一般 <15 mm，多数在 10 mm 以下。

（3）回声有强弱不等，一般无声影。

（4）体积 >10 mm 者，被认为是癌前病变，小结节型腺癌是早期胆囊癌，多数 >15 mm，且基底宽，CDFI 显示病变内有血流。

### （五）鉴别诊断

（1）胆囊颈部螺旋瓣回声易与胆囊颈部小隆起病变混淆，应多方位探查，选择 CT 检查有助于鉴别。

（2）堆积状泥沙样结石、陈旧性胆汁、脓团、脱落坏死组织、凝血块等，变换体位观察其移动性及变形性有助于鉴别。

### （六）临床价值

现代高分辨率超声诊断仪对胆囊小隆起性病变可准确显示形态、部位、大小、数目及组织回声特征等，其灵敏度高，且诊断较准确。

胆囊 X 线造影对胆囊小隆起性病变的检出率 <50%，而超声检出率在不合并结石者高达 99%，X 线造影远不及超声检查。更重要的是，超声检查能够很方便地随访并观察动态变化，对早期胆囊癌的预防和诊断有重要价值。

## 六、胆囊肿瘤

胆囊肿瘤分为良性和恶性 2 类，原发性胆囊癌比较常见，多数为腺癌尤其是浸润性腺癌，占 70%~90%；乳头癌和鳞癌较少见，约占 10%；也可有混合型。胆囊良性肿瘤中比较常见的是以息肉形式存在的腺瘤和乳头状瘤。

### （一）胆囊良性肿瘤

1. 病理与临床表现

胆囊良性肿瘤常见的为腺瘤，其他如平滑肌瘤、脂肪瘤、纤维瘤等均极为少见。腺瘤是腺上皮的良性肿瘤，可分为单纯性腺瘤和乳头状腺瘤 2 种。黏膜的腺瘤多呈息肉状；腺器官内的腺瘤则多呈结节状，且常有被膜，与周围正常组织分界清楚。乳头状瘤的乳头表面覆盖增生的上皮，乳头的轴心由血管和结缔组织间质构成。

胆囊良性肿瘤一般瘤体小，多数无临床症状，如伴有胆囊炎，可有恶心、嗳气、食欲不振、乏力、右上腹部疼痛、厌食油腻、大便次数增多等症状。常在体检时首先由超声检查发现。

2. 声像图表现

（1）胆囊腺瘤多数位于胆囊颈部或体部，直径一般 <1.0 cm。

（2）胆囊内壁可见小突起，呈乳头状或圆形或半圆形实体回声，向胆囊腔内突出，一般约 1.0 cm，基底较宽，偶见有蒂，回声呈中等强度。

（3）胆囊腺瘤与胆囊壁紧密相连，不随体位改变而移动，瘤体后方无声影。

（4）胆囊的活动度尚好。

3. 鉴别诊断

（1）胆囊癌：胆囊癌壁增厚，黏膜面常不规则，胆囊壁的连续性常受到破坏，胆囊外形有改变，常显示对肝实质或肝门部有侵犯。胆囊癌内部的血流多普勒频谱呈低阻抗动脉血流，RI 多 <0.40，与腺癌有一定区别。

（2）陈旧性黏稠胆汁：表现为强回声团时容易误诊，但陈旧性黏稠胆汁常沉积于胆囊后壁，改变体位时有移动性特征，而胆囊腺瘤则无移动性特征，以资鉴别。

（3）其他：较小的胆囊腺瘤不易与胆固醇性或炎性息肉相鉴别，较大的腺瘤不易与早期胆囊癌鉴别，应结合其他影像学检查，综合分析，方可确诊。

4. 临床价值

超声检查对胆囊良性肿瘤，尤其是腺瘤有很高的检出率，其敏感性优于胆囊 X 线造影。超声检查方法简便、无创、价廉，可多次复查，可以动态监测腺瘤的发展，对预防和尽早发现癌变具有重要价值。

## （二）胆囊癌

胆囊癌是一种恶性肿瘤，多数为腺癌，占 71%～90%，据 Mangblin 等统计，有 36%～100% 胆囊癌伴有结石。

1. 病理与临床表现

（1）病理表现：胆囊癌形态各异，可分为浸润型和乳头状型 2 种。大多数为浸润型，此型恶性肿瘤不断长大，常沿着组织间隙、淋巴管、血管或神经束连续地浸润生长，破坏器官或组织。早期局限在胆囊颈部或体部壁内；晚期胆囊壁广泛增厚，并浸润邻近器官与组织。乳头状癌较为少见，癌细胞大小不等、形态不一，排列不规则，呈乳头状结构，癌肿突入胆囊腔内，呈单发或多发，无论哪一种类型到晚期胆囊腔消失，并可转移到胆囊管及肝门处。

（2）临床表现：胆囊癌患者多有长期的慢性胆囊炎病史，可有腹胀，右上腹、右腰部隐痛不适，还有嗳气、恶心、呕吐、厌食油腻等消化不良症状；晚期可出现消瘦、黄疸、腹腔积液。实验室检查：碱性磷酸酶、胆固醇、黄疸指数升高。

2. 声像图表现

根据病理形态特征，胆囊癌超声影像可分为 4 型。

（1）结节型：胆囊壁的癌瘤向胆囊腔内突出，形成结节状突起，直径 >1 cm，基底宽，边缘不规则，呈分叶状或蕈伞状，病变内部回声不均匀，多为弱回声或中等回声，有声衰减。倘若合并结石，可见结石的强回声，后方伴有声影。病变不随体位改变而移动。

（2）厚壁型：胆囊壁呈局限性或弥漫型不均匀增厚，常以颈部或体部为明显。回声多为高回声，整个胆囊僵硬、变形，胆囊外壁不光滑。内壁不均匀性增厚、粗糙或不规则。

（3）实块型：整个胆囊表现为杂乱的低回声或中等回声实性肿块。胆囊内暗区消失或基本消失。常伴有不典型声影的结石强回声。

（4）混合型：厚壁型和结节型同时存在，具有上述两型声像图表现，胆囊癌发展到晚期可见实质性不均质肿块充满胆囊腔，液体暗区消失。

3. 鉴别诊断

厚壁型胆囊癌应与慢性胆囊炎相鉴别，前者以胆囊壁局限性增厚多见，增厚的囊壁向腔内及腔外突起，整个胆囊解剖层次完整性丧失；CDFI、CDE 可显示肿瘤基底及内部有条状、斑点状搏动性彩色血流，RI > 0.70。后者胆囊壁轻度增厚、毛糙、不平滑，胆囊萎缩，胆汁中有异常回声，随体位改变而缓慢移动。以资鉴别。

4. 临床价值

胆囊癌超声诊断准确率可达 63.5% ~ 82%，由于数字化、高分辨率超声诊断仪临床的应用，对部分病例可早期作出诊断。超声发现下列情况：①大于 1 cm 的胆囊隆起性病变向腔内突出或动态观察肿瘤生长迅速者；②结石周围的胆囊壁有局限性增厚者；③瓷器样胆囊、胆囊和胆管畸形者；应警惕胆囊癌的可能性。超声的随访和动态复查，对早期诊断胆囊癌有重要价值。

# 七、异常胆汁超声显像

正常人的胆囊内储有胆汁，超声扫查呈无回声暗区，当胆道因不同病因而致不同病变时，胆囊腔内充满混有不同成分的胆汁，致使胆汁发生声阻抗差别回声，出现异常胆汁声像图，对胆道疾病的诊断，具有重要价值。

## （一）病理与临床表现

### 1. 病理表现

胆汁沉积可分为功能性和病理性，正常胆汁中胆固醇溶解于胆盐和卵磷脂组成的复合胶体中，复合胶体与胆固醇比例为 11：1，如小于 11：1 时，则胆固醇析出沉淀，逐渐融合集结为结石。早期胆汁滞留原因是由于胆囊运动障碍，从而影响胆囊管括约肌的运动功能，使胆汁不能通畅地排出，滞留在胆囊内，形成胆色素钙颗粒结晶。由于胆汁长期滞留和浓缩，会损伤胆囊黏膜，形成炎症。如再加上细菌感染就会引起急性的化脓性胆囊炎，胆汁由浑浊变为脓液，含有血细胞成分或脱落的细胞屑等。

### 2. 临床表现

急、慢性胆囊炎患者常有轻重不一的腹胀，右上腹部疼痛或不适，胃部灼热感、恶心、呕吐、嗳气等消化不良症状，当发生胆道梗阻时可出现轻重不一的黄疸。

## （二）声像图表现

### 1. 堆积型

胆囊腔内胆汁呈水面堆积，多见胆囊腔下部及后壁；改变体位时，依重力方向缓慢移动，此时异常胆汁回声弱或中等强度，类似肝实质，其后方无声影。

### 2. 隆起型

胆囊腔内出现沉积性胆汁，其特征为在胆囊腔下部及后壁向腔内突起呈光团或光带，其后方无声影，有时光团呈分离状回声。

3. 浮游型

胆囊内沉积的胆汁呈充满型或分布不均质的散在点状弱回声或中等强回声，并漂浮在胆囊腔内，改变体位后，沉积的点状回声缓慢移动，有浮动感，其后方无声影。

4. 混合型

胆囊腔内沉积的异常胆汁具有上述 2 种以上特征表现，呈弱回声或中等强回声，其后方无声影，改变体位后缓慢移动。

5. 其他型

（1）胆汁为血性或凝血块，在胆囊内沉积呈堆积型，声像图表现为斑块回声，其后方无声影。

（2）甲壳状胆汁，胆囊腔下部及后壁呈水平面回声，声像图表现为白色鲜明的坚硬强回声。

（3）气体回声，胆囊腔内有气体回声，由于产气细菌及胆囊至肠瘘管产生积气，声像图表现为浑浊声影或呈串珠状混声影。

### （三）鉴别诊断

1. 胆囊结石

超声诊断胆囊结石，是以胆汁和胆石声阻抗差别的回声反射为诊断依据。当胆囊腔内有纯净的胆汁时，结石的强回声才容易显示出来；相反，缺少胆汁衬托或胆汁稠厚或脓性胆汁均不利于结石强回声显示。泥沙样结石应与胆囊内炎性沉积物和陈旧的浓缩胆汁鉴别。陈旧的浓缩胆汁多见于胆囊、胆管梗阻或长期禁食者，其层状回声移动速度较慢，且在胆汁中漂动，回声较弱并无声影。

2. 急性胆囊炎

视炎症轻重程度可有较大差别。①单纯性胆囊炎，胆汁正常或稍显浑浊。②化脓性胆囊炎，胆汁呈现密集点状、斑点状或絮状回声，胆囊腔内积脓，胆汁稠厚，若有炎症渗出物则呈现团块状或乳头状及长条状沉积物回声，改变体位后缓慢移动。③坏疽性胆囊炎，胆囊坏死、穿孔，胆汁可流入腹腔，在胆囊周围形成积液。④胆囊管如被结石或瘢痕粘连阻塞，胆汁滞留于胆囊，久之色素被吸收而引起胆汁成分改变，刺激胆囊，产生慢性炎症，同时胆囊黏膜不断分泌黏液，使胆囊扩大，内含透明的黏性液体，形成胆囊积液。⑤肝内胆管积气时可见强回声呈条带状或排列成串，多有胆道手术史。

3. 慢性胆囊炎应与胆囊癌鉴别

胆囊癌声像图表现为 2 种形态：①胆囊内全为弥漫性均质的细小点状回声，类似胆囊内沉淀物，不随体位改变而移动；②在弥漫性回声中可出现增强光团回声，以资鉴别。

4. 胆囊蛔虫

胆囊腔内胆汁中可见多个弯曲、垂直、平行的管状结构。如管状形态位置活动有改变，则多为存在活虫；如呈静止状态，大多死亡。若蛔虫不能退出胆囊，则蜷曲成团死亡，则可见不均质的增强团块状回声、无声影，而易误诊为胆囊癌。

5. 胆囊内积气

胆囊内积气时，可见胆囊呈串珠状或浑浊气体回声声影。

6. 胆囊钙化

胆囊钙化后，可见坚强的线状强光带回声，其后方伴有声影。

总之，异常胆汁超声显像诊断，应密切结合临床，定期复查，综合分析，才能提高诊断率。

### （四）临床价值

超声检查对胆汁异常回声，可灵敏地反映胆囊病变，同时可以排除非胆囊疾病的可能。异常胆汁超声显像迅速、方便、可靠，并可追踪观察，及早期发现，有助于治疗，具有重要价值。

## 八、胆囊先天性畸形

### （一）病理与临床表现

1. 病理表现

胆囊先天性畸形，种类繁多，主要的先天性异常大致可分为 3 类。

（1）数目变异：双胆囊、三胆囊、先天性胆囊缺如。

（2）形态变异：褶皱胆囊、双房胆囊、胆囊憩室。

（3）位置变异：左位胆囊、肝内胆囊、游离胆囊等。

2. 临床表现

先天性胆囊畸形很少引起临床症状，多因其并发症检查时发现，如合并胆囊炎、胆结石时出现相应的临床表现；或者在体检时被发现，患者多数无临床表现。

### （二）声像图表现

1. 褶皱胆囊

声像图显示在胆囊体底部或是颈、体部之间有强回声皱襞，胆囊被分成前后 2 个腔，但其间是相通的。

2. 双胆囊

声像图显示在肝下有 2 个相互独立、分离、各自完整的胆囊。

3. 胆囊缺如

本病罕见，声像图显示在各个切面，在正常胆囊区未显示胆囊的液性暗区。

4. 胆囊憩室

声像图显示胆囊形态、大小均正常，囊壁局部向外突起，形成 1 个圆形的囊腔，大小通常约 1 cm。此囊腔与胆囊相通，多见于胆囊底、体部，憩室内常有小结石或沉积物。

5. 异位胆囊

声像图表现为正常胆囊区未见胆囊，却常在左侧近正中线处扫查到胆囊。少数患者可在肝右后叶上段处形成右侧位胆囊。

### （三）鉴别诊断

超声影像检查能够灵敏地显示各种先天性胆囊畸形，诊断并不困难。但是，先天性胆囊缺如应与慢性萎缩性胆囊炎相鉴别。后者常因胆汁呈典型的无回声区或因肠道气体干扰，而不易发现胆囊，可误诊为先天性胆囊缺如。有学者采用口服多潘立酮片 10 mg，于 30 分钟后饮水 300 ~ 400 mL，等待 15 分钟，实施超声检查。口服多潘立酮片加饮水法，可排除胃肠道气体干扰，增加胃肠蠕动，促进排空运动和张力，借鉴这种蠕动（又称滑动征），观察有无胆囊，以资鉴别。

双胆囊应与葫芦形胆囊区别，前者是在同一切面或不同切面上可探及 2 个分别有胆囊颈和胆囊管的完整胆囊，而后者可见胆囊的长径较长并有弯曲，故在某一个切面上显示 2 个暗区，以资鉴别。

### （四）临床价值

超声影像检查能灵敏地发现各种先天性胆囊异常，并与胆囊疾病进行鉴别，同时还能发现并发的胆系疾病，为临床医师手术治疗及确定手术方式，提供重要依据。

## 九、胆囊出血

### （一）病理与临床表现

1. 病理表现

胆囊出血的原因较多，常见的原因是外伤，超过 50%。此外，穿刺活检、结石、炎症、肿瘤、寄生虫及凝血功能障碍等，也可以继发胆囊出血。

2. 临床表现

多数患者有上腹部或右上腹部疼痛、恶心、呕吐、体温升高。血液进入肠道时，可引起大便隐血阳性，血块若阻塞胆管可出现黄疸。

### （二）声像图表现

胆囊出血的不同时期，在声像图上表现各异。

（1）胆囊出血 <24 小时，胆囊腔内回声与肝组织回声近似，呈均匀性回声。

（2）胆囊出血 >48 小时，胆囊腔内出现类似软组织回声，血液凝固时为低回声团块。

（3）胆囊出血在 1 周以上，胆囊腔内软组织块缩小、破碎，回声为低回声或中等回声的点片状或斑点状。扩张的胆管较前缩小或恢复正常，患者黄疸减轻。

### （三）鉴别诊断

胆囊外伤、施行经皮穿刺肝胆管成像（PTC）或经皮穿刺肝胆道引流（PTCD）后，可导致胆囊、胆道出血，出现上述声像图表现，尤其是在 1 周内的动态变化，有大便隐血阳性者，可诊断为胆囊出血。当病史和声像图不典型时，需与无声影的结石、泥沙样结石、胆泥、炎症造成脱落黏膜、脓液及纤维碎片、息肉、肿瘤等相鉴别。

### （四）临床价值

超声检查能及时、准确判断胆囊出血，可动态观察其变化，并可追踪监测治疗效果，是一种安全、较好的无创伤性检查方法。

## 十、瓷器样胆囊

瓷器样胆囊也称胆囊钙化。本病多发于 50 岁以上的女性，男女发病比例为 1:4。

### （一）病理与临床表现

1. 病理表现

在慢性胆囊炎，结石或钙乳胆汁，胆管闭塞，胆囊黏膜广泛变性、脱落及纤维化基础上，胆囊壁发生广泛钙盐沉积，形成黄白色蛋壳样结构。

2. 临床表现

患者一般有上腹胀满、疼痛及局部压痛，个别患者有发热、黄疸，部分患者在右季肋部可触及硬肿块。多数患者有慢性胆囊炎、胆结石及慢性胆道疾病的临床表现，但也有无症状和体征者。

## （二）声像图表现

超声影像图显示胆囊壁呈半月状强回声，伴有宽大声影，胆囊内腔难以显示，与充满型胆囊结石的声像图类似。胆囊壁局限性钙化者，显示胆囊壁内强回声斑，可伴声影，局部囊壁回声中断。倘若囊壁未完全钙化，有部分声束穿透，可能显示为间断性凸状强回声曲线。

## （三）鉴别诊断

1. 泥沙样结石

泥沙样结石沉积在胆囊最低位置，呈强光带，可产生宽大声影。当体位改变后，在声像图上可以看到结石移动和强回声带及声影的重新分布，而瓷器样胆囊则恒定无改变，以资鉴别。

2. 急性化脓性胆囊炎

胆汁内漂浮的组织碎屑或脓性团块，或因胆囊产气杆菌感染或胆囊内瘘等引起胆囊内积气时，可产生声影，应与瓷器样胆囊鉴别。前者在改变体位时迅速向胆囊高部位移动，其声影出现明显的闪动，据此可资鉴别。

3. 慢性胆囊炎

胆囊壁发生纤维性退行性变，继而有广泛的钙盐沉积形成瓷器样改变，当声束不能穿透胆囊壁时，胆囊不能显示，仅表现为胆囊床强回声带伴声影，鉴别尚有困难，但可借助腹部 X 线摄片显示有胆囊形态的钙化环或缩小的致密胆囊影，有助于鉴别。

## （四）临床价值

瓷器样胆囊有恶变倾向，因此，早期诊断和治疗对预防胆囊癌具有重要意义，超声检查对本病的诊断有一定价值。

# 十一、胆囊壁增厚的鉴别诊断

超声检查能够清晰地显示胆囊壁厚度的改变，胆囊壁厚度 > 3 mm 即为胆囊壁增厚。根据增厚程度不同可分为 2 种类型：①普通性增厚；②局限性增厚。胆囊壁增厚的病因：常见胆囊病变引起的，也有非胆囊病变造成的。常见疾病有慢性胆囊炎、厚壁型胆囊癌、胆囊腺肌增生症和肝硬化、慢性心力衰竭、慢性肾炎及低蛋白血症等。

## （一）引发胆囊壁增厚声像图表现鉴别诊断

引发胆囊壁增厚的超声图见表 8-1。

表 8-1  引发胆囊壁增厚声像图表现鉴别

| 项目 | 慢性胆囊炎 | 胆囊腺肌增生症 | 厚壁型胆囊癌 | 肝源性胆囊壁改变 |
|---|---|---|---|---|
| 囊壁 | 普通性增厚，粗糙，厚度均匀 | 节段性或局限性增厚 | 增厚不匀称，黏膜层向腔内形成不规则的隆起 | 胆囊壁增厚，内外层呈平行状态，常随肝脏疾病好转或进展而发生相应改变 |

| 项目 | 慢性胆囊炎 | 胆囊腺肌增生症 | 厚壁型胆囊癌 | 肝源性胆囊壁改变 |
|------|-----------|---------------|-------------|----------------|
| 囊内回声 | 散在点状回声，合并结石时，可见强回声团块，后伴声影 | 呈小囊腔（罗—阿窦）低回声或无回声区 | 囊壁上有结节状或不规则形隆起物 | 无回声区状态 |
| 透声性 | 差 | 良好 | 透声区缩小 | 尚好 |
| 脂肪餐试验（收缩功能） | 差 | 亢进 | 无或差 | 差 |

## （二）胆囊壁增厚声像图表现

### 1. 慢性胆囊炎

胆囊壁增厚、粗糙、轮廓模糊，壁厚 0.5 ~ 1.0 cm。急性发作时，可见"双边影"征，反复发作后壁明显增厚，囊腔缩小，如胆囊内充满结石，可呈现"W-E-S"征。胆囊严重萎缩时，即形成实质性团块状强回声。

### 2. 胆囊腺肌增生症

①节段型：胆囊壁呈节段性增厚，常累及胆囊某一部分，形成环状狭窄，而其余未累及的胆囊壁正常；②局限型：病变局部胆囊壁增厚，可呈椭圆形或扁帽状，回声呈等回声，中心见小圆形透声点，未病变部位胆囊壁声像图正常；③弥漫型：胆囊壁普遍增厚、模糊。

### 3. 急性胆囊炎

胆囊壁增厚，可呈双层或多层回声带，内壁间质水肿，伴有黏膜形成不规则皱褶，声像图表现为内壁高低不平并有中断现象，呈极不规则的回声环。

### 4. 厚壁型胆囊癌

胆囊壁呈不均匀性增厚并僵硬，多数浸润胆囊颈部，逐渐向体部或底部浸润。

### 5. 充满型胆囊结石

胆囊壁增厚，胆囊前壁紧贴而形成半月状强回声带，后方一片声影，后壁不显示。声像图的典型表现是"W-E-S"征。

### 6. 胆囊憩室

胆囊壁局限性增厚，囊壁局部向外突出一个小圆形囊腔，常发生在体部。憩室口与胆囊腔相通，憩室内可发生结石感染，并出现相应的声像图表现。

## （三）腹腔镜超声在胆道系统扫查术

腹腔镜超声是在腹腔镜下使用的一种超声扫描设备。腹腔镜超声检查术，实际上是腹腔镜术与术中超声检查术相结合的一种技术。在内镜直视下对胆道系统或邻近脏器进行超声检查，腹腔镜超声（LUS）的探头不受体表超声探查时骨骼、腹壁脂肪及肠腔内气体的干扰，LUS 可直接接触靶器官，从而获得清晰图像。

### 1. 超声探头

探头频率高，通常为 7 ~ 12 MHz，常用探头分为线阵式、扇形、多普勒及带有穿刺通道等。

2. 监视器

LUS 对监视器的特殊要求是具有画中画显示功能，为此，监视器要有 1 ~ 2 个 S 端子输入接口才能满足需要。经主机整合后的双画面混合图像输入监视器的 S 端子，即可在监视器上同步显示出腹腔镜手术野和超声扫描图像。

3. 探头消毒

腹腔镜超声探头的消毒法为选用 2% 戊二醛溶液浸泡消毒。先将探头上的血渍冲洗，并以软布拭净后，将探头浸入已盛有戊二醛溶液的长方形容器内，消毒 30 分钟即可。此方法目前比较常用，且效果较好。

4. 腹腔镜超声的适应证

LUS 是体腔内超声检查，探头紧贴被检查器官或病变部位，不会受到皮肤筋膜、骨骼、肠道气体等干扰，从而获得高分辨率清晰图像进行诊断。凡在诊断或治疗性腹腔镜中，需定位、定性或定量地了解镜下不可直视的某些生理结构或病灶的解剖形态或者某一病灶与邻近的重要组织器官的解剖关系时，便构成 LUS 检查的适应证；LUS 还可对病灶进行活检或某种形式的治疗，如穿刺、药物注射等，则是腹腔镜介入超声的适应证。

（1）胆道外科：①辅助腹腔镜胆囊切除术；②辅助腹腔镜下的肝内外胆管结石手术；③胆道系统恶性肿瘤的腹腔镜下分期。

（2）胰腺外科：①胰腺肿瘤的腹腔镜下分期；②胰腺囊肿定性诊断；③辅助腹腔镜下的胰腺外科手术。

（3）肝脏外科：①肝癌分期；②指导腹腔镜下的肝外科手术。

（4）胃肠道肿瘤：①胃肠道肿瘤的分期；②指导腹腔镜胃肠肿瘤的根治与姑息性手术治疗。

（5）在泌尿外科手术中的辅助作用。

（6）在妇科腹腔镜术中应用：①指导宫腔镜手术；②辅助妇科腹腔镜手术。

（王　刚）

# 第三节　胆道超声诊断

胆道系统分为肝内胆管和肝外胆管 2 部分。肝内胆管部分由毛细胆管、小叶间胆管、段（叶）胆管和肝左管、肝右管组成。肝外胆管部分除胆囊及胆囊管外，由肝总管和胆总管组成，最终与主胰管在壶腹部汇合注入十二指肠。

## 一、胆管结石

### （一）肝外胆管结石

1. 病理与临床表现

肝外胆管结石是指位于肝左管、肝右管开口以下的结石，分原发性和继发性 2 种。原发性在肝外胆管形成，继发性是指胆囊内结石排至胆管内。

（1）病理表现：病理表现主要取决于结石大小、梗阻程度和并发感染等因素，病变可累及整个胆系和胰腺。胆管结石可见球形、椭圆形或柱状，也可呈不规则形聚集在一起。结石在管内长期慢性梗阻，可导致肝外胆管不同程度地扩张，管壁因充血、水肿、溃疡形成及纤维组织增生而增厚使管腔狭窄。结石嵌顿在壶腹部可以引起胆道梗阻，合并感染时，可引起急性梗阻性化脓性胆管炎，感染的胆汁可逆行流入胰管，引起急性胰腺炎。

（2）临床表现：肝外胆管结石，急性发作缓解后，转入慢性阶段，可以无症状或有轻度上腹不适、疼痛、恶心、呕吐等表现。如结石阻塞胆管并继发胆管炎，则会出现阵发性上腹部痛、发热、畏寒和黄疸，严重时可出现中毒性休克。

2. 声像图表现

（1）肝外胆管扩张，胆囊增大，胆管增厚，回声增强。

（2）胆管内有形态稳定的强回声团，后方伴有声影。

（3）变换体位或脂肪餐试验后可显示结石在胆管内可发生位置移动。

（4）胆管内较小结石和泥沙样结石，呈中等或较弱的回声团，后方声影浅淡或不明显。

3. 鉴别诊断

典型的肝外胆管结石，容易明确诊断。胆总管下端结石，若只显示胆总管扩张而探测不到结石，则应与胆总管下端癌肿和胰头癌相鉴别。癌肿所致胆管扩张多数比胆结石严重，黄疸逐渐加深，癌肿最后常浸润胰头，出现胰头增大，胰管扩张。

采用口服多潘立酮片 10 mg，于 30 分钟后饮水 300 ~ 400 mL，待 15 分钟，患者取右侧卧位，沿胆总管纵切面的方法，可提高胆总管下段结石的显示率。当胆管内发现沉积性光团时，应仔细探测寻找嵌顿于远端的结石，采取横纵 2 个断面，有助于发现和辨别结石回声，应用组织谐波成像技术，可提高对比度，有助于结石显示。

## （二）肝内胆管结石

肝内胆管结石在我国发病率较高，好发部位是肝左右管汇合部或左肝管。

1. 病理与临床表现

肝内胆管结石是指肝左右管汇合部以上结石，多数在肝外胆管结石的基础上，因肝内胆汁排出不畅而继发，可广泛分布于肝内胆管系统。少数肝内胆管结石为原发性，以肝左外叶和肝右后叶多见，与此处胆管弯曲度大而引流不畅有关。

（1）病理表现：肝内胆管结石常为多发，大小及形态不一，位于扩张的胆管内，结石以上胆管可见扩张。继发感染时，可引起胆管炎、胆管狭窄、梗阻、进行性肝损害、胆汁淤积性肝硬化等。

（2）临床表现：急性发作期，患者有肝区胀痛、发热及胸背部不适。双侧肝管阻塞时可出现黄疸，合并胆囊和肝外胆管结石时，有肝外胆管梗阻的症状和体征。

2. 声像图表现

（1）肝内沿胆管走行分布，肝内胆管内出现结石，呈圆形、斑点状、条索状或边界不规则的片状强回声，后方伴有声影。

（2）结石阻塞部位近端肝内胆管呈囊状或多叉状扩张，结石以上小胆管扩张与伴行的门静脉分支构成肝内平行管征。

（3）被堵塞的小胆管反复发炎、淤胆，在相应部位肝实质回声粗大不均，甚至出现受累的肝叶段的肝实质硬化、萎缩，肝硬化时，胆管扩张则不明显。

3. 鉴别诊断

（1）肝圆韧带：左横断面时，表现为肝左叶内的强回声团块，后方常伴声影，但在纵断面扫查时可显示为自门静脉左支矢状部向下方延伸出的肝的强回声带，周围无管壁回声和胆汁无回声，故不难鉴别。

（2）肝内钙化灶：可见强回声伴有声影，但无近端小胆管阻塞扩张及胆汁淤滞，无伴行的门静脉，且多为孤立性存在，可资鉴别。

（3）肝血管瘤：可见高回声团，但无声影，位于肝实质内，CDFI 可显示血流特征。

（4）肝内肝管积气：呈强回声，可见条带状和排列成串，多有胆道手术史。

4. 肝管扩张

肝内胆管直径为 4 mm 以上者，视为肝管扩张，根据文献报道，其声像图可分为三型。

（1）Ⅰ型：肝左管和肝右管或某一分支全程高度扩张，结石多数为多个类圆形或多边形等，增强回声伴声影，位于扩张的肝管内，此型多见于肝内胆管囊状扩张伴结石患者。

（2）Ⅱ型：可分为 2 种类型：①左半肝和右半肝的肝门区附近见大量斑点、斑块状强回声区，并常相互融合伴有宽大声影，强回声区周围或内部有时可见双条状样细小的扩张胆管；此为堆积型肝胆管结石的典型声像图，同时往往并存胆系其他部位的结石（如胆总管结石等）；②肝左管或肝右管及其某一分支的起始部分的长轴断面，观察时内见不规则强回声团伴声影，近肝端可见扩张的树叉状肝内胆管，此型多为结石填满了多级肝内胆管或部分肝管所致。

（3）Ⅲ型：左半肝或右半肝内沿门静脉走向见散在性分布的斑点状或粗细不一的条索状等强回声，常不成团块，且声影也不典型，一般可见肝内胆管轻度扩张。此型多见肝胆管内有少量泥沙样结石患者，声像图常与胆系内气体、硬化性胆管炎等表现相混淆。

超声检查应尽可能提示结石存在部位，只要切面方法掌握恰当，一般都能明确结石存在的部位。倘若有困难，可建议做其他检查，进一步明确。

5. 临床价值

由于近年来，应用数字化、高分辨率超声仪器，超声诊断肝外胆管结石检出率有所提高，准确率可达 75% ~ 80%；由于肝是良好"透声窗"，超声检查肝内胆管结石检出率高，准确率在 80% ~ 95%；为临床选择合理的治疗方案，提供有价值的客观依据。

# 二、胆管癌

胆管癌好发于老年男性，原发性胆管癌大多数为腺癌，约占 80%，少数为未分化癌和鳞癌。

## （一）病理与临床表现

1. 病理表现

胆管癌可发生在肝外胆管的任何部位，以胆总管下端和肝胰壶腹部最为常见。肿瘤自胆管壁呈乳头状或结节状突入管腔，呈弥漫性生长，管壁增厚、僵硬、内腔变窄、堵塞，近端胆管扩张，向周围扩散，侵及肝、胆囊、胰腺、肠管和淋巴结等邻近组织。胆管癌常合并慢性胆道炎症和结石，这也可能是胆道癌的诱因；也可以继发于胰腺癌引起的胆道梗阻。

硬化型胆管癌被认为是一种特殊类型，常发生在肝管汇合处，偶尔发生在肝门部较大的肝内胆管。发生在肝左右管汇合处者称肝门型胆管癌或肝门部胆管瘤。

2. 临床表现

患者有肝区疼痛，食欲下降，体重减轻，消瘦；部分患者可有发热，类似急性胆道感染。进行性黄疸是肝管癌的最常见症状，随病情的发展可出现肝肿大、门静脉高压和腹腔积液。

## （二）声像图表现

### 1. 乳头型

呈乳头状突入扩张的管腔内，胆汁与肿块界面形成倒"U"形，肿块回声多数高于肝回声，边缘不整齐，无声影，位置固定。肿瘤所在部位的胆管壁连续中断，有的在管壁和肿瘤之间可见细线状无回声带。

### 2. 截断型

肿块在扩张的胆管内呈不规则的结节，因肿块骤然截断管腔，致使胆汁与肿块界面回声与管壁呈近似直角，肿块回声多数呈中等回声或高回声，无声影，与管壁分界不清。

### 3. 狭窄型

管壁呈不均匀增厚，膨胀性增宽，呈中或高回声带，有时与周围组织无分界。管腔逐渐狭窄或闭塞，梗阻端呈"V"形。

### 4. CDFI

可显示其内有点状或线状血流彩色信号，颇具特征。

## （三）鉴别诊断

### 1. 胰头癌

胰头部显示软组织肿大、胰头肿块、胰管扩张时，多数为胰头癌、胆管扩张，而胰管不扩张时，多数为胆管癌。如癌肿向下浸润到胰头和壶腹部则超声很难鉴别，采用 ERCP 检查有助于诊断。

### 2. 肝外胆管结石

倘若胆管结石没有声影，嵌顿后不随体位移动，很难与乳头型肝外胆管癌鉴别。应结合临床症状及其他检查明确。

## （四）临床价值

超声检查能够对胆管癌作出准确诊断，不仅能确定肿瘤发生的部位，而且能估计其程度和侵犯周围组织的情况，对确定治疗方案提供了可靠依据。

# 三、硬化性胆管炎

硬化性胆管炎分为原发性和继发性两类。原发性硬化性胆管炎也称纤维性胆管炎或狭窄性胆管炎，是一种原因不明的胆管疾病；继发性硬化性胆管炎可由多种原因所致。

## （一）病理与临床表现

### 1. 病理表现

原发性硬化性胆管炎，是一种原因未明的胆管疾病；其特点为病变胆管壁均匀性增厚，管腔狭窄，严重时完全闭塞。继发性硬化性胆管炎，由多种原因所致，如手术损伤、T 形管引流及肝动脉插管化学治疗等，多呈局限性管壁增厚、纤维化、狭窄。

### 2. 临床表现

临床表现主要有间歇性发生呈进行性加重的梗阻性黄疸，患者右上腹部疼痛，肝脾肿大，伴有发热。晚期可表现为肝硬化及门静脉高压的相应症状。

## （二）声像图表现

（1）胆管壁明显增厚，可大于 5 mm，回声明显增强。

（2）管腔内径狭窄甚至闭塞，呈僵硬的强回声带。

（3）肝内小胆管受累者，可见多数等号状强回声线。

（4）病变累及胆囊者，可见胆囊壁增厚，胆囊收缩功能减弱。

## （三）鉴别诊断

### 1. 胆管癌

浸润型胆管癌的胆管壁呈弥漫性浸润，导致管壁增厚，管腔狭窄或闭塞，并有截断感；而原发性硬化性胆管炎的管壁为均匀性增厚，呈强回声带，其闭塞近端胆管扩张较轻或不扩张，可资鉴别。

### 2. 化脓性胆管炎

化脓性胆管炎多数继发于急性胆管梗阻之后，声像图表现胆管壁明显增厚、模糊，有时呈现类似有胆囊壁水肿所致的"双边影"征。胆管扩张，管腔增宽，可见无回声区内有浮动的细密点状回声或絮状沉积物回声，可资鉴别。

### 3. 肝门部转移淋巴结

当肝门部转移淋巴结压迫胆管导致梗阻时，声像图在梗阻部位显示软组织团块，界限清楚，体积较大，回声相对较低。而硬化性胆管炎，管壁增厚，内腔变窄，回声增高，胆总管内径常 <4 mm；节段性或局限性原发性硬化性胆管炎时上段胆管可轻度扩张，以资鉴别。

## （四）临床价值

超声影像诊断硬化性胆管炎，可显示部位、范围和炎症程度，并可与胆管壁增厚的疾病进行鉴别，提示早期诊断的依据，具有临床意义。

# 四、化脓性胆管炎

化脓性胆管炎是由急性胆管梗阻和急性化脓性炎症所致，其中主要病因为胆管结石、胆道蛔虫及赘生物等，常需紧急手术处理。

## （一）病理与临床表现

### 1. 病理表现

本病的病理特点为胆道梗阻和化脓性感染，胆管壁充血、水肿、增厚，黏膜破坏，胆管扩张，胆管腔内充满脓性胆汁或脓液，并可合并胆管内气体存在。

### 2. 临床表现

患者上腹部顶胀性疼痛或绞痛，继而寒战、高热、恶心、呕吐等；严重者，可出现昏迷、休克等，甚至出现黄疸及夏科综合征的表现。体征为上腹部压痛、肌紧张，有时可触及肿大的胆囊，外周血白细胞计数和中性粒细胞比例明显升高。

## （二）声像图表现

（1）胆总管扩张及肝内多个胆管扩张，以胆总管扩张最明显，直径可达 1.7 ~ 4.5 cm。

（2）胆总管内出现细点状回声或胆泥沉积，在扩张的胆总管内有局限性强光点或强光斑回声。胆总管的管壁有不同程度增厚、粗糙。

（3）多数患者可显示胆管梗阻部位的结石或蛔虫回声。

（4）胆囊扩张伴有胆泥沉积，胆囊肿大，囊壁呈"双边影"征；囊内除结石外，可探及点状、絮状或团块状回声，后方不伴声影，可随体位改变而缓慢移动。

### （三）鉴别诊断

化脓性胆管炎发病急骤，有症状严重的临床表现和声像图表现特征，即可提示诊断。需要鉴别的疾病主要是硬化性胆管炎和单纯性胆管结石急性梗阻，前者以进展缓慢的胆管壁增厚为特征，后者发病急骤，但无急性感染的证据，与急性化脓性胆管炎容易鉴别。胆道蛔虫病根据上腹部剧烈疼痛，超声影像显示扩张的胆管内呈现均匀条状或等号状回声带的声像图特征，容易与本病鉴别。

### （四）临床价值

超声检查化脓性胆管炎，具有较高的敏感性和准确性，优于其他检查方法。超声能直观显示肝外胆管增粗、管壁增厚、回声增强及管腔内密集点状回声或沉积物的弱回声特征，迅速作出诊断，对争取早期诊断和治疗有重要价值。

## 五、胆道蛔虫病

胆道蛔虫病，是由肠道内蛔虫经十二指肠乳头开口钻入胆道所致。蛔虫停留于肝外胆管者约占80%，偶尔可进入胆囊或肝内胆管。

### （一）病理与临床表现

1. 病理表现

钻入胆管的蛔虫，多居于胆总管内，有的偶尔可进入胆囊或肝内胆管。多数为1条蛔虫，也可为多条。钻入的蛔虫可造成胆管扩张及胆管不完全阻塞和继发胆道感染。蛔虫进入胆道后可以存活1个月左右，还可以蛔虫残体为核心形成结石。

2. 临床表现

患者上腹部有剧烈钻顶性疼痛或绞痛，时作时止，并向背部或右肩部放射，间歇时如常人，常伴有食欲不振、恶心、呕吐，可有四肢发凉、出冷汗。严重者可有轻度黄疸，如有继发性感染，则出现胆管炎或胰腺炎的表现。

### （二）声像图表现

（1）胆囊或胆管的暗区内，可见均匀的中等回声或高回声条索状虫体回声。

（2）条索状物两侧边缘为两条平行的强回声带，呈等号状，也称"通心面"征。

（3）蛔虫钻入胆囊后，呈现为弧形或蜷曲样管状回声。

（4）活的虫体在声像图上，可见蛔虫在胆囊或胆总管内蠕动情况。

（5）胆总管可轻度扩张，一般0.7～1.2 cm。

（6）死虫体无活动，虫体可呈索条状弓形、S形、弧形等不同形状，停留时间较长时，虫体的回声表现为模糊或增强。

### （三）鉴别诊断

1. 与脓栓、黏稠胆汁、血块等相鉴别

胆管内呈现均匀条状或等号状回声带，可以准确诊断胆道蛔虫病。如果能观察到虫体蠕动，诊断更加可靠。当虫体断裂破碎后，其声像图与胆管内无声影的结合、脓栓、黏稠胆汁、血块和沉积物等回声则不易鉴别，应结合临床资料综合分析，才能确诊。

2. 与胆总管留置的 T 形管相鉴别

T 形管呈平行的四线回声，回声细而僵直，结合病史，鉴别并不困难。

若鉴别诊断有困难，建议做 ERCP 检查，ERCP 检查能直接看到进入胆管的虫体。

### （四）临床价值

超声诊断胆道蛔虫病，方法简便、迅速、可靠，不仅可以直观地显示钻入胆道内的蛔虫，而且可以及时发现并发症，对胆道急诊的鉴别诊断是一种有效方法，具有重要的临床应用价值。

## 六、胆道积气

### （一）病理与临床表现

1. 病理表现

胆道积气是胆系疾病的一种并发症，常继发于胆道手术、胆肠内引流、T 形管引流、胆道内瘘、胆道产气菌感染以及不同原因引起的奥迪括约肌松弛等疾病导致气体在胆道内积聚。由于体位关系，气体多积聚于肝右前叶和肝左内侧叶胆管内。

2. 临床表现

患者上腹部疼痛、发热，并伴有腹胀、恶心、呕吐、食欲不振。由于原有胆道疾病临床症状和体征的掩盖，胆道积气多被临床医师忽视。

### （二）声像图表现

（1）胆管内可见强回声斑点或小光团，并沿胆管排列而呈明亮串珠状或粗线状，有明显活动性和闪烁感，后方回声不恒定，常见多次反射，呈彗星尾样。

（2）门静脉气体强回声，其特征为多断面检查均在门静脉腔内，此类患者多见严重肠道坏疽合并产气菌感染，其临床症状危重。

（3）胆管积气和结石并存时，经多体位、多切面检查，位置稳定，大小、形态和"干净"的声影是结石的特征；而后方曳有彗星尾样者，则为气体回声。

### （三）鉴别诊断

1. 肝内胆管结石与胆道积气

肝内胆管结石沿肝内胆管分布，有贴近门静脉的斑片状或条索状强回声，后方伴有"干净"的声影，结石近端小胆管扩张。而胆道积气是在胆道内产生很强回声，其后方曳有彗星尾状多重回声，且有随呼吸运动闪烁性移动，位置、形态、声影均不稳定为其特征，以资鉴别（表 8-2）。

表 8-2  肝内胆管结石与胆道积气声像图鉴别

| 项目 | 肝内胆管结石 | 胆道积气 |
| --- | --- | --- |
| 形态与回声 | 肝内胆管腔内呈小团块声强回声 | 胆道内呈串珠状或粗线状明亮强回声 |
| 后方声影 | 呈条状、干净声影 | 呈多次反射，似彗星尾样 |
| 胆管 | 局部胆管扩张 | 无 |
| 活动性 | 无移动 | 随呼吸有闪烁性移动 |

2. 瓷器样胆囊（胆囊钙化）

慢性胆囊炎的胆囊壁发生纤维性退行性变，继而有广泛的钙盐沉积形成瓷器状，即所谓瓷器样胆囊。当声束不能穿透胆囊壁时，胆囊不能显示，仅表现为胆囊床强回声带伴有声影，有时因钙化灶硬而小，形成类似金属物回声其后方的彗星尾样，与本病难于区别，可以结合 X 线、CT、ERCP 检查明确诊断。

### （四）临床价值

超声检查胆道积气常可以提示胆道疾病，特别是胆道肠管内瘘和反流性胆管炎多数合并胆道积气。超声检查可以寻找胆道积气的病因，如胆道感染、奥迪括约肌松弛等潜在疾病，具有一定临床应用价值。

## 七、先天性胆管疾病

先天性胆管疾病，主要包括先天性胆总管囊状扩张、先天性胆道闭锁和先天性胆管狭窄。依据其发生部位的不同可分为 3 种类型：①发生在肝外胆管者，称为先天性胆总管囊状扩张症；②发生在肝内胆管者，称为先天性肝内胆管囊状扩张症；③发生在毛细胆管者，称为先天性肝纤维化。

### （一）先天性胆总管囊状扩张症

先天性胆总管囊状扩张症，又称先天性胆总管囊肿，其病因目前尚不明，众多学者认为，可能是胆管壁先天性薄弱，当胆管末端受阻以致管内压力增高时，管壁扩大成囊状。

1. 病理与临床表现

（1）病理表现：镜下可见胆管扩张，内含胆汁栓，门静脉和胆管周围纤维化，胰腺也可纤维化，晚期可有腹腔积液。

病理分为 4 种：①囊肿型；②憩室型；③肠内脱出型；④混合型。

（2）临床表现：本病女性多于男性，多见于儿童或年轻人。发病年龄多在 1 周岁以内，也可见于青壮年。常因胆道感染而产生上腹部疼痛；黄疸在出生后数日开始，2 个月后可明显加重，如梗阻及感染较轻者，可延迟数月或数年发生黄疸，半数患者呈持续性，也可有间歇现象；患者有畏寒、发热，常与黄疸、疼痛伴发。体格检查有黄疸，肝脾肿大；大部分患者可触及右上腹部包块，呈囊性感，固定不动，有轻度压痛。

2. 声像图表现

（1）胆总管呈球形，液性暗区，管壁为光滑的强回声线。

（2）囊内为无回声区，后方回声增强，有时伴有结石强回声团。

（3）囊肿的近侧胆管不扩张，可显示与囊肿相连接，胆囊有时因受压而贴向腹前壁。

（4）囊肿的大小和张力常有变化。

3. 鉴别诊断

（1）胰腺假性囊肿：多数位于胰腺附近，囊肿后壁与胰腺相通，主要病因是胰腺炎和腹部外伤史，若囊内见有胰管回声，鉴别诊断较容易。

（2）肝囊肿：在肝内出现圆形或椭圆形无回声区，囊壁菲薄，边缘整齐光滑，与周围组织界线分明，多伴有侧边声影。而先天性胆总管囊状扩张症，则位于胆总管呈球形无回声区，囊性无回声区的大小在连续数次检查中可见，与肝密切相连。而肝囊肿与胆总管相连，以资鉴别。

4. 临床价值

超声显像检查是一种简便而准确的方法，可迅速作出诊断。通过随访复查，监测囊壁的变化，对早期发现癌变有重要价值。

## （二）先天性肝内胆管囊状扩张症

先天性肝内胆管囊状扩张症又称犬罗利（Caroli）病，是 1958 年 Caroli 首先报道。本病男性多于女性，多数在儿童或青年时被发现。病变可累及整个肝或局限于 1 个肝叶或肝段内的胆管扩张。

1. 病理与临床表现

（1）病理表现：主要病理改变为肝内胆管呈交通性囊性扩张，病变可累及全肝或局限于 1 个肝叶及肝段的胆管扩张，其扩张的囊腔内含有胆汁，部分合并结石。

（2）临床表现：轻者可不出现症状，当胆管扩张范围较大，同时并发结石或感染时，则表现为右上腹剧烈疼痛、发热、黄疸、肝肿大。病情严重时，呈现类似急性肝脓肿或急性化脓性胆囊炎临床表现，甚至发生败血症。

2. 声像图表现

（1）肝内胆管走行一致的囊状或柱状无回声区，与胆管相通。

（2）囊壁回声增强，不规整，欠光滑。

（3）继发感染后囊腔无回声区内可见细密点状回声，严重时囊腔不能显示，呈现杂乱高回声团块。

（4）囊腔的多少和大小差别较大，少则 1 个，多则大量囊腔形成蜂房状回声区，互相交通。

3. 鉴别诊断

（1）肝囊肿：肝囊肿呈圆形，囊壁光滑规整，分布在肝实质中与胆管无相通，而 Caroli 病则肝内胆管呈囊状或柱状扩张，有交通性，囊壁回声增强，不规整，欠光滑等，以资鉴别。

（2）多囊肝：呈现大小不等、互不相通的圆形或椭圆形无回声区；前后囊肿可不规则重叠，邻近囊肿相互挤压，使无回声区不规整，囊壁回声强弱不均，与胆管不相通；常合并多囊肾，甚至多囊胰、多囊脾，具有家族性和遗传性特点，以资鉴别。

（3）硬化性胆管炎：呈不同程度的局部胆管狭窄，有时出现近端胆管轻度扩张，但其管壁明显增厚，回声增强，有僵硬感。而肝内胆管囊状扩张症呈囊状或柱状无回声区，与胆管相通，囊腔回声强而清晰，囊壁欠光滑、规整，结合临床，以资鉴别。

4. 临床价值

超声检查对先天性肝内胆管囊状扩张症，诊断灵敏而准确，且方法简便、无创、无痛苦。同时还能了解肝内胆管扩张的部位、范围和程度，为临床选择合理治疗方案，提供可靠依据。

## （三）先天性胆道闭锁

先天性胆道闭锁，是新生儿持续性黄疸的最常见原因。由于胚胎发育畸形或炎症感染使胆管上皮破坏增生，导致胆管阻塞所致。

1. 病理与临床表现

（1）病理表现：病理改变有 2 种，①胆管闭锁，肝内外胆管全部闭塞；②胆管上皮部分被破坏而有狭窄形成，但尚未完全阻塞。本病由于胆汁排泄受阻，肝因胆汁淤积而增大，质地硬，久之便发生胆汁性肝硬化、门静脉高压，最后胆管腔消失。

（2）临床表现：婴儿出生 1~2 周后出现进行性加重的黄疸、陶土色粪便；继而食欲下降，肝脾肿大，最终出现门静脉高压症状。

2. 声像图表现

（1）肝内型：肝肿大，肝内回声均匀性增强，肝内外胆管、胆囊均不能显示，有的在胆囊床显示无胆汁充盈的高回声带；脾肿大，晚期可见脾静脉扩张、腹腔积液等门静脉高压的声像图征象。

（2）肝外型：肝肿大，肝内胆管扩张。闭锁部位在胆囊管汇合以下，胆囊及近端肝外胆管扩张；闭锁部位在汇合口以上者，胆囊及远端肝外胆管均难以显示；胆囊管闭锁者，胆囊管及胆总管远端闭锁者，胆总管近端扩张而胆囊不能显示。

（3）肝内外胆管闭锁：可见肝内外胆管都不扩张，胆囊不显示，胆囊窝处仅见稍强的粗带状回声，肝实质损害严重，甚至有肝硬化图像出现。

3. 鉴别诊断

超声检查不显示肝内外胆管和胆囊（肝内型）或显示肝内胆管广泛扩张（肝外型），对先天性胆道闭锁容易作出诊断。

（1）肝内型：先天性胆道闭锁要与新生儿肝炎鉴别，后者血清中甲胎蛋白增加，经治疗后，病情会好转，肝内胆管和胆囊可以显示，以资鉴别。

（2）肝外型：先天性胆道闭锁应与先天性肝内胆管囊状扩张症鉴别，后者扩张的肝内胆管壁回声增厚，且无持续性梗阻性黄疸的临床特征，以资鉴别。

4. 临床价值

超声检查对先天性肝外型胆道闭锁的诊断，是迄今为止较为敏感的检查方法，故应充分利用这一优势，及早手术矫正；对挽救患儿生命，具有重要价值。

# 八、梗阻性黄疸鉴别诊断

黄疸在临床上较为常见，黄疸是由于胆红素代谢障碍，导致胆红素在血液和组织中积聚的一种症状。当胆汁在肝内至十二指肠乳头之间的任何部位发生淤积，均可出现阻塞性黄疸。

## （一）病理与临床表现

1. 病理表现

肝外胆道阻塞，结合胆红素、胆盐通过破裂的毛细胆管注入肝窦或经过损害的肝细胞流入肝窦；电镜下可见毛细胆管扩张，并与窦周隙相通，胆汁可由此反流入肝淋巴液和肝窦内引起黄疸。肝内梗阻往往局限于肝内，肝内肿瘤、结石或胆管炎使胆管闭塞而形成黄疸。

2. 临床表现

梗阻性黄疸除原发疾病引起的症状和体征外，常见黄疸，黏膜及皮肤可转为黄绿或绿褐色，皮肤瘙痒，尿似浓茶，大便色淡如陶土色。如有感染可有畏寒、发热、恶心、呕吐、腹泻、营养不良等。

## （二）声像图表现

### 1. 肝内胆小管扩张

正常肝左、右管（一级胆管）内径为 2～3 mm，＞3 mm 则提示有扩张。若二级以上肝内胆管显示清晰，并与伴行的门静脉分支形成小"平行管征"，是肝内胆管轻至中度扩张的标志。重度扩张时，扩张的胆管后方回声增高，管道多叉，管壁不规则。扩张的胆管呈树枝状向肝门部汇集，相应的门静脉分支受压而显示不清，其形态往往呈现一种"星状"结构。如阻塞较剧，时间较长，扩张的胆管可延伸分布到肝实质边缘。

### 2. 肝外胆管扩张

肝外胆管上段内径为 8～10 mm 者为轻度扩张，＞10 mm 者为显著扩张。其扩张的胆管与伴行的门静脉管径相近时，肝门部纵断面出现两条平行的管道，称"平行管征"或"双筒猎枪征"。国外学者提出胆总管内径＜7 mm 为正常，＞11 mm 以上，即为明显的胆管阻塞征。

### 3. 胆囊形态改变

胆囊管以上水平梗阻时，胆囊缩小或不显示。胆囊管或胆总管梗阻时出现胆囊增大，淤滞浓缩胆汁中的有形成分使胆囊腔内弥漫，充满弱回声、中等回声或高回声光点，但无声影，改变体位时可见移动。

## （三）鉴别诊断

（1）胆总管扩张，提示胆道下端梗阻（包括胰上段、胰腺段及壶腹部）。

（2）胆总管正常或不显示，而肝内胆管、肝左管、肝右管扩张，提示肝门部梗阻。

（3）胆总管、肝总管不扩张，肝左右管有两侧扩张或一侧扩张或整个胆道均未见扩张则为肝内阻塞。

（4）仅有胆囊增大，肝内、肝外胆管正常者多为胆囊管阻塞。

（5）一般情况下，胆囊增大提示下端梗阻，胆囊不增大提示上端梗阻。

## （四）临床价值

超声检查已作为梗阻性黄疸鉴别诊断的首选方法，诊断的准确率为 95%。但对梗阻病因的诊断，准确率不超过 50%，说明超声影像检查对病因诊断尚有一定困难。对肥胖及胃肠胀气患者检查胆总管下段病变时均难显示，应结合 ERCP 和 PTC 等检查，可提高诊断准确性。

# 九、胆囊、胆道超声造影

超声造影是超声医学研究的重大课题，随着新型超声造影剂的不断研发、应用和相关造影成像技术的飞速发展，已取得了突破性进展。

超声检查时发现胆囊病变和胆道扩张，一般都具有典型的临床症状，也容易被 X 线造影而确诊。但是，轻度患者的临床表现不典型，临床上常不出现黄疸或是有轻度或可疑的黄疸史，超声检查或其他检查也往往难以确诊，更难以确定胆道有否存在梗阻病变。超声造影检查比二维超声更容易判定是否存在梗阻病变，对某些恶性病变引起胆道梗阻的患者，超声造影检查可以有效地判定梗阻部位、范围、形态，进行鉴别诊断，对胆系疾病的诊断发挥重要作用。现将部分学者的研究报告介绍如下。

1. 中药快速胆囊、胆道造影

早晨空腹 B 超检查，然后口服中药快速造影剂 100 mL，于 15～30 分钟后实施 B 超检查，将其结果分别对照。主要观察胆囊疾病或胆道因气体干扰显示不清者，通过对比超声造影前后的胆囊大小，以判断其收缩功能及胆管情况，胆囊功能以厚径或面积作为判断指标，如在半小时内收缩 >1/3，皆应视为胆囊排空功能正常，如 <1/3，应结合临床综合分析，此方法与病理检查结果对照，符合率为 92.6% 。对于肝外胆管中下段疾病的研究，该造影剂能排出胃肠道气体，促进肝细胞分泌胆汁，使胆道充盈，声像图显示清晰，胆管显示率（疾病组）82.5% 。

2. 口服硫酸镁法

按常规 B 超检查胆囊、胆道并记录，然后空腹口服 50% 硫酸镁 30 mL，服后 30 分钟、45 分钟、75 分钟观察胆囊、胆道并与未服药检查结果对比分析得出结果。

3. 口服山梨醇加饮水法

早晨空腹 B 超检查胆囊、胆道，然后口服山梨醇溶液 30～50 mL，待 10～15 分钟后饮水 300～400 mL，右侧卧位 3 分钟，待液体流入十二指肠，排出十二指肠内气体，再进行胆道检查，可显示胆道下段病变，据以诊断。

4. 注射利胆剂法

注射利胆剂 50 分钟后再次超声检查，采用利胆法后胆管径增宽作为阳性指标，其诊断特异性可达 94% ，对胆管疾病的早期诊断，具有重要的参考价值。

5. 脂肪餐法

食用 2 个油炸鸡蛋，30～45 分钟后复查，观察胆管径的变化，若胆管径缩小多可排除梗阻，胆管径增大或不变（仍保持轻度扩张状态），可提示存在梗阻，此现象是超声判断早期梗阻的重要依据。

胆囊、胆道超声造影的基本原理：脂肪餐、中药胆囊胆道造影剂、硫酸镁、山梨醇、利胆剂都能刺激十二指肠黏膜释放缩胆囊素，进而产生 3 种作用，①胆囊收缩，将胆汁排入胆总管；②刺激肝实质分泌胆汁，甚至胆囊已切除的患者，肝外胆管中胆汁流量也会增加；③使奥迪括约肌松弛，以便胆汁排入十二指肠。

胆囊、胆道超声造影是一种功能性动态观察的检查方法，正常或异常的反应有助于对生理性或病理性扩张作出鉴别，从而能提高诊断的准确率。通过造影对胆囊收缩的功能及胆道的显示，可提高病因诊断水平。

# 十、肝外胆管下段超声显像方法简介

声像图显示肝外胆管扩张，是超声诊断阻塞性黄疸的主要指征。肝外胆管发生梗阻后，胆管扩张，直至胆管内压力高于肝细胞分泌压的失代偿阶段临床上才出现黄疸。

胆管扩张时，管径与伴行的门静脉出现 2 条平行的管道，Weil 称为"双筒猎枪征"，对于提示肝外胆管扩张是一个重要指标。胆管长度的测量，对梗阻部位的判断有参考价值。一般从肝左、右管汇合口计算，扩张胆管的长度若 >3.5 cm，可认为胆总管梗阻；若 >9 cm，可判断壶腹部及乳头部梗阻。

肝外胆管下段是病变的高发部位，然而超声显示却较困难，其原因主要是胆管前方有胃肠腔内的气体干扰并且胆汁的充盈条件较差。因此，设法减少气体的干扰并且增加胆汁的充盈状态是提高下段胆管显示率的关键，也是提高或改进胆系疾病超声诊断的关键。

在超声检查中，肝外胆管下段显示不佳时，可试用以下 7 种方法。

1. 限制饮食

在超声检查前做胃肠道准备，以减少气体干扰，能获得一定改善效果。具体方法是检查前三日禁食多渣和易产气食物，检查前一日晚餐限进流食，睡前给缓泻药如番泻叶 5 g，检查当日禁早餐。

2. 口服二甲硅油

检查前口服二甲硅油 20 mL，待 10 ~ 20 分钟后饮水 300 ~ 400 mL，待 15 ~ 20 分钟后再实施超声检查，可提高显示效果。

3. 口服葡萄糖溶液

检查前口服 50% 葡萄糖溶液 40 mL，待 15 ~ 20 分钟后饮水 300 ~ 400 mL，待 15 ~ 20 分钟再施行超声检查，显像效果较满意。

4. 饮水法

饮用温水 500 mL，然后右侧卧位，使水充盈胃窦和十二指肠，并在此部位用力向两侧移动探头，把气体推移开，以便下段胆管及胰头得到较好的显示。

5. 脂肪餐法

早晨空腹进食 2 个油煎鸡蛋，引起胆囊收缩，45 分钟至 1 小时后复查 B 超。若存在梗阻病变，则胆汁排出不畅或受阻，管腔内压力升高，胆管充盈增宽，此时探头紧压腹壁易推开胆管与探头之间的胃肠气体，使胆管可显示段延长，有助于下段胆管和壶腹部病变的显示。

6. 体位法

患者取胸膝位，使上身降低，臀部抬高，超声探头反复挤压胆管部位腹壁，可使胆管下段的结石，从位置深在的下段上移，而得到显示。若胆管仅轻度扩张，患者可在脂肪餐后采取此体位，因胆汁大量排入胆管，结石容易上移。此体位也有助于对声影的强回声及弱回声结石、胆泥、肿瘤等作出鉴别诊断。如果病情较重，不能取胸膝位时，可取仰卧位，调整床面，使患者呈头低足高位，也能获得较好效果。

7. 探头侧转法

超声检查在胆总管下段，以顺时针向右侧转 0° ~ 90°，有助于显示胆总管下段和壶腹部病变，倘若胆管扩张时，可采取自肝门向下做连续横断面扫查追踪病变，可获得较好的效果。

综合应用上述方法，对肝外胆管下段病变的显示率，可有明显提高，从而能够提高超声诊断的准确率。

（王　刚）

# 第九章

# 肾、输尿管和膀胱超声诊断

## 第一节 肾脏超声检查方法与正常声像图

### 一、检查方法

#### （一）仪器条件

肾脏超声检查宜采用中高档实时超声诊断仪，常规应用凸阵、线阵。由于肾上腺有时受肋骨遮挡显示不清，用凸阵、扇扫式或小型凸阵探头扫查更好。探头频率选用 3.5 ~ 5 MHz，婴幼儿和体型瘦小成人可用 5 ~ 7 MHz。

仪器调节：大致按肝脏超声检查中规定的仪器调节方法进行。

#### （二）检查前准备

一般无需特殊准备。但若同时检查膀胱、输尿管、前列腺或盆腔其他结构，可让被检查者在检查前保持膀胱充盈（注：饮水后如果过度充盈膀胱，可能使肾盂、肾盏显示格外清晰，勿误诊为"肾盂扩张"或"肾积水"）。

#### （三）体位和扫查途径

既可采用仰卧位，也可采用左、右侧卧位；俯卧位比较少用。

1. 侧卧位经侧腰部扫查

（1）左侧卧位检查右肾：被检者右手抬举至头部，检查者在右腰部利用肝脏为声窗对右肾纵断面和冠状断面检查，即右肾长轴断面。

（2）右侧卧位检查左肾：被检查者左手上举至头部，检查者在左腰部利用脾脏为声窗对左肾进行纵断面和冠状断面扫查，即左肾长轴断面。

注意：肾的冠状断面扫查以肾门为主要标志。它是全面观察肾脏细微结构（包括包膜、皮质和髓质、肾盂、肾盏和肾血管）极为重要的长轴断面，可用来显示肾与腰大肌、脊柱等结构相邻关系；有利于肾脏长宽径的准确测量，还便于与肾盂 X 线造影、MR 等影像检查做比较观察。此外，在左肾还可以显示肾门血管，特别有利于检测左肾动脉血流有无异常。

（3）侧卧位肾脏横断扫查：应自上而下或自下而上进行一系列肾脏横断面扫查，常需呼吸配合，其图像质量常较背部扫查为好。

2. 仰卧位前腹壁扫查

被检者仰卧于诊断床上，双臂置于枕旁。此体位适合于右上腹经肝右肾扫查（纵断和横断，需深吸气屏气配合）。左上腹部因有胃气干扰，此途径观察左肾存在困难，需饮水使胃充盈，坐起来再查。这种扫查技术，对于观察左肾及其邻近器官如胰尾、脾脏及血管等非常有利，值得重视。

3. 俯卧位背部扫查

用于经腹扫查困难者。俯卧位由于第 12 肋遮挡，扫查时被检者需要深吸气，肾脏纵断扫查不易充分显示肾上腺。也可根据长轴进行肾脏自上而下的横断扫查。

### （四）扫查步骤及方法

1. 肾的长轴扫查

包括肾脏纵断面和冠状断面扫查。观察肾脏长轴系列断层图像及其与邻近器官的关系。还可在被检者深呼吸或屏气时扫查，根据需要停帧摄影或录像记录。

2. 肾的横断扫查

将探头沿肾脏长轴旋转 90°，嘱被检者深吸气进行肾的系列横断面观察。自肾上腺开始经肾门至肾下极来回进行。在肾门水平检查时需注意肾血管及附近有无肿物和淋巴结肿大。

3. 重点进行二维超声检查

根据需要进行 CDFI、频谱多普勒超声检查和必要的记录。

## 二、正常声像图

### （一）肾脏的纵断面

肾脏的纵断面呈椭圆形或扁卵圆形，肾的包膜清晰、光滑。肾皮质呈均匀的中低水平回声，肾锥体呈圆形或三角形弱回声区；小儿肾锥体回声更弱，勿误诊为小囊肿。肾中央部分为肾窦区，包括收集系统（肾盂、肾盏）、血管和脂肪，呈不规则的高水平回声。肾皮质和肾锥体之间短线或点状较强回声代表弓形血管。高分辨率仪器常能清楚地显示肾盏、肾盂轮廓，甚至包括其中无回声的含液部分。彩色多普勒超声能够清晰显示肾动静脉及其肾内分布。

### （二）肾脏的横断面

肾脏的横断面在肾门部呈马蹄铁形，靠近肾的上极或下极则呈卵圆形或圆形。同样，肾的周缘部分为均匀低水平回声，中心部分为不规则的强回声。在肾门部常见肾血管的图像。

### （三）肾脏的冠状断面声像图

肾脏的冠状断面是与纵断面不同而又非常重要的长轴断面。它能够显示肾脏和肾周全貌，包括肾包膜、实质（皮质、髓质）、肾盏和肾盂以及肾动静脉。

### （四）正常肾脏超声测量

1. 测量方法

应寻找肾的最大冠状断面测出其长径和宽径，最好在肾门水平横断面上测量厚径，最大纵断面也适合于肾脏长径测量。注意尽可能选择整个肾脏包膜显示最清晰时，冻结图像并测量。

体外实验超声测量研究说明，若不重视上述测量方法，肾脏长径测量值容易过小，厚径测量值可能偏大。

2. 正常值

根据北京大学第三医院 143 例（17 ~ 65 岁）286 只正常肾超声测量研究资料显示，2 ~ 3 倍标准差和标准误差（0.04 ~ 0.05）均在合理水平。以下正常值可供参考。

男组：平均肾长径（10.6 ± 0.6）cm，宽径（5.6 ± 0.5）cm，厚径（4.2 ± 0.4）cm。

女组：平均肾长径（10.4 ± 0.6）cm，宽径（5.4 ± 0.4）cm，厚径（4.0 ± 0.5）cm。

（郑陈鹏）

# 第二节　输尿管、膀胱超声检查方法与正常声像图

## 一、输尿管超声检查方法

### （一）仪器条件

输尿管超声检查与肾脏检查相同，首选凸阵探头，频率 3.5 MHz 或以上，小儿可用 ≥ 5 MHz 探头。二次谐波成像和实时复合扫描技术有助于清楚显示输尿管腔及其微小病变。

### （二）检查前准备

嘱患者饮水 300 ~ 500 mL，待膀胱充分充盈后检查。必要时肌内注射呋塞米后检查（呋塞米试验），以发现输尿管不完全阻塞和不典型狭窄。

### （三）体位和扫查方法

1. 仰卧位

患者仰卧，双上肢自然上举，充分暴露腹部至耻骨联合。

（1）经侧腹壁—肾脏行冠状断面扫查：注意利用肾脏做声窗显示肾门，除了解肾盂有无扩张外，重点观察肾盂和输尿管连接处及输尿管上段有无扩张、狭窄、黏膜增厚及其他疾病。扫查时适当加压，可排除肠气干扰。

（2）经前腹壁沿输尿管近段走行方向自上而下行纵断面扫查：在主动脉和下腔静脉外 2 cm 左右追踪观察有无扩张的输尿管腹段，其管壁有无异常。

（3）经腹壁膀胱充盈观察输尿管远段有无扩张及病变：①耻骨联合上方横断和斜断面扫查膀胱三角区，观察输尿管的壁间段及其开口处，了解有无扩张、结石；②CDFI，有助于显示双侧输尿管口有无喷尿现象和有无不典型小结石（显示快闪伪像）。

2. 侧卧位

侧卧可充分暴露前腹、侧腹及背部。先显示肾脏长轴及肾门结构，观察肾盂和输尿管连接处有无病变。然后沿输尿管走行自上而下行纵断扫查，观察输尿管腹段有无病变。该体位可分别从前腹、侧腹及背部进行补充扫查。

少部分患者需俯卧位经背部做肾脏冠状扫查，显示肾门结构、肾盂和输尿管连接部后，再沿腰大肌走行对输尿管腹段进行纵断面扫查。此体位由于髂骨影响，不能显示输尿管中下段。

## 二、输尿管正常声像图

正常输尿管较细，位置较深，故声像图一般不易显示。膀胱高度充盈时，经腹壁—膀胱斜行扫查，可见输尿管盆腔段及膀胱壁间段显示 <5 mm 的细管状结构，输尿管开口处有轻微隆起，略向膀胱突起；经腹壁—膀胱横断扫查，可见膀胱背侧一对输尿管开口处的轻微隆起，CDFI 显示双侧输尿管口喷尿现象，似红色火苗状交替出现（图 9-1）。

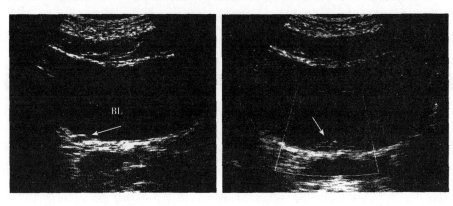

图 9-1　膀胱输尿管开口部位（↑）二维超声图及 CDFI 显示红色喷尿现象

## 三、膀胱超声检查方法

### （一）仪器条件

1. 经腹部膀胱超声检查

采用实时超声诊断仪，首选凸阵探头，也可选用扇扫、线阵，频率 3.5~5 MHz。儿童可用 5~7 MHz 探头。

2. 经直肠超声检查

可用线阵或双平面探头，频率 5~9 MHz。适用于对膀胱颈部、三角区和后尿道细微病变的观察。

3. 经尿道膀胱内超声检查

经尿道膀胱内超声检查仅用于膀胱癌分期。可采用配有尿道探头的超声仪，需由泌尿科医生通过膀胱镜插入带球囊旋转式高频探头，频率可达 10~12 MHz，做 360°旋转式扫查。

### （二）检查前准备

经腹部和经直肠扫查需适度充盈膀胱。嘱患者憋尿或在检查前 40 分钟饮水 500 mL 左右，直至有明显的尿意。避免过度充盈膀胱。必要时可通过导尿管向膀胱注入无菌氯化钠溶液 250~400 mL。经尿道扫查应对探头和器械按规定进行浸泡消毒。

### （三）体位

经腹部扫查患者采用仰卧位，充分暴露下腹部至耻骨联合。经直肠扫查采用侧卧位，暴露臀部和肛门区。经尿道扫查采用膀胱截石位。

### （四）扫查途径和方法

**1. 经腹部扫查**

在耻骨联合上方涂耦合剂。首先进行正中纵断扫查。在清晰显示膀胱和尿道内口后，将探头分别向左右两侧缓慢移动，直至膀胱图像消失。然后进行横断扫查，先朝足侧方向扫查膀胱颈部及三角区，随后将探头向上滑动直至膀胱顶部。

**2. 经直肠扫查**

患者先排净粪便，必要时行清洁灌肠，检查前先行直肠指检，了解直肠情况。手枪式或棒式的直肠探头外套以乳胶套，排气后涂以润滑剂，将探头缓慢插入直肠内约 8 ~ 10 cm 直接检查；或从探头进水管注入驱气水 50 ~ 100 mL 做间接检查。探头缓慢从内向外移动或自外向内移动，每次可移动 0.5 ~ 1.0 cm，做一系列的横切、纵切或行 360°转动扫查。用高速辐射仪时，探头可移动 360°，并自内向外然后自外向内移动探头，做一系列横切扫查。

**3. 经尿道扫查**

此法宜与膀胱镜检查合用。在退出外套管之前经尿道置入无菌尿道探头，故不增加患者痛苦。经外套管上的输水管注入氯化钠溶液，适当充盈膀胱。由外向内缓慢移动探头做 360°旋转扫查，对膀胱壁各部位依次全面观察。

在对膀胱扫查过程中，重点观察膀胱壁的轮廓、各层回声的连续性和完整性、厚度，内壁有无局限性凹陷或隆起。注意有无占位性病变以及其浸润程度；对占位性病变应做 CDFI 和频谱多普勒检查，注意肿物内血流信号特征。

## 四、膀胱正常声像图

在尿液充盈条件下，膀胱壁整齐光滑，厚薄均匀，黏膜—黏膜下和肌层很薄，层次清晰（图 9-2）。

膀胱的外形：正中纵断面略呈钝边三角形，其底部较尖，尿道内口则以微凹的"V"形为特征（图 9-2A）。膀胱的正中旁断面呈圆形。在下腹部耻骨联合水平以上做横断面扫查时，膀胱大致呈圆形（图 9-2B）；自此平面向足侧倾斜扫查时，因受骨盆侧壁影响，膀胱的两个侧壁陡直，故外形略呈"方形"，但其四角圆钝。

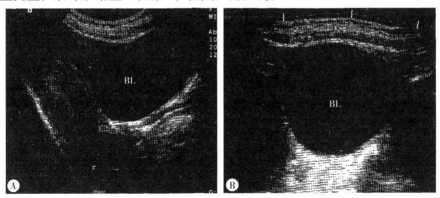

**图 9-2　正常膀胱声像图**

A. 纵断面，显示女性膀胱（BL）与子宫—阴道关系；B. 横断面（耻骨联合以上水平）

注意事项：

（1）在膀胱未充盈条件下，黏膜皱襞和肌层变厚，不宜进行膀胱壁尤其是黏膜厚度的测定。

（2）对于膀胱壁各个部分，包括膀胱三角区以及双侧输尿管口附近，左、右侧壁和前壁，均应做全面扫查。

（3）膀胱前壁、后壁图像容易受伪像干扰，采用组织谐波成像技术（THI）可能有所改善。

（4）为了仔细辨认膀胱前壁有无肿物及血流信号，可以采用 7~14 MHz 高频探头。

（张　茜）

# 第三节　多囊肾

多囊肾为先天性遗传性双肾发育异常，分常染色体显性遗传多囊肾病（autosomal dominant polycystic kidney disease，ADPKD）和常染色体隐性遗传多囊肾病（autosomal recessive polycystic kidney disease，ARPKD）两类。前者也称成人型，比较多见，发病年龄一般在40~60岁，多以腹部肿物、高血压、血尿、腰痛等来诊。后者也称婴儿型，可发生在围产期、新生儿期、婴儿期和少年期各年龄段，婴幼儿易因肾衰竭夭折，少年期以合并肝纤维化和门静脉高压为主要特征，均比较少见。

## 一、超声表现

1. 成人型多囊肾

典型进展期患者一般为中年以上，双肾显著增大，表面不规则，肾皮质、髓质内许多大小不等囊泡样无回声和低回声结构（注：低回声通常代表囊内陈旧性出血，少数并发囊内感染），囊壁清晰、整齐。肾窦区被多数囊泡压迫变形，甚至显示不清。

早期病情轻者（多见于对患者子女的超声筛查），声像图表现可不典型，囊肿数目较少，有时酷似多发性肾囊肿应注意鉴别。

2. 婴儿型多囊肾

本病少见，发病年龄包括围产期和儿童，特点是双肾肿大，弥漫性回声增强。

## 二、诊断与鉴别诊断

根据前述超声征象诊断多囊肾一般没有困难。需要注意鉴别的疾病有以下3种。

1. 多发性单纯肾囊肿

部分患者单侧或双肾有多发性囊肿，故与多囊肾有相似之处。但肾囊肿数量较少，发生在肾皮质，肾窦回声比较完整，且无家族史，故比较容易鉴别。

Bear 提出多囊肾的诊断标准与年龄有关：有家族史的患者，30岁以下至少有2个囊肿，单侧或双侧皆有；30~59岁至少有2个，而且双肾受累；60岁以上至少有4个，而且双肾受累。

2. 重度肾积水

肾脏的某些断面可似多囊或多房囊状，因而可能与多囊肾混淆。利用肾冠状断面扫查，特别注意寻找有无残存肾实质（残存肾实质与较厚而不太整齐的囊壁相似），以及肾的囊腔是否与其他囊腔甚至和扩张的肾盂相通，此为鉴别的要点。多囊肾为双侧性，多数囊肿大小相差悬殊，每个囊壁清晰，彼此不相通。此外，多囊肾的表面常高低不平，致使肾轮廓和肝肾间界限不清，与肾积水境界清楚的肾包膜轮廓（有时尚见残存的薄层肾实质）形成了鲜明对比。根据这些超声特点可以对两者进行鉴别。

3. 多囊性肾发育异常

本病属先天性非遗传性发育异常，常为单侧肾累及。若为双侧性肾脏受累，其结局早已是胎死宫内。本病好发于围产期胎儿、新生儿和2岁以内的婴幼儿，多因腹部包块来诊，成年人少见。超声表现：①一侧肾区多囊性肿物，囊肿大小不等，常失去肾脏外形，以致与成人型多囊肾混淆；肾实质和肾窦显示不清；②对侧肾代偿性肥大，回声正常。这些与多囊肾双肾受累表现全然不同。本病预后良好，可以手术治疗，有文献称腹部肿物也可能渐趋消失，故正确的超声诊断有着重要意义。

## 三、临床意义

超声检查是多囊肾最好的影像学诊断方法，准确性较高（97%）。超声不仅适用于多囊肾的诊断与鉴别诊断，还可作为有效的筛选检查手段对患者的家庭成员进行检查，对于家族中早期无症状患者的职业选择、劳动力安排具有重要意义。有学者主张，超声引导囊肿穿刺抽液减压，对于多囊肾患者可有一时性缓解症状或改善其肾功能的作用。

（徐景俊）

# 第四节 肾囊肿

肾囊肿有以下多种类型：肾囊肿（单纯性肾囊肿，包括孤立性和多发性肾囊肿）、多囊肾、肾髓质囊性病（海绵肾）、多囊性肾发育异常等。本节重点讨论单纯性肾囊肿。

单纯性肾囊肿（simple renal cyst）病因未明，发生率随年龄而增长。尸检研究发现，50岁以上者约50%有单纯性肾囊肿。囊肿壁菲薄，其中充满澄清液体。小的囊肿直径仅几毫米或几厘米，一般无临床症状，大的囊肿可以形成腹部肿物。这种囊肿常单发，也称孤立性囊肿；部分患者有2个至数个，称多发性肾囊肿，也可双肾皆有囊肿。本病预后良好，即使双肾多数性囊肿也呈良性经过，与先天性多囊肾不同。

## 一、超声表现

肾囊肿一般呈圆形或椭圆形；囊壁菲薄（几乎难以辨认）、光滑整齐；囊内无回声；囊肿后方回声增强，以上为典型单纯性囊肿声像图。囊肿的大小不等（图9-3），有的囊肿两旁尚可见到由于边缘回声失落引起的侧边声影。此外，囊肿在肾内常造成肾皮质和肾窦弧形压迹，外生性囊肿也可向外隆起使肾包膜产生局部隆起。CDFI检查：囊内无血流信号或在囊壁偶见少许绕行的血流信号。

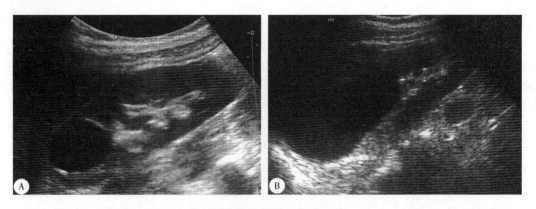

**图 9-3　单纯性肾囊肿声像图**

A. 囊肿呈圆形或椭圆形，囊壁菲薄、光滑整齐；B. 囊内无回声，囊肿后方回声增强

## 二、诊断与鉴别诊断

1. 单纯性肾囊肿

一般容易诊断。然而，超声可有不典型表现。如直径 < 1 cm 或更小的囊肿内部常出现低水平回声（部分容积效应伪像所致，采用谐波成像技术或改变扫查位置有助于改善图像质量）；位置较深的单纯性肾囊肿其壁回声可显得不够锐利和清晰。

2. 多发性肾囊肿

即多发性单纯囊肿患者。对于双侧性多发性肾囊肿，尚应与多囊肾做仔细鉴别（见多囊肾）。

3. 复杂性肾囊肿

少部分肾囊肿呈分叶或多房状，内有细线样分隔回声；极少数肾囊肿壁出现"彗星尾征"，斑点状或弧形强回声（代表钙化）或伴有钙乳沉淀引起的分层回声（图 9-4）。囊肿内并发出血或感染时，可出现弥漫性低回声或沉渣状回声。复杂性肾囊肿也称不典型肾囊肿，必须与小肾癌进行鉴别（可进一步检查如增强 CT 和定期随访）。

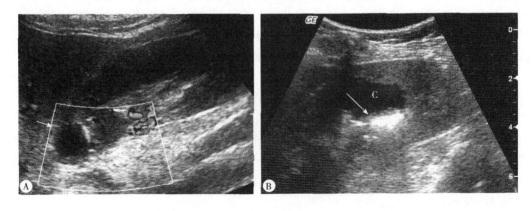

**图 9-4　复杂性肾囊肿声像图**

A. 肾上极小囊肿囊壁钙化，无血流信号；B. 钙乳肾囊肿（C）底部细点状强回声分层平面（↑），代表钙乳沉淀

4. 肾盂旁肾囊肿

肾盂旁肾囊肿起源于淋巴管，其囊肿位置特殊，在肾窦区出现圆形或椭圆形无回声结构。可呈单房性（图9-5A），部分呈多房性。后者呈细线样分隔，极易与肾积水混淆。其特点是囊肿只占据一部分或大部分肾中央区，不可能完全具有肾积水的特征——肾小盏扩张，囊肿与肾锥体之间存在肾窦脂肪强回声（图9-5B）。

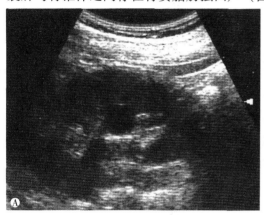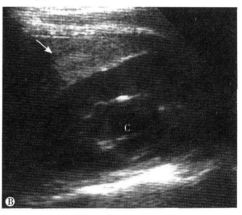

**图 9-5　肾盂旁肾囊肿声像图**

A. 肾中央区典型肾盂旁囊肿；B. 肾盂旁囊肿（C）较大，内有细线样分隔；↑：肝内血管瘤

## 三、临床意义

（1）超声诊断肾囊肿的敏感性超过肾盂 X 线造影和放射性核素扫描，可靠性高达95%以上。多数体积不大（<5 cm）的无症状而具有典型单纯性肾囊肿表现者，由于预后良好，经超声诊断可免除穿刺、肾动脉造影等损伤性检查或手术探查。

（2）对于不符合典型单纯性肾囊肿的患者，即复杂性肾囊肿需进一步明确囊肿性质，尤其对于囊壁较厚和分隔较厚，伴有实性成分和钙化的囊肿，应特别注意 CDFI 检查有无丰富血流信号以排除肿瘤，必要时进一步做超声造影、增强 CT 扫描或超声引导下穿刺活检。

（3）超声引导穿刺引流和乙醇硬化治疗适合于体积超过 5~6 cm、有症状的肾囊肿和并发出血、感染的肾囊肿。这种微创技术几乎可以替代手术和腹腔镜手术治疗。

（徐景俊）

# 第五节　肾结石

肾结石的种类很多，大小不一，主要成分为草酸钙或草酸钙与磷酸钙混合性结石（80%~84%），碳酸钙与磷酸镁铵混合性结石（6%~9%），尿酸结石（6%~10%），胱氨酸结石（1%~2%），其他为黄嘌呤结石、磺胺结石、纤维素结石、黏蛋白结石等（1%~2%）。肾结石常为含有 2 种成分的混合结石，如草酸钙与磷酸钙、磷酸钙与磷酸镁铵等。草酸钙结石表面光滑或呈桑葚状，X 线显影最佳；磷酸钙结石表面粗糙，常呈鹿角状，往往形成于尿路感染的碱性尿中，X 线显影尚佳；尿酸结石表面光滑或粗糙，X 线显影差；胱氨酸结石、黄嘌呤结石等表面光滑质软，X 线不显影。相比之下，超声对所有成分的结石均可显示。

临床上肾结石患者主要表现为腰痛、血尿。腰痛可为阵发性剧痛即肾绞痛，也可以是隐痛。肾绞痛出现在引起梗阻时，多为结石降入输尿管内。血尿可以是肉眼血尿或镜下血尿。结石继发肾积水，感染时有相应临床表现；结石还可继发肿瘤。肾结石可以是单发，也可多发，单侧多见，双侧者占8%～17%。结石与梗阻和感染互为因果，常同时存在。

## 一、超声表现

（1）肾结石的声像图表现根据结石的大小、形态而多变，根据结石的成分不同也表现各异，主要为强回声光团，其后方伴清晰的声影。

（2）结石一般呈圆形强回声光团、光斑或光点。大小不一，大的可达数厘米，小的仅数毫米。回声强度与大小和结构成分有关，小结石可显示其全貌，回声呈强光点；中等大小的结石呈强光团；大的结石呈强光带。草酸钙和磷酸钙类结石质硬、表面光滑，显示为弧形强回声，后方声影明显；尿酸、胱氨酸及黄嘌呤类结石透声性较好，可显示结石全貌。

髓质海绵肾的结石很小，表现为双侧肾内各锥体回声明显增强，以乳头部最明显，呈放射状排列，后方无声影或有弱声影。

肾钙质沉着症为双侧性，早期仅显示为肾髓质边缘出现一圈高回声带，使肾锥体的轮廓显示清晰、完整；进展期高回声带向内增宽并逐渐占据整个髓质（图9-6）。后方声影的有无与钙质的沉积量有关，一般无声影。

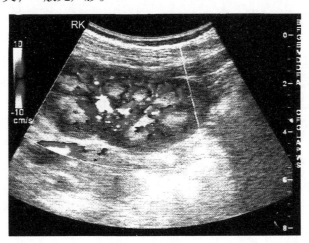

**图 9-6  肾钙质沉着症**
肾锥体为强光团取代，肾内血流分布正常

肾钙乳症的结石强回声呈水平的层状，后方伴声影，随体位改变而移动。

（3）结石的移动性主要与结石的大小及肾内液体量有关，当肾内液体增多、结石相对较小时，随体位改变结石可以移动。

## 二、诊断要点

典型肾结石表现为肾窦区出现强回声光团，后方伴清晰的声影。

## 三、鉴别诊断

中、大型结石容易明确诊断，小结石需注意与管壁钙化（呈细条状或等号状）以及肾窦区强的结构反射（多为细条状）鉴别。

需与肾结核钙化斑鉴别，肾结核的钙化斑位置较表浅，边缘毛糙。

## 四、临床评估

超声诊断肾结石敏感性和特异性都很高，常作为临床首选检查方法，特别是对于 X 线检查阴性结石的诊断作用较大。

（徐景俊）

# 第六节　输尿管疾病

## 一、输尿管生理解剖

输尿管为成对器官，左右各一，走行于腹膜后，为腹膜外位的肌性器官，分为上、中、下 3 段。上段约平第 2 腰椎上缘处起自同侧肾的肾盂，下段开口于膀胱的三角区，长 20 ~ 30 cm，管径平均 0.5 ~ 1.0 cm，最窄处口径只有 0.2 ~ 0.3 cm。上段（腹段）为自肾盂出口向下至跨越髂总动脉末端或髂外动脉起始部的前面，位于腰大肌前方。中段（盆段）为自髂动脉前方向下内至膀胱壁，男性向内下经直肠前外侧壁与膀胱后壁之间，再经精囊顶上方斜穿膀胱壁；女性再跨越髂内动脉前方，经卵巢后方，再经直肠前外侧壁与膀胱后壁之间斜穿膀胱壁。下段（膀胱壁内段）自膀胱壁外缘到输尿管开口处，长 1.5 ~ 2 cm，在空虚的膀胱两侧开口的距离约为 2.5 cm。每侧输尿管均有 3 个生理性狭窄，狭窄处内径约 0.2 cm，是结石常停留的部位，第 1 个狭窄位于肾盂和输尿管的移行处；第 2 个狭窄位于输尿管跨越髂动脉处；第 3 个狭窄位于膀胱壁内。

## 二、超声检查技术

### （一）检查仪器及应用模式

以凸阵探头成像效果好，容易显示输尿管图像，现多采用变频宽带探头，二维超声探头频率（中心频率）为 3.5 ~ 5 MHz，彩色多普勒超声探头频率为 2.0 ~ 3.5 MHz。肥胖患者应选较低频率。

### （二）检查方法及注意事项

1. 检查前准备

检查输尿管病变以空腹为宜，尽量避开肠气，有时需做肠道准备，检查前患者饮水 400 ~ 600 mL，适度充盈膀胱有助于对输尿管的显示。

2. 检查体位

可以取侧卧位、俯卧位及仰卧位。

3. 检查方法

（1）仰卧位或侧卧位腰部冠状切面扫查：嘱患者深呼吸，行肋缘下斜断面。加压显示肾门后，缓慢向内侧下方移行，自肾盂向下追踪显示输尿管，可显示输尿管上段。

（2）俯卧位背部肾区纵向扫查：首先做肾长轴断面，当显示肾窦扩张积水时，调整探头显示肾盂和输尿管的连接部，自肾盂往下追踪显示输尿管上段至髂嵴水平。

（3）仰卧位下腹部扫查：观察输尿管中段。方法为先显示髂动脉，在髂动脉前方找到扩张的输尿管断面，然后把超声扫查旋转至显示输尿管长轴切面，再继续向下追踪观察。

（4）仰卧位下腹部经膀胱扫查：用于观察膀胱侧后方、膀胱壁内段的输尿管以及输尿管出口。彩色多普勒超声可观察输尿管喷尿现象，有时二维超声也可观察到喷尿现象。

4. 注意事项

（1）患者肠胀气较重或肠道有较多的粪便，可影响显示效果。因此，超声检查前应做必要的肠道准备。

（2）对输尿管各段的探测采用不同的体位，分段观察，了解整条输尿管情况，对输尿管有无结石、积水、肿瘤作出判断。

（3）对输尿管膀胱壁内段病变的检查，可因膀胱无回声区、后方回声过强，而掩盖了病变的回声，适当抑制远场增益，改善该段声像图的清晰度。

## 三、正常输尿管的超声表现及正常值

正常情况下输尿管因内径较窄，在声像图上难以显示。膀胱充盈时或大量饮水后可以显示部分输尿管，管壁呈 2 条平行、纤细光滑的带状高回声，中间为细的条状无回声，内径一般为 2~4 mm，不超过 5 mm，可见蠕动现象。上段输尿管、膀胱后输尿管及膀胱间段输尿管容易显示，而中段输尿管常因肠气干扰显示困难。输尿管于膀胱开口处稍向膀胱腔内隆起，并可见喷尿时的蠕动。彩色多普勒血流显像和能量图均可灵敏地显示输尿管出口处向膀胱内喷出的尿流，表现为细而色艳的彩色流束射向膀胱腔中部，喷射一段距离后散开，形似火焰状（图9-7），喷尿为间歇性；反之，也可由

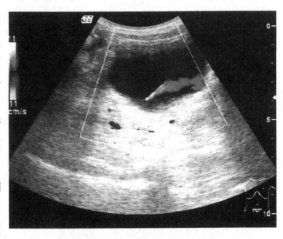

**图9-7　输尿管喷尿现象**
尿流自右侧输尿管出口处射向膀胱腔内

喷尿处寻找到输尿管出口。有时二维超声也可观察到喷尿现象，表现为细的光点束由输尿管出口处射向膀胱腔内。

## 四、报告内容

### （一）二维超声

（1）首先观察有无肾积水。对肾积水者，应向下追踪观察，观察输尿管是否扩张，扩张的程度、范围、形态；扩张中断的部位有无梗阻性病变及其回声特征。

（2）观察输尿管无回声区清晰度，有无点状或云絮状回声漂浮。

（3）对输尿管肿瘤，需观察病变的位置、大小、形态、内部回声、毗邻关系及有无脏器转移。

## （二）彩色多普勒超声

输尿管肿瘤应观察肿瘤内部及周围的彩色血流信号，并用频谱多普勒测量血流动力学参数。观察膀胱三角区两侧输尿管出口有无喷尿现象及其喷尿频率、方向、形态等。

# 五、适应证

（1）肾区或输尿管区疼痛。
（2）怀疑输尿管肿瘤。
（3）输尿管结石。
（4）血尿。
（5）泌尿系反复发作的感染。
（6）疑有先天性输尿管畸形。

# 六、输尿管疾病的超声诊断

## （一）输尿管结石

**1. 病理与临床表现**

原发于输尿管的结石很少见，绝大多数输尿管结石来自肾脏。结石多停留在输尿管3个生理性狭窄部位，引起梗阻，造成输尿管和肾盂积水，输尿管结石多为单侧，停留在输尿管下段1/3者多见。

结石在下降过程中对局部输尿管黏膜刺激、损伤导致水肿及梗阻，常引起输尿管痉挛，出现绞痛症状，绞痛可向腹股沟、会阴部及大腿内侧放射。由于结石对黏膜的损伤，常出现不同程度的血尿，黏膜水肿则加重输尿管梗阻。结石对输尿管黏膜长期刺激可出现小的息肉，又进一步加重梗阻；输尿管息肉也是结石产生和下降受阻的原因之一。

**2. 超声表现**

典型输尿管结石表现为在扩张积水的输尿管远端见结石强回声团或弧形的强回声带，与管壁分界清晰，后方伴声影（图9-8～图9-10），常伴有肾盂扩张积水。结石多位于输尿管3个生理性狭窄部位。少数结石可无输尿管积水，容易漏诊。彩色多普勒超声检查显示，有结石的输尿管开口处喷尿现象出现异常，如形态改变（流速低）、频率减少、消失、变细等；输尿管结石常可产生彩色信号，对于深在的结石可帮助诊断，但其产生的机制尚不明确。

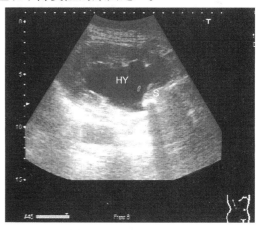

**图 9-8　上段输尿管结石**

结石（S）位于右输尿管与肾盂连接处，肾盂积水（HY）

**3. 诊断要点**

扩张积水的输尿管远端见强回声团或弧形的强回声，后方伴声影。

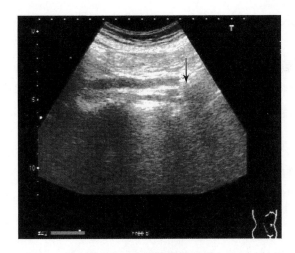

**图 9-9 中段输尿管结石**

结石（箭头处）位于盆段输尿管，输尿管扩张积水，内径 7 mm

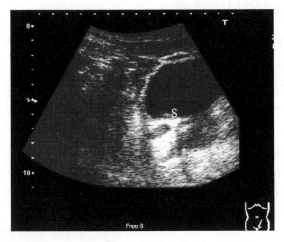

**图 9-10 下段输尿管结石**

结石（S）位于左侧输尿管出口处，输尿管全程扩张、积水

4. 鉴别诊断

输尿管结石应与肠道气体相鉴别。膀胱壁内段结石应与膀胱结石相鉴别，膀胱结石可随体位改变在膀胱内移动。少数输尿管结石透声性较好，其后方声影较弱或不伴有声影，须注意与输尿管肿瘤、息肉鉴别。

5. 临床评估

声像图呈现输尿管扩张和典型的结石强回声伴有声影者，可以确定为输尿管结石。超声检查中很多因素影响结石的检出率和诊断正确率，由于少数小的输尿管结石可不引起输尿管扩张积水、中段（盆段）输尿管结石受肠气影响常不容易显示，所以，有典型的输尿管结石临床表现，而超声未见到输尿管扩张，也未发现结石强回声者，不能排除输尿管结石的存在。对 X 线和 CT 不能显示的透光结石，超声也能清楚显示，特别是 3~5 mm 的小结石 X 线和 CT 显示常有困难，而超声容易显示。

### （二）输尿管积水

1. 病理与临床表现

输尿管积水不是单一的疾病，常为其他疾病的伴发症状。引起输尿管积水的原因很多，常见原因为下尿路梗阻，其他还有输尿管结石嵌顿、输尿管肿瘤阻塞、输尿管炎症、输尿管狭窄、输尿管尿液反流、巨输尿管、输尿管异位开口和输尿管囊肿等。输尿管末端狭窄、输尿管反流和下尿路梗阻均可引起整条输尿管积水，早期积水仅限于中段输尿管，上段输尿管由于输尿管肌层蠕动的代偿作用可暂免于积水；长时间病变则输尿管失去代偿作用，造成整条输尿管和肾盂积水。

不同原因引起的输尿管积水可有不同的临床表现，输尿管结石可在结石下降过程中引起输尿管痉挛，诱发肾绞痛。

2. 超声表现

沿输尿管走行区可见 2 条平行带状强回声之间出现条状无回声带，无回声带的宽度表示积水的程度。输尿管轻度积水时无回声带一般在 1 cm 以下，重度积水 2 cm 或以上。输尿管黏膜水肿时，平行强回声带出现双重回声，内层回声低于外层。在探及输尿管积水后，稍等片刻，会观察到输尿管蠕动，先是近段输尿管的管腔收缩，继之收缩波向远段传递，最后管腔自近段到远段复原，有节律性。失代偿的输尿管积水不易见到蠕动。彩色多普勒超声输尿管内观察不到彩色信号，可与血管鉴别。

3. 诊断要点

沿输尿管走行区可见两条平行带状强回声之间出现条状无回声带，上段与肾盂相连。

4. 鉴别诊断

二维超声容易与腹腔和盆腔内和输尿管相邻的血管混淆，彩色多普勒超声可鉴别。

5. 临床评估

超声检查容易显示输尿管积水，沿扩张输尿管走行方向可显示引起输尿管积水的原因。与静脉肾盂 X 线造影相比简单方便，而且减少了 X 线对患者的辐射。

### （三）输尿管囊肿

1. 病理与临床表现

输尿管囊肿是输尿管下段输尿管口的囊状扩张，向膀胱腔或后尿道膨出。囊壁菲薄，外层覆以膀胱黏膜，内层为输尿管黏膜，多为先天性异常。由于胚胎期输尿管与生殖窦间的一层隔膜吸收不全或持续存在，导致输尿管口狭窄，尿液引流不畅形成囊肿。后天因素如输尿管口炎症、水肿、黏膜膨胀，造成输尿管口狭窄，并有不同程度梗阻，在尿液作用下形成囊肿。囊肿的大小可有周期性改变，即在输尿管蠕动时囊肿扩大，间歇期回缩，形成有节律的膨大与缩小改变。病程持久，输尿管失代偿期囊肿部位以上的输尿管和肾盂出现积水。较大的囊肿会堵塞尿道直至自女性尿道口脱出，造成下尿路梗阻，影响对侧肾脏。囊肿内也常合并结石存在。

早期常无临床症状，晚期出现下尿路梗阻者，可出现如排尿困难、尿潴留、呕吐、厌食、贫血，甚至尿毒症。继发感染时有脓尿、血尿、发热、尿频、尿急、尿痛等症状。

2. 超声表现

在膀胱三角区输尿管入口处可见圆形的无回声区，囊壁纤细菲薄，输尿管积水时与之相通（图9-11）。4 cm以下的囊肿实时观察可见其大小随输尿管喷尿现象呈间歇性有节律的循环变化。囊肿合并有结石时囊腔内可见强光团，后方伴声影。输尿管囊肿较大时常合并有输尿管和肾盂积水。巨大的输尿管囊肿在排尿后立即进行超声检查可见膀胱内尿液迅速增多。实时超声可显示尿流从囊腔喷射出。

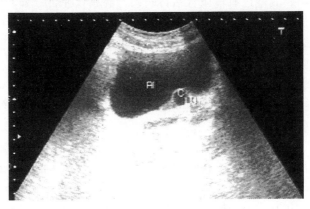

**图9-11　输尿管囊肿（C）**

左侧输尿管入口处圆形无回声暗区，凸向膀胱腔内

彩色多普勒超声显示尿流向膀胱内喷出即喷出口，细而明亮；而尿流向囊肿内喷射时流束粗而色暗。尿流的变化与囊肿的大小动态变化有关，囊肿变小时，尿流由囊肿向膀胱腔喷射明显；而囊肿增大时，尿流向囊肿内喷射明显。

3. 诊断要点

膀胱输尿管入口处圆形无回声暗区，输尿管积水时与之相通。

4. 鉴别诊断

输尿管憩室：多位于输尿管与膀胱交界处，不突入膀胱，位于膀胱外并突向输尿管一侧。

5. 临床评估

早期输尿管囊肿无症状，不会做膀胱镜检查，因此不被发现；晚期病例肾功能已损害，静脉肾盂造影不显影，因此也不能明确诊断。超声检查因有尿液做对比，对本病不论属哪一期均能容易作出明确诊断，许多早期病例是在做超声检查时偶尔被发现。超声还可显示输尿管、肾盂积水的伴随征象，是输尿管囊肿首选的检查方法。

## （四）输尿管狭窄

1. 病理与临床表现

先天性输尿管狭窄多见于儿童和青少年，病变多位于肾盂与输尿管连接部位或输尿管进入膀胱处，病理改变为狭窄段肌层肥厚和纤维组织增生；后天性输尿管狭窄则可由多种疾病（结石、肿瘤、炎症、结核、扭曲等）或损伤引起。狭窄近端输尿管扩张，并可导致不同程度的肾积水。

2. 超声表现

根据狭窄部位的不同而出现不同的超声图像改变。位于肾盂与输尿管连接部的狭窄有肾盂积水而无输尿管积水，扩张的肾盂在输尿管连接部位逐渐变窄或突然中断。输尿管上段其他部位和中段的狭窄显示为狭窄部位逐渐变窄，呈尖嘴状或显示为突然中断，狭窄部位以上的输尿管和肾盂均有不同程度的积水。输尿管膀胱壁段或壁内段狭窄，表现为肾积水，输尿管上段、中段均有不同程度扩张。通过膀胱作为透声区观察狭窄部位无梗阻性病变存在，显示管腔逐渐缩窄，管壁回声相对增强。

3. 诊断要点

输尿管狭窄部位逐渐变窄或突然中断，狭窄部位以上的输尿管和肾盂积水。

4. 鉴别诊断

输尿管狭窄超声检查多表现为尿路梗阻征象，无特异性。当狭窄部位显示不清晰时，应与输尿管阻塞性疾病引起的输尿管、肾盂积水鉴别。

5. 临床评估

超声检查容易显示输尿管、肾盂积水，沿扩张输尿管走行方向可显示引起输尿管、肾盂积水的原因。与静脉肾盂 X 线造影相比超声检查简单方便，而且减少了 X 线对患者的辐射。

## （五）输尿管肿瘤

1. 病理与临床表现

原发性输尿管肿瘤多为恶性，多数为上皮细胞癌，鳞状细胞癌、腺癌和良性肿瘤较少见。继发性输尿管癌可为肾盂癌的种植、其他部位癌肿经血行和淋巴转移或邻近的肿瘤直接浸润。输尿管肿瘤常引起血尿和输尿管梗阻表现。

2. 超声表现

输尿管肿瘤显示为积水扩张的输尿管远端出现实质性肿块，为中低回声（图 9-12），边缘不规则。恶性肿瘤常使输尿管管壁连续性中断，若与输尿管管壁分界不清或周围有低回声肿块则表示肿瘤已浸润至邻近组织。良性肿瘤则管壁连续、薄且均匀，肿瘤与管壁分界清楚。彩色多普勒超声在较大的恶性肿瘤内可显示动脉型血流。

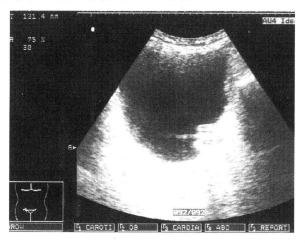

**图 9-12　输尿管肿瘤**

左侧输尿管入口处可见实质性中等回声肿块；病理诊断：输尿管移行上皮癌

3. 诊断要点

扩张积水的输尿管远端出现实质性肿块，恶性肿瘤常使输尿管管壁连续性中断；良性肿瘤则管壁连续、薄且均匀，肿瘤与管壁分界清楚。彩色多普勒超声对于较大的恶性肿瘤可显示瘤内的血流信号。

4. 鉴别诊断

主要需与输尿管内凝血块和透声好的结石鉴别。

5. 临床评估

超声检查可直接显示肿块，还可显示肿块与周围组织的关系，但超声检查很难发现中上段输尿管小肿瘤，阴性结果也不能排除输尿管肿瘤，应进一步做其他检查。

### （六）巨输尿管

1. 病理与临床表现

巨输尿管又称为先天性巨输尿管、先天性输尿管末端功能性梗阻，是一种先天性畸形。由于输尿管的神经和肌肉发育不良，输尿管的蠕动排尿功能减弱和尿液引流障碍而形成的输尿管严重扩张，为输尿管末端功能性梗阻引起，并无机械性梗阻，也无输尿管反流。

2. 超声表现

肾盂、输尿管积水，输尿管显著扩张，尤其以中段（盆段）输尿管最为严重，可形成内径 2 cm 或以上的迂回弯曲或呈巨大囊状；输尿管膀胱壁内段不扩张，可见输尿管无回声区在出口部与膀胱无回声区经由窄小的管道相连通，输尿管可有蠕动，蠕动波到膀胱壁内段中止。输尿管壁薄而光滑，内无回声，并发感染或出血时可见光点回声，并发结石则有强光团伴声影。本病可单侧发生或双侧发生。

3. 诊断要点

输尿管除膀胱壁内段以外全程显著扩张，可有蠕动。

4. 鉴别诊断

与输尿管反流鉴别：输尿管反流多为双侧性，无蠕动，继发性者有下尿路梗阻，膀胱一般有小梁小房和残余尿。

5. 临床评估

本病患者一般无临床症状，多在超声检查时偶然发现。

### （七）输尿管异位开口

1. 病理与临床表现

输尿管异位开口是输尿管开口位于膀胱三角区的两侧上角以外的部位，多数合并有重复肾和完全性输尿管重复畸形，且主要为上位肾的输尿管开口异位。异位开口的部位变异较大，男女也有所不同。男性多为后尿道，也可开口于膀胱三角区低位、膀胱颈部、精囊、射精管等处。女性多为前庭和阴道，也可开口于膀胱三角区低位或颈部、尿道、宫颈或宫腔等处。异位开口位于膀胱内的不出现尿失禁，开口于膀胱以外则会引起尿失禁。女性输尿管异位开口于前庭和阴道时有阴道排尿表现。

2. 超声表现

有异位开口的输尿管常见扩张积水。如输尿管异位开口于膀胱内，超声表现为扩张的输尿管下端向膀胱靠拢，并通入膀胱三角区以外的位置，彩色多普勒超声观察膀胱的一侧可见 2 个出口喷尿，2 个出口喷尿的尿量、频率不一致，异位开口的输尿管喷尿多较弱，膀胱另一侧于输尿管开口处有正常喷尿现象。异位开口于膀胱以外者，扩张的输尿管下段不向膀胱靠拢，于膀胱后方向下、向内通入到后尿道（男性）、阴道或前庭（女性）或其他异位开口处。合并重复肾畸形者，异位开口的输尿管多与上位肾连接，且上位肾多有肾盂积水等表现。

3. 诊断要点

重复肾和完全性输尿管重复畸形，异位开口的输尿管扩张积水。异位开口于膀胱内，扩张的输尿管下端向膀胱靠拢并通入膀胱三角区以外的位置，彩色多普勒超声观察于膀胱同一侧可见 2 个出口喷尿；异位开口于膀胱以外，扩张的输尿管下端于膀胱后方向下、向内通入其他部位。

4. 临床评估

对于有重复输尿管畸形同时并发尿失禁的患者，应注意观察有无异位输尿管开口存在。

（徐景俊）

# 第七节　膀胱肿瘤

膀胱肿瘤是泌尿系统肿瘤中最常见的肿瘤之一，95% 为恶性，分为上皮性和非上皮性两种。上皮组织来源的肿瘤占全部膀胱肿瘤的 98%，主要有移行上皮乳头状癌、腺癌、鳞状细胞癌和移行上皮乳头状瘤，以移行上皮乳头状癌占绝大多数。非上皮性膀胱肿瘤约占膀胱肿瘤的 2%，恶性的有横纹肌肉瘤、平滑肌肉瘤、纤维肉瘤等，良性的有血管瘤、纤维瘤、平滑肌瘤等。膀胱肿瘤可以发生在膀胱的任何位置，但绝大多数发生在膀胱三角区，其次为两侧壁。可以是单发，也可多中心发生。

膀胱癌的预后与肿瘤的分期、类型、分化程度和累及的范围密切相关，其中以分期最为重要；分化程度越差，浸润膀胱肌层的可能性越大，转移的机会也越多。

临床上膀胱癌多发生于 40 岁以上的成人，典型表现为肉眼血尿，约 75% 患者为首先出现，血尿可以是间歇性的或持续性的无痛性全程肉眼血尿。膀胱颈部和三角区肿瘤或有血凝块阻塞尿道者可引起排尿困难，出现膀胱刺激征，即尿频、尿急和尿痛。侵犯输尿管下段者引起同侧输尿管和肾盂积水。晚期肿瘤患者腹部可出现包块，并出现贫血、消瘦等恶病质症状。

## 一、超声表现

### （一）二维超声

超声检查对膀胱肿瘤的检出与肿瘤的部位和大小有关，位于膀胱三角区、前壁和顶部或直径小于 0.5 cm 的肿瘤容易漏诊。膀胱肿瘤的直接声像图表现主要为肿瘤由膀胱壁向膀胱腔突起和向膀胱壁浸润：①乳头状瘤向膀胱腔突起，呈中等回声或高回声光团，基底部较窄或有蒂与壁相连，边缘清晰，后方无声衰减，改变体位光团不移动或有轻微晃动；肿瘤形态多样，可呈乳头状、指状、结节状、菜花状或不规则形；膀胱壁连续性好，肌层回声清晰、完整；②分化好的移行上皮乳头状癌表现与乳头状瘤相似；分化不良的乳头状癌基底宽广，并浸润肌层或向膀胱外突起；膀胱壁连续性不好，呈局限性回声减低（图9-13），甚至可呈现类似膀胱穿孔一样的回声减低，此处膀胱壁往往被肿瘤深度浸润；③鳞状上皮癌和腺癌呈浸润生长，基底部宽，突向膀胱腔内的部分少，早期即侵犯肌层，肿瘤底部的膀胱壁有缺损；④少数膀胱癌呈弥漫性壁增厚，内壁不平滑，腔内超声扫查时膀胱壁层次不清，需注意与膀胱炎症、结核区别；膀胱内出血时腔内出现较多的光点及光点群，有时需要导尿和充洗膀胱后才能真正显示肿瘤的部位及形态；肿瘤阻塞输尿管下段时引起患侧肾盂积水。

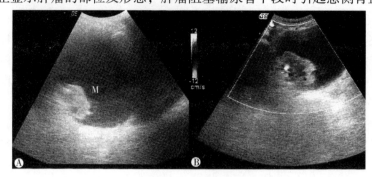

**图 9-13　膀胱癌**

A. 膀胱右侧壁宽基底的实质性高回声（M）突向膀胱腔，该处膀胱壁连续性中断；

B. 膀胱癌内见分支状血流，由基底部进入。病理诊断：膀胱移行上皮乳头状癌 $T_3$ 期

超声结合肿瘤病理特征对膀胱肿瘤的分期如下。

$T_{is}$、$T_0$ 期和 $T_1$ 期：肿瘤基底部局限于黏膜层，超声显示肿瘤附着基底部与膀胱黏膜的高回声相连，膀胱壁回声无明显改变。

$T_2$ 期：肿瘤基底与黏膜层、浅肌层相连，分界模糊，但深肌层仍呈低回声。

$T_3$ 期：肿瘤基底部肌层回声带不连续，甚至局部回声更低，肌层有局限性增厚，但浆膜面高回声尚连续，也无远处转移。

$T_4$ 期：肿瘤基底部膀胱壁层次不清，全层连续性中断，周围组织器官有转移征象。

## （二）彩色多普勒超声

膀胱癌在基底部常可见动脉血流进入肿瘤，色彩较明亮。多数瘤体内可见点状、短棒状或分支状血流。彩色多普勒能量图能更敏感地显示肿瘤血管。

## 二、诊断要点

膀胱壁上向膀胱腔内突起的实质性肿块，改变体位时不移动，膀胱壁连续性中断。彩色多普勒超声显示癌肿基底部有动脉血流进入肿瘤，多数瘤体内可见点状、短棒状或分支状血流。

## 三、鉴别诊断

1. 前列腺肥大

部分前列腺肥大或两侧叶肥大者，前列腺明显向膀胱内突，酷似膀胱肿瘤，前列腺肥大以排尿困难为主，膀胱肿瘤以血尿为主。前列腺肥大者突出膀胱处表面平滑，内部回声均匀或稍强，纵断面扫查其内可见后尿道走行，上端可见后尿道口小凹，膀胱壁连续，无回声中断。

2. 前列腺癌

前列腺癌增大时可以向膀胱突起，甚至破坏膀胱壁，但癌肿主体在前列腺内，膀胱壁向

内凹；而膀胱肿瘤多向腔内突起，向外侵犯前列腺时膀胱壁往往被破坏或外突。

3. 膀胱小梁

膀胱小梁见于前列腺肥大引起排尿困难造成膀胱逼尿肌肥厚，黏膜面出现小梁结构突入膀胱腔内要区别膀胱肿瘤，特别是复发性膀胱肿瘤。膀胱小梁是多发性、环绕膀胱壁周围分布，大小基本类似，横断面呈圆隆状，纵断面呈条状，膀胱壁回声增强，无回声减低表现，往往合并膀胱憩室存在。

4. 腺性膀胱炎

由膀胱黏膜上皮细胞过度增生后形成，腺体呈绒毛状或半圆形小丘类似肿瘤，但其表面光滑，内部回声较强，膀胱壁无浸润征象。

5. 膀胱凝血块

与膀胱肿瘤鉴别主要靠仔细观察改变体位时膀胱内团块是否移动，与膀胱壁是否相连。彩色多普勒超声显示肿块内无血流信号。

6. 膀胱子宫内膜异位症

在膀胱和子宫之间的膀胱后壁出现低回声肿块，肿块位于膀胱壁层内，并向膀胱方向隆起，与宽基底的膀胱肿瘤浸润膀胱全层类似，但膀胱黏膜光滑完好，被覆在低回声区表面，内无血流信号。

7. 输尿管黏膜脱垂

输尿管黏膜脱垂与输尿管口附近的膀胱小肿瘤在声像图上很难区别，如果能发现内部结石或者顶端有喷尿现象时，有助于鉴别。

## 四、临床评估

超声检查膀胱肿瘤可提供下列信息：①有无肿瘤；②肿瘤的个数；③肿瘤的大小；④肿瘤生长部位和与输尿管出口的关系；⑤肿瘤的临床分期；⑥初步判断肿瘤的病理类型；⑦肿瘤内部血供情况。

超声检查与膀胱镜检查的区别：①超声可检出 0.5～1.0 cm 直径的肿瘤，膀胱镜可检出更小的肿瘤；②超声对地毯样早期肿瘤难免遗漏，膀胱镜容易检出；③超声检查肿瘤大小较膀胱镜准确；④超声对肿瘤的临床分期较膀胱镜准确，但膀胱镜可做活检对肿瘤病理定性；⑤超声为无损检查方法，且不受肉眼血尿和尿道狭窄等的限制；膀胱镜对患者带来痛苦或不适且视野受肉眼血尿影响，尿道狭窄妨碍膀胱镜的导入；⑥膀胱前壁与底部交界处及其两侧角为膀胱镜检查容易遗漏的地方，超声却能发现这些部位的肿瘤；⑦超声可以显示是否有盆腔淋巴结转移，而膀胱镜不能。

总之，超声检查与膀胱镜检查各有长处和不足，应相互补充。临床医师须充分了解其优缺点，对 2 种方法取长补短，运用自如，才能收到好的效果，指导对肿瘤的治疗。

（徐景俊）

# 第八节　膀胱结核

膀胱结核多继发于肾结核，病变从患侧输尿管开口周围开始，以后扩散至膀胱其他部位。起初黏膜充血发红，呈炎性改变，可有浅黄色结核结节；然后发生溃疡，并向肌层扩展，形成肉芽肿或纤维化，导致患侧输尿管开口狭窄或呈洞状，引起上尿路积水或反流。膀胱结核病变严重、广泛纤维化时，可形成挛缩性膀胱，容量 < 50 mL。此时多有健侧输尿管口狭窄或闭合不全，从而形成对侧肾积水。膀胱结核溃疡向深层发展，可穿透膀胱壁，形成膀胱阴道瘘或膀胱直肠瘘。

膀胱结核的临床表现有尿频、尿急和尿痛；儿童可因排尿剧痛，不敢排尿而导致尿潴留。

## 一、声像图表现

早期声像图无明显异常。晚期表现为膀胱壁增厚，黏膜不光滑，回声增强，有时可见到钙化斑。结核病变严重、广泛纤维化时，形成挛缩性膀胱，饮水后不能扩张。尿液无回声区内可见漂浮的点样及片样回声。

## 二、临床意义

膀胱结核的声像图表现无特异性，但对肾结核患者，有相应的临床症状及超声表现应想到膀胱结核的可能；同时对估测预后和随访治疗效果有一定的价值。

（徐景俊）

# 第十章

# 妇科超声诊断

## 第一节　妇科正常超声图像及正常值

### 一、子宫、输卵管和卵巢的超声表现

1. 宫体与宫颈

纵切面扫查前位或水平位的子宫一般呈倒置的梨形（图10-1A）。子宫浆膜层回声强，光滑清晰。宫体实质为均匀的低回声，宫腔呈线状强回声，其周围有内膜层围绕，内膜回声随月经周期的变化而不同。宫颈回声较宫体回声稍强且致密，宫颈管内黏膜常表现为一强回声。横切面扫查时，子宫近宫底角部呈三角形，体部呈椭圆形（图10-1B）。其中心部位可见子宫内膜线回声。宫颈管横切时呈扁椭圆形，其内部可见宫颈管黏膜呈横置的强回声。

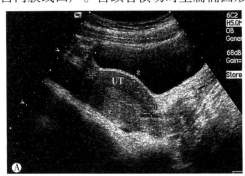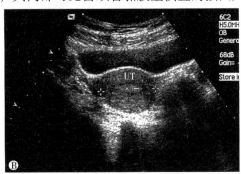

**图10-1　正常子宫声像图**

A. 经腹部超声，子宫纵切面图；B. 经腹部超声，子宫横切面图；UT. 子宫

2. 子宫内膜

子宫内膜分2层，贴近子宫肌层的内膜为基底层，超声表现为菲薄的低回声；贴近宫腔的内膜为功能层，受性激素的影响，内膜的厚薄及回声发生周期性变化，两侧子宫内膜功能层之间的线状高回声是宫腔实际空间的显示。

子宫内膜在月经不同时期的超声表现如下。

（1）月经后期：呈薄的单线状，回声高，可稍不规则（图10-2）。此时子宫动脉血流阻力指数高。

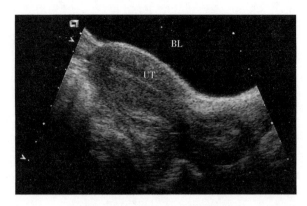

**图 10-2　月经后期子宫内膜**

呈单线状回声 UT. 子宫；BL. 膀胱

（2）增生早期（卵泡早期）：子宫内膜厚度小于 5 mm，呈线状高回声，内膜和肌层的分界不清（图 10-3）。此时子宫动脉血流阻力指数高。

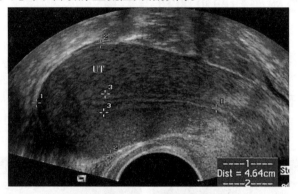

**图 10-3　增生早期（卵泡早期）子宫内膜**

呈线状高回声，内膜和肌层的分界不清

（3）增生期（卵泡后期，排卵前期）：接近排卵期，子宫内膜三线征是排卵前的特征（图 10-4）。子宫内膜厚约 10 mm，内膜和肌层的分界最清晰。螺旋动脉的阻力指数降低。

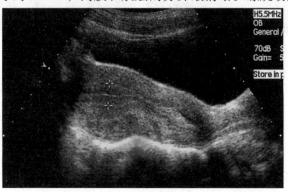

**图 10-4　增生期（卵泡后期，排卵前期）子宫内膜**

呈三线征，内膜和肌层的分界清晰

（4）分泌期（排卵后期）：子宫内膜呈均匀性强回声（高于子宫肌层），其三线征及周围无回声区消失（图10-5）。内膜和肌层的分界清晰。排卵期子宫动脉血流特点为舒张末期血流速度增加和阻力指数降低。黄体中期，螺旋动脉的阻力指数呈最小值。

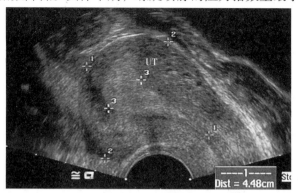

**图10-5 分泌期（排卵后期）子宫内膜**

呈均匀性强回声

3. 卵巢、输卵管

正常情况下输卵管不易显示，经阴道超声检查有时可见输卵管间质部，呈条状低回声。有盆腔积液时，输卵管漂浮其间，可见输卵管自宫底部蜿蜒伸展，呈高回声边缘的管状结构，伞端呈细指状。

卵巢一般位于子宫体两侧外上方，子宫后倾位时，卵巢位于宫底上方。正常卵巢切面声像图呈杏仁形（图10-6），内部回声强度略高于子宫。常有大小不等的卵泡回声，排卵前优势卵泡一般可达2.0 cm以上；排卵后，卵巢内可见黄体血肿回声。卵巢测量方法：显示卵巢最大短轴切面和长轴切面，分别测量其最大长、宽、厚三径线；有卵泡时应测量卵泡的大小。成年人的卵巢大小约4 cm×3 cm×1 cm。

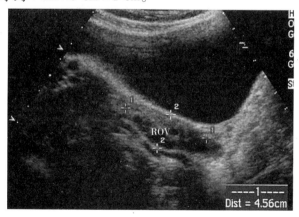

**图10-6 正常卵巢声像图**

*ROV. 右侧卵巢*

4. 正常内生殖器彩色多普勒超声表现

（1）子宫动脉：在宫颈旁做横行、纵行扫查，可以辨认出子宫动脉，显示为宫颈两侧的彩色血流，在宫体肌壁外 1/3 可见弓形动脉血流，呈细条状；子宫肌层可见辐射状的放射动脉分支血流，呈细小条或点状，指向内膜。频谱曲线表现为快速上升陡直的收缩期高峰和舒张期低速血流频谱，有时可形成舒张早期"切迹"。

经阴道扫查时，生育年龄妇女可显示放射状动脉，绝经后则常无法显示；螺旋动脉则在妊娠早期容易显示，非妊娠期时，偶在排卵后可显示内膜下动脉血流信号。

子宫动脉主干的多普勒频谱波形，在非妊娠期表现为高阻力型，舒张期成分较少，呈驼峰形状，常伴有切迹，RI 为 0.8 左右（图 10-7）。随着子宫动脉在肌层内分支逐渐变细，频谱的最大血流速度下降，舒张期血流成分增加，RI 值下降，内膜下动脉血流 RI 值在 0.5 左右。

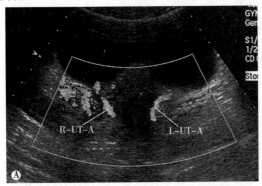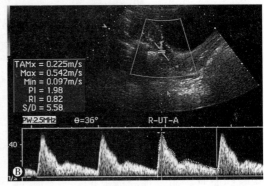

**图 10-7　正常子宫动脉彩色多普勒（A）及频谱图（B）**

L-UT-A. 左侧子宫动脉；R-UT-A. 右侧子宫动脉

子宫血供受雌激素及孕酮的循环水平影响，随年龄、生殖状态和月经周期而变化。在绝经前的妇女，随产次的增加，彩色多普勒检测可见的血管数量增加，显示较丰富的血流信号；绝经期的妇女血管数量减少；绝经后，子宫血管进一步减少。

（2）卵巢动脉：卵巢血流的显示率受彩色多普勒仪器灵敏度和扫查手法的影响，尤其是扫查方法，经阴道扫查对卵巢血流的检出率明显高于经腹部扫查。经阴道彩色多普勒超声可以显示进入卵巢的血管以及在卵巢内呈星状或放射状分布的血流。

## 二、子宫径线的规范化测量

正常子宫的大小，常因发育阶段不同而有生理性差异。经产妇的子宫大于未产妇的子宫；体形肥胖者大于瘦弱者。

1. 子宫体纵径

纵切子宫显示出子宫的最大平面后测量，宫底部至宫颈内口的距离为宫体长度，宫颈内口至宫颈外口的距离为宫颈长度。子宫前位或后位时，宫体纵径有时可出现一弧形弯曲，此时需分两部分测量再相加才能得到较准确的数据（图 10-8A）。

2. 子宫体前后径

纵向扫查时，测量与宫体纵轴相垂直的最大前后距离（图 10-8A）。

3. 子宫体横径

横切宫底呈三角形后，将探头平行下移，显示宫角下缘的子宫横断面呈椭圆形时，测量最大宽径（图10-8B）。

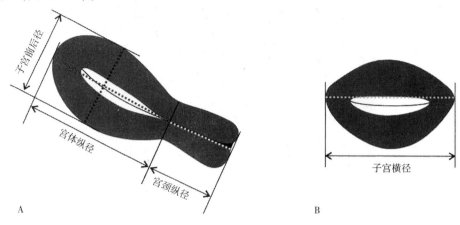

**图 10-8　子宫径线测量图**
A. 子宫长径及前后径测量；B. 子宫横径测量

4. 宫颈测量方法

纵切面上测量宫颈内口和外口之间的距离为长径，前后距离为厚度，宫颈横切面上测量左右外缘间的距离为横径。

临床超声探测成年妇女正常子宫的参考值为：纵径 5.5~7.5 cm，前后径 3.0~4.0 cm，横径 4.5~5.5 cm，宫颈长 2.5~3.5 cm，厚度小于 3.0 cm。宫体与宫颈的比例为：青春期前 1∶2，青春期 1∶1，生育期 2∶1，老年期 1∶1。

（孙　建）

# 第二节　阴道及处女膜发育异常

## 一、处女膜闭锁

### （一）病理

处女膜闭锁又称无孔处女膜，为阴道板下极未贯穿成孔道与阴道前庭相通所致。

### （二）临床表现

以原发性闭经为主要表现，伴有逐渐加重的周期性下腹坠痛，伴肛门坠胀、尿潴留、便秘。阴道积血较多时可引起宫腔积血、盆腔包块。经血可逆流至两侧输卵管，再流入腹腔，形成阴道、子宫、输卵管积血。在青春期前可无任何症状。

### （三）声像图表现

盆腔内子宫、宫颈下方见长圆形囊状液性暗区，内为无回声或细小密集的云雾状低回声，为扩张的阴道（图10-9、图10-10）。子宫积血时，可见宫颈、宫体扩张，宫腔内液性暗区与阴道内液性暗区相连通。严重时子宫旁可见类似巧克力囊肿声像的囊性肿块，为输卵管积血或卵巢子宫内膜异位囊肿；子宫直肠陷凹内有血时，扩张的阴道后方可见无回声区。

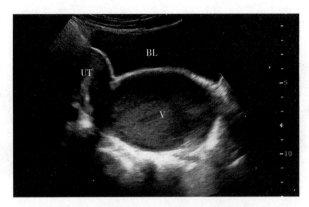

**图 10-9　处女膜闭锁（经腹部超声检查）一**

UT. 子宫；V. 积血的阴道；BL. 膀胱

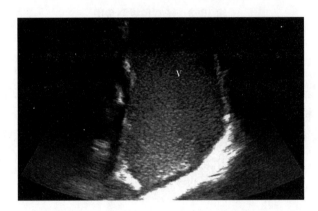

**图 10-10　处女膜闭锁（经会阴超声检查）二**

V. 积血的阴道

# 二、阴道下段闭锁

## （一）病理

阴道下段闭锁为阴道板下极未贯穿成孔道与阴道前庭相通所致，但与处女膜闭锁常难以鉴别。

## （三）临床表现

同处女膜闭锁。

## （四）声像图表现

超声表现同处女膜闭锁，经会阴扫查可帮助鉴别处女膜闭锁抑或阴道闭锁，测量闭锁段的厚度。阴道闭锁时，闭锁段阴道闭合气线消失。

# 三、阴道闭锁

超声纵断和横断面均无阴道结构显示（图 10-11、图 10-12），本病临床诊断较易，超声检查意义在于了解有无其他生殖器官畸形如子宫发育异常。

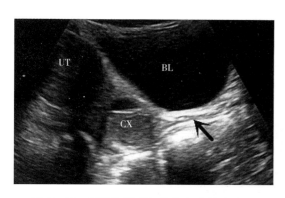

**图 10-11　阴道闭锁（经腹部超声检查）一**
UT. 子宫；CX. 宫颈；BL. 膀胱，黑箭头为闭锁的阴道

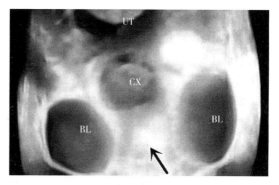

**图 10-12　阴道闭锁（三维超声检查）二**
UT. 子宫；CX. 宫颈；BL. 膀胱，黑箭头为闭锁的阴道

（孙　建）

# 第三节　子宫肿物

## 一、子宫肌瘤

### （一）病理

子宫肌瘤主要是由子宫平滑肌细胞增生形成，又称子宫平滑肌瘤，是女性生殖器官中最常见的一种良性肿瘤，发病率为 5%～15%，约占全身肿瘤的 20%。高发年龄为 30～50 岁。可单发，也可多发。可见于子宫任何部位，但绝大多数（95%）发生在宫体部。根据肌瘤所在的位置分为子宫黏膜下肌瘤（uterine submucous myoma），子宫肌壁间肌瘤（uterine intramural myoma），子宫浆膜下肌瘤（uterine subserous myoma），若浆膜下肌瘤位于宫体侧壁向宫旁生长，突入阔韧带两叶之间称为子宫阔韧带内肌瘤。子宫肌瘤常发生一种或多种变性，如玻璃样变性、脂肪变性、囊性变及钙化等。

### （二）临床表现

子宫肌瘤的临床表现与肌瘤所在的部位有关，其主要症状为子宫出血。子宫肌壁间肌瘤表现为月经量多，经期延长，周期缩短；子宫黏膜下肌瘤表现为阴道持续或不规则出血；子宫浆膜下肌瘤常不影响月经。肌瘤一般生长速度较慢，长到一定大小后，如果压迫膀胱可引起尿频、排尿困难及尿潴留，压迫直肠可引起排便困难；同时，在下腹部可触及肿块。肌瘤压迫输卵管在宫角的开口可造成子宫腔形态改变，从而导致不孕或流产。也有不少子宫肌瘤患者没有任何临床症状。

### （三）声像图表现

1. 二维超声表现

（1）子宫增大：增大的程度与肌瘤的大小和数目成正比。

（2）子宫形态异常：子宫肌瘤可使子宫轮廓线不规则，子宫呈球形或不规则形局限性突出。黏膜下肌瘤的子宫外形轮廓改变较小。

（3）瘤体回声：单发子宫肌瘤声像图表现为结节状弱回声（图 10-13、图 10-14）。多发肌瘤常表现为宫体形态失常，宫壁表面凹凸不平，宫体可见多个圆形或椭圆形的结节状或旋涡状回声的实性团块，伴后壁回声衰减，边界清晰，有时可见假包膜回声，即肌瘤周围的低回声圈。子宫肌瘤内部的回声取决于肌瘤平滑肌细胞和结缔组织的比例以及肌瘤内部变性的程度。结缔纤维成分较多时，瘤结节内因平滑肌细胞和结缔组织细胞呈旋涡状排列，其声像图表现为多层同心圆中低相间的回声。

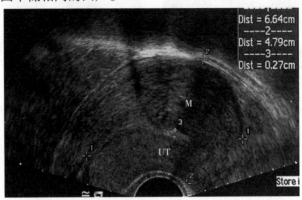

**图 10-13　单发子宫肌瘤**

经阴道超声检查，子宫矢状切面显示子宫底部前壁可见一低回声包块；M. 肿物；UT. 子宫

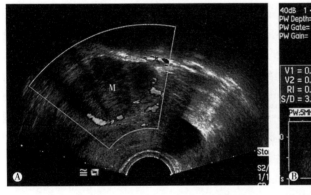 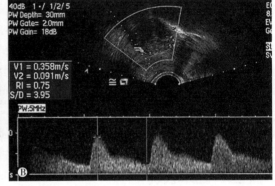

**图 10-14　单发子宫肌瘤**

A. 彩色多普勒超声显示该包块周边环状血流信号，其内可见点线状血流信号；B. 动脉频谱 RI 为 0.75；M. 肿物

（4）子宫内膜变形或移位：当肌瘤挤压宫腔时，子宫内膜线可发生变形或移位。位于宫腔内的黏膜下肌瘤，在超声图像上可呈现宫腔分离征，其间可见中等回声或弱回声团块。如果子宫黏膜下肌瘤脱入颈管或阴道，可见宫颈管径增大，其间有肿瘤团块，回声强弱不等，宫腔线多扭曲不规则。

（5）肌瘤对周边器官的压迫：小肌瘤对周围器官不产生影响，大肌瘤、多发肌瘤及浆膜下肌瘤均可压迫膀胱，使之变形、偏移。

（6）子宫肌瘤变性的声像图表现。

1）玻璃样变：最常见，是肌瘤内缺乏血液供应的结果。肌瘤变性区的旋涡状及纹状结构消失，多为质地较软的组织。声像图出现相应的弱回声区域，后壁回声略增强。

2）液化或囊性变：由玻璃样变进一步发展而来。瘤体内形成空腔，内有液体。声像图显示为肌瘤内出现边界不规则的无回声区（图10-15、图10-16），后壁回声增强。

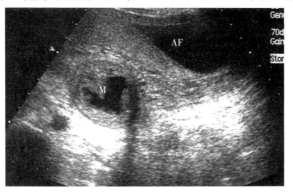

**图 10-15　20 周妊娠子宫合并子宫肌瘤液化**

子宫后壁肌壁间可显示一低回声包块（M），该包块内可见不规则的无回声区；AF. 羊水

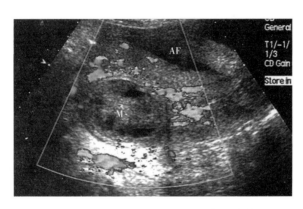

**图 10-16　20 周妊娠子宫合并子宫肌瘤液化**

彩色多普勒超声显示该包块（M）内部未见明显的血流信号；AF. 羊水

3）钙化：常见于绝经后，也可发生在玻璃样变或囊性变之后。钙化处声像图表现为肌瘤内或周边有强回声团或弧形强回声带伴后方声影（图10-17）。

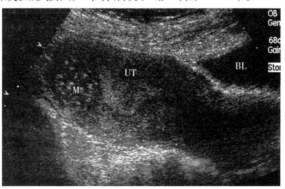

**图 10-17　65 岁妇女子宫肌瘤钙化**

子宫纵切面显示子宫底部低回声包块（M），其内部可见多个点状强回声；UT. 子宫；BL. 膀胱

2. 彩色多普勒与频谱多普勒超声表现

（1）彩色多普勒表现：子宫肌瘤的假包膜内有丰富的血流供应瘤体，故肌瘤周边有丰富环状或半环状血流信号，并呈分支状进入瘤体内部，瘤体内血流信号较子宫肌壁丰富；当肌瘤太大或位于远场时，由于声衰减，较难显示肌瘤内部血流信号。壁间肌瘤内部彩色血流信号可呈星状、条状或网状，黏膜下肌瘤血流信号可以极为丰富，充填整个瘤体似彩球状，也可以仅在肌瘤的蒂部显示一条状血管。

（2）频谱多普勒表现：子宫动脉主干的频谱形态显示舒张期成分稍丰富，阻力指数可略低于正常子宫动脉，其降低程度与瘤体大小、位置及瘤体内血管数目多少有关。瘤体周边和内部均可记录到动脉性和静脉性频谱。阻力指数在诊断与鉴别诊断子宫肌瘤方面尚无定论。

（3）继发变性时彩色多普勒与频谱多普勒表现：变性的瘤体内彩色血流信号表现较复杂。玻璃样变与囊性变的瘤体内部可出现网状的彩色血流信号，动脉性频谱多普勒形态与子宫动脉相似，呈高阻力性；肌瘤钙化时，瘤体周边及内部多无血流信号；肉瘤变时，瘤体内血流异常丰富，最大流速增加，阻力下降。

### （四）鉴别诊断

1. 卵巢肿瘤

子宫浆膜下肌瘤应与实性卵巢肿瘤相鉴别。检查时要细致观察肿瘤内部回声水平及其分布状态，以及瘤体与子宫之间的位置关系和活动关系，瘤体与子宫之间蒂的检出，对于鉴别肿块的来源很有帮助。

2. 子宫腺肌瘤

子宫腺肌瘤声像图上表现为宫体回声强弱不均匀，子宫多呈均匀性球形增大，形态规则，边界大多欠清晰，无假包膜形成的弱声晕，月经期检查可检出出血小囊。

3. 子宫内膜增生或内膜息肉

子宫内膜增生声像图上常呈梭形高回声团块，有时被认为是子宫黏膜下肌瘤。子宫内膜增生的高回声沿宫腔形态分布，无宫腔分离和局部隆起表现，增厚的内膜内可见有多个内膜小囊回声；直径小于 1 cm 的子宫黏膜下肌瘤不易与子宫内膜息肉区别。

4. 子宫畸形

双子宫、残角子宫或双角子宫有时易误诊为子宫肌瘤。超声检查时要注意宫腔线的回声及宫体形态，肌瘤内无内膜回声；双子宫时可见左右两侧各有一个对称狭长的宫体，横切面扫查时，两侧子宫内膜回声互相分离，显示为蝶翅样。月经中后期复查，有助于鉴别以上疾病。

5. 子宫肥大症

该病常见于多产妇及有子宫复旧不良或曾有宫体炎的患者。声像图表现为子宫均匀性增大，宫体回声略强，回声均匀，子宫内膜居中，宫腔无变形。

### （五）临床意义

超声检查可较准确地观察到子宫的大小、形态及是否存在子宫肌瘤。但超声诊断多发性子宫肌瘤时，肌瘤的具体数目和大小测量与术中所见会有一定的差异。

# 二、子宫内膜异位症

子宫内膜组织出现在正常内膜位置以外的部位时，称为子宫内膜异位症，该病是目前常见的妇科疾病之一。一般仅见于生育年龄的妇女，以 25～45 岁妇女多见。内膜异位在子宫肌层时，称为子宫腺肌病（adenomyosis）或内在性子宫内膜异位症。内膜异位在子宫以外，如卵巢、子宫直肠陷凹、手术瘢痕、阴道壁等处，称为外在性子宫内膜异位症，以卵巢最常见。

## （一）子宫腺肌病

### 1. 病理

子宫内膜侵入子宫肌层，并随卵巢激素水平的变化而周期性出血，子宫不同程度增大。弥漫型子宫腺肌病的病灶呈弥漫性分布，多发生在后壁，肌壁厚而软，内见微小囊腔与增粗的肌纤维带。当异位的子宫内膜局限于肌层内的一部分，局部增厚形成肌瘤样结节，称为子宫腺肌瘤，结节内可见陈旧性出血和小囊腔。

### 2. 临床表现

约 30% 患者无临床症状，常见的临床症状有下腹痛和进行性痛经；15%～30% 患者有经量增多、经期延长和经前点滴出血，40% 患者可致不孕。妇科检查可扪及子宫球形增大、质硬、经期压痛。

### 3. 声像图表现

（1）二维超声表现子宫弥漫性增大，呈球形，肌层回声普遍增高，呈分布不均粗颗粒状（图 10-18、图 10-19），有时见散在分布的小的无回声或低回声区（图 10-20），在月经期明显。子宫腺肌瘤在声像图上表现为子宫非对称性增大或局限性隆起，子宫肌层局灶性回声异常，似肌瘤回声，但边缘不规则，其内有小的无回声区，在月经期更为明显，无包膜（图 10-21）。

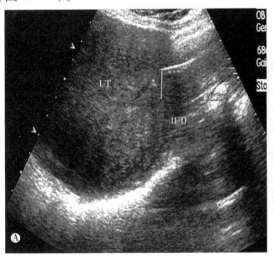
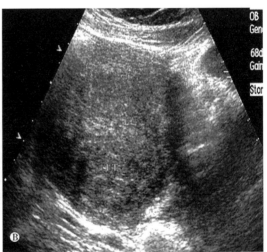

**图 10-18　子宫腺肌病合并节育环下移**

子宫纵切面（A）及横切面（B）显示子宫（UT）弥漫性增大，呈球形，肌层回声普遍增高，呈分布不均粗颗粒状，节育环（IUD）下移到宫颈（CX）管内

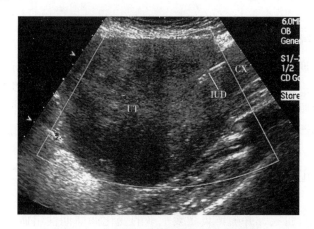

**图 10-19　子宫腺肌病合并节育环下移**

彩色多普勒超声显示增大的子宫内部散在分布的点状血流信号；

UT. 子宫；IUD. 节育环；CX. 宫颈

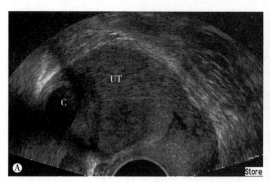
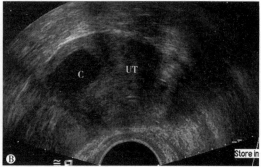

**图 10-20　子宫腺肌病合并肌壁间巧克力囊肿形成**

经阴道超声检查，子宫纵切面（A）及横切面（B）显示子宫（UT）底部偏右侧肌壁间可见一无回声包块（C），
其内密集的低回声点

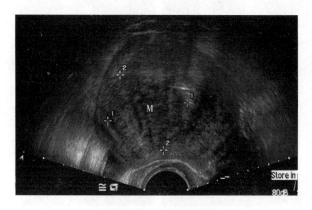

**图 10-21　子宫腺肌瘤**

经阴道超声检查，子宫纵切面显示子宫底部前壁局灶性回
声异常，边界不规则，无明显包膜回声；M. 肿块

（2）彩色多普勒超声显示子宫内血流信号较丰富，在病灶处呈点状、条状散在分布；其动脉性频谱基本同子宫动脉分支的频谱，阻力指数常大于 0.5，偶可记录到低阻力性动脉频谱。子宫腺肌瘤的周围血流分布正常，无环状血流信号包绕（图 10-22）。

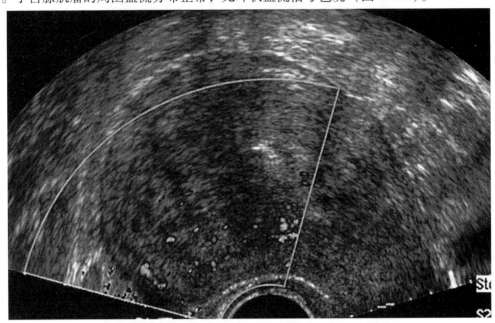

**图 10-22　子宫腺肌瘤**

经阴道超声检查，彩色多普勒显示该包块周边未见明显的环状血流信号，内部散在分布点状血流信号

4. 鉴别诊断

（1）子宫肌瘤：子宫腺肌瘤与子宫肌瘤的鉴别要点为子宫腺肌瘤的周围与正常肌层分界不清，无包膜；彩色多普勒血流显示子宫腺肌瘤周围无环状血流包绕，整个肌层血流丰富，呈散在分布。子宫肌瘤边界清晰，有包膜，周围血流呈环状分布。

（2）子宫肥大症：常见于经产妇，指子宫均匀性增大，肌层厚度 > 2.5 cm，声像图无特异性表现。而较轻的子宫腺肌病肌层也仅表现为肌层增厚、回声不均，此时超声很难鉴别这 2 种疾病。

## （二）外在性子宫内膜异位症

外在性子宫内膜异位症以卵巢子宫内膜异位最常见，主要病理变化是异位的子宫内膜随卵巢功能的变化，发生周期性出血并与其周围的组织纤维化而渐渐形成囊肿，因囊肿内陈旧性血液呈巧克力样，故又称为巧克力囊肿，囊肿大小不定，与周围组织粘连紧密。

约 20% 卵巢子宫内膜异位症患者无临床症状，常见症状为继发性渐进性痛经，月经失调，经量增多及经期延长，不孕等。妇科检查可发现子宫位置固定，在子宫一侧或双侧附件区可扪及与子宫相连的囊性包块，不活动、有轻压痛。子宫后壁或直肠子宫陷凹可触及不规则的硬结节，触痛明显。

超声检查可见子宫后方一圆形或不规则形无回声区（图 10-23、图 10-24），大小中等，壁厚，内壁欠光滑，经期可增大，其内部透声欠佳，可见不均匀云雾状细点状回声。

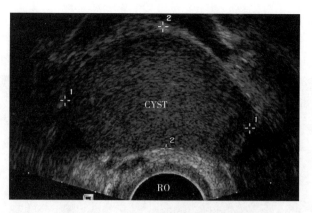

**图 10-23  卵巢子宫内膜异位症一**

经阴道超声检查，右侧卵巢（RO）纵切面显示其内可见一无回声包块
（CYST），壁厚，内壁欠光滑，其内部透声欠佳，可见密集的点状回声

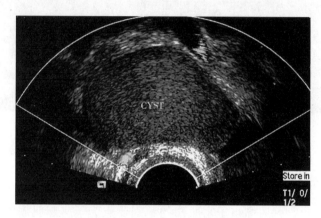

**图 10-24  卵巢子宫内膜异位症二**

经阴道超声检查，彩色多普勒显示包块（CYST）内部未见血流信号

（孙　建）

# 第四节　卵巢疾病

## 一、卵巢非赘生性囊肿

卵巢非赘生性囊肿一般体积不大，多数可以自行消退，临床上无需特殊处理。

### （一）卵泡囊肿（follicular cyst）

由于卵泡不破裂或闭锁，卵泡液潴留而形成囊肿，常为单发性，最大直径不超过 5 cm。

声像图表现：多为突出于卵巢表面的圆形无回声区，边缘光滑清晰，内径多不超过 5 cm。定期检查可发现无回声区自行缩小或消失。多个卵泡囊肿，常见于用药物后诱发的卵泡因未排卵而形成。

## （二）黄体囊肿（corpus luteum cyst）

黄体腔内有大量液体而形成的囊肿，囊肿直径一般为 4～5 cm。妊娠黄体一般在妊娠 3 个月自行消失。月经黄体囊肿持续分泌孕激素，常使月经周期延迟。较大的黄体囊肿可自发破裂，引起急腹症。

声像图表现：卵巢内可见囊性无回声区，囊内有细小回声，可有分隔带或片状高回声区；呈椭圆形，囊壁较厚，直径为 4～5 cm。

## （三）黄体血肿（corpus luteum hematoma）

正常排卵时，卵泡膜层破裂，血液潴留在黄体内，若出血量多，则形成黄体血肿，又称黄体内出血。正常黄体直径约 1.5 cm，黄体血肿直径一般为 4 cm，黄体血肿吸收后形成黄体囊肿。较大的血肿破裂可引起急腹症，图像上不易与宫外孕区别。

声像图表现多样化，早期出血较多时，表现为卵巢内圆形囊肿，壁厚，内壁粗糙，囊内回声低，不均匀（图 10-25A）或呈细网状、粗网状结构或杂乱不均质低回声；黄体晚期血液吸收后囊肿变小，内部回声稍高，呈实性；黄体内血液完全吸收后囊壁变得光滑，囊内呈无回声改变，与卵巢其他囊肿不易鉴别。

黄体和黄体血肿的彩色多普勒超声表现具有特征性，在黄体近卵巢的髓质部可见一条血管，放射状发出分支到囊壁，在黄体周围呈环状或半环状包绕（图 10-25B）。早期黄体或妊娠黄体，血流流速较高，可达 20～30 cm/s，血流阻力低；根据月经周期和环绕囊肿周围的丰富血流等特征，有助于黄体血肿与其他卵巢肿瘤的鉴别诊断。

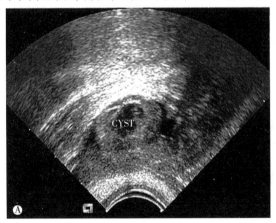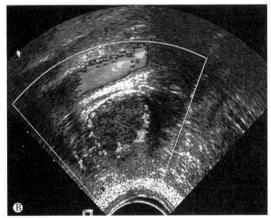

**图 10-25　黄体血肿**

A. 经阴道超声检查，右侧卵巢内圆形囊肿（CYST），壁厚，内壁粗糙，囊内回声低，不均匀；B. 彩色多普勒超声显示该囊肿周边完整环状血流信号

## （四）黄素囊肿

黄素囊肿多呈双侧，多房性，囊壁薄，囊液清。多因受绒毛膜促性腺激素刺激，卵泡过度黄素化而引起。与滋养层细胞伴发，随滋养层细胞肿瘤的治愈而逐渐消失。

声像图表现：卵巢内可见圆形或椭圆形无回声区，壁薄，边界清晰，也可呈小叶状，内有多房性间隔回声（图 10-26），囊肿大小一般为 3～5 cm。

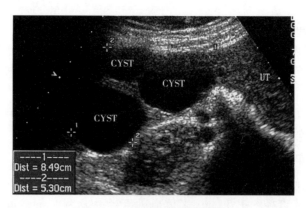

**图 10-26 绒癌合并黄素囊肿**

经腹部超声检查，右侧卵巢内多个大小不等的圆形无回声区（CYST），
壁薄，边界清晰，呈小叶状，内有多房性间隔带回声；UT. 子宫

### （五）多囊卵巢综合征

多囊卵巢综合征（PCOS）又称施李综合征，是因月经调节机制失常所产生的一种综合征，多见于 17～30 岁女性。患者具有月经稀发或闭经，不孕，多毛和肥胖等一组症状。因卵巢持续无排卵使得卵巢呈多囊性改变。

声像图表现：①子宫大小正常或稍小于正常；内膜无明显周期性改变，可表现为增生期囊腺型或腺型增生过长；②双侧卵巢均匀性增大，轮廓清晰，包膜回声增高；③卵巢包膜下可见大小相近的小囊，直径小于 1 cm，总数常超过 10 个，呈车轮状排列，卵巢中间髓质成分增多，回声较高（图 10-27）；④彩色多普勒超声显示在卵巢髓质内一条贯穿卵巢的纵行血流，与正常卵泡期卵巢血流相比，血流速度常较高，血流阻力中度或偏低。

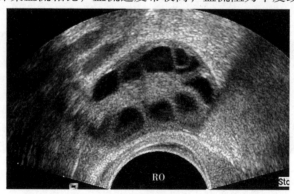

**图 10-27 多囊卵巢综合征**

经阴道超声，右侧卵巢（RO）均匀性增大，包膜回声增强，卵巢包膜下多个大小
相近的小囊，直径均小于 1 cm，呈车轮状排列，卵巢中间髓质成分增多，回声较高

## 二、卵巢赘生性囊肿

### （一）卵巢畸胎瘤

卵巢畸胎瘤是卵巢最常见的囊实性肿瘤，来源于 2 个或 3 个胚层的组织。有卵巢成熟性

畸胎瘤（ovarian mature teratoma）和卵巢未成熟畸胎瘤（ovarian immature teratoma）两种。

卵巢畸胎瘤一般无临床症状，但当肿瘤较大，压迫周围的脏器或发生肿瘤蒂扭转时，会有压迫症状或急腹症的临床表现。

1. 卵巢成熟性畸胎瘤

（1）病理表现：该肿瘤为良性，是常见的卵巢肿瘤之一，占各类卵巢畸胎瘤的95%以上，因肿瘤成分多以外胚层为主，故又称为皮样囊肿（dermoid cyst）。

肿瘤呈圆形，表面光滑，直径一般为5~10 cm，常为单房。主要内容物为外胚层组织，包括皮肤、皮脂腺、毛发，部分有牙齿和神经组织，也可见脂肪、软骨等中胚层组织。

（2）声像图表现：①囊性，多为圆形或椭圆形，囊壁较薄，内为密集反光较强的光带（图10-28）；这类图形易与巧克力囊肿相混淆，后者多有痛经史，囊肿内为云雾状点状回声；②面团征，囊内出现团状强回声，边缘较清晰，附于囊肿壁的一侧，强回声团后方无声影（图10-29）；③发团征，囊内可见一圆形强回声团，表面为强回声或呈弧形强回声，后方衰减，并伴明显声影，肿块后壁及轮廓不清（图10-30），需与肠气相鉴别；④脂液分层征，上层为脂质成分，呈均质密集细小光点，下层为液性无回声区（图10-31）；彩色多普勒特征为少血流或无血流信号。

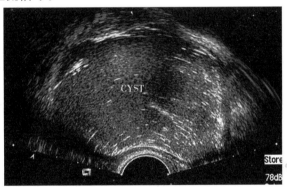

**图 10-28　囊性畸胎瘤**

经阴道超声检查，右侧卵巢内圆形囊性包块（CYST），
囊壁较薄，内为密集回声较强的光带

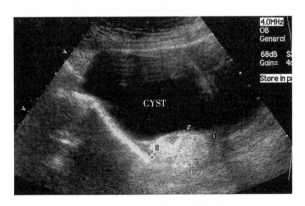

**图 10-29　面团征型畸胎瘤**

经腹部超声检查，左侧卵巢内圆形囊性包块（CYST），囊内后壁
强回声团（"＋＋"之间），边缘清晰，其后方无声影

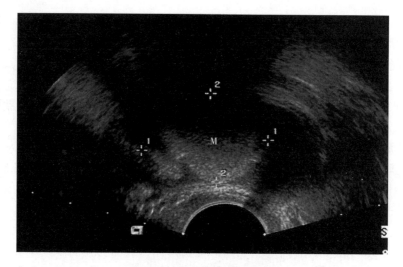

**图 10-30  发团征型畸胎瘤**

经阴道超声检查，右侧卵巢圆形回声团（M），后方衰减，并伴明显声影，后
壁及轮廓不清

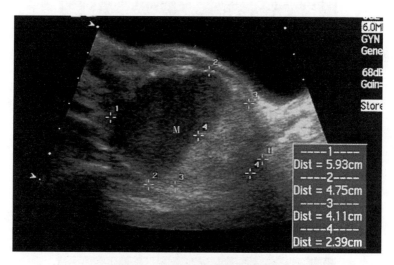

**图 10-31  脂液分层征型畸胎瘤**

经腹部超声，左侧卵巢混合性包块（M），左侧为脂质成分，呈均质细密细小
光点，回声强，右侧为液性无回声区，强回声与无回声区分界清晰

2. 卵巢未成熟畸胎瘤

（1）病理表现：常为实质性，一般体积较小，全部或部分由分化程度不同的未成熟
（胚胎性）组织构成，多为原始神经组织，切面似豆腐或脑组织，软而脆，偶含软骨和骨组
织。多发生在青少年。

（2）声像图表现：大多数为囊实性肿块，其囊性区或实性区内可含有高回声团或结节
状高回声，有时伴声影（图 10-32）。彩色多普勒表现为瘤内实性区显示动脉血流信号，血
流阻力低。

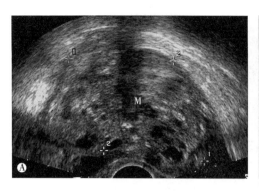
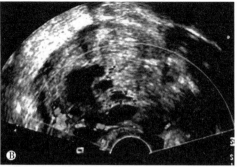

**图 10-32  卵巢未成熟畸胎瘤**

A. 经阴道超声，右侧卵巢囊实性包块（M），边界不清，无明显包膜回声，其囊性区或实性区内含有强回声团，部分后方伴声影；B. 彩色多普勒超声显示该包块内血流较丰富

## （二）卵巢囊腺瘤

卵巢囊腺瘤是最常见的卵巢肿瘤之一，恶变率高。该类肿瘤发生于体腔上皮，来自覆盖卵巢表面的生发上皮，具有高度多能性。如向宫颈柱状上皮化生则形成黏液性肿瘤，向输卵管上皮化生则形成浆液性肿瘤。

1. 卵巢浆液性囊腺瘤（ovarian serous cystadenoma）

卵巢浆液性囊腺瘤约占所有卵巢良性肿瘤的 25%，主要发生于生育年龄的女性，双侧性占 15%，囊肿表面光滑，囊内液体呈草黄色或棕色稀薄浆液性，可分单纯性和乳头状2 种。

（1）病理表现：单纯性浆液性囊腺瘤直径一般为 5 ~ 10 cm，个别可充满整个腹腔，多呈球形，表面光滑。多为单房，壁薄，囊内为淡黄色透明液体。浆液性乳头状囊腺瘤多见多房，内壁有单个或多个细小或粗大的乳头状突起。

（2）声像图表现：肿瘤轮廓清晰，呈圆形或椭圆形无回声区，与子宫的界限清晰；囊壁纤薄，光滑完整，多房（图 10-33）或单房，有乳头者在囊壁内可见大小不一的乳头状高回声突向囊腔内（图 10-34），囊肿后方及后壁回声增强。

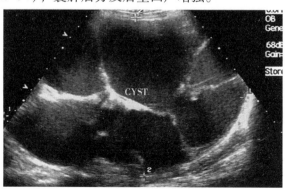

**图 10-33  单纯性浆液性囊腺瘤**

经阴道超声检查，左侧卵巢内圆形囊性包块（CYST），囊壁纤薄，光滑完整，囊内有多房性强回声分隔，后方及后壁回声增强

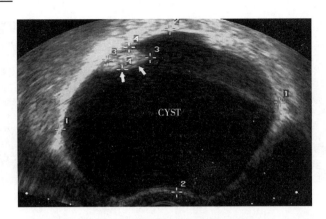

**图 10-34　浆液性乳头状囊腺瘤**

经阴道超声检查，右侧卵巢内圆形囊性包块（CYST），边界清晰，包
膜完整，囊壁可见乳头状突起物（箭头所指），囊内未见明显的分隔

2. 浆液性囊腺癌（serous cystadenocarcinoma）

（1）病理表现：浆液性囊腺癌是成人最常见的恶性卵巢肿瘤，占卵巢上皮性癌的50%，约30%伴砂样小体，约50%为双侧性。此瘤生长速度快，常伴出血、坏死，肿瘤大小为10～15 cm，多为部分囊性，部分实性，呈乳头状生长。

（2）声像图表现：一侧或双侧附件区出现圆形无回声区，囊壁不均匀增厚。有分隔时，隔膜厚且不均，可见乳头状回声团突入囊内或侵犯壁外（图10-35）；肿瘤伴出血或不规则坏死脱落物时，无回声区内可见点、团状回声并可随体位的改变移动。晚期病例的囊腺癌可向子宫和肠管浸润或腹膜广泛性转移，引起腹腔积液。肠管粘连成团，其间呈现多个不规则无回声区。彩色多普勒超声表现为肿块边缘、间隔上和中央实性区可见到丰富血流信号，可记录到低或极低阻力频谱。

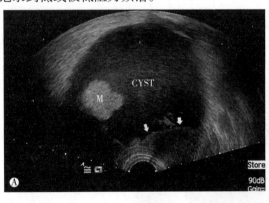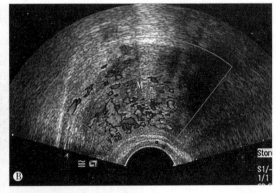

**图 10-35　浆液性囊腺癌**

A. 经阴道超声，右侧卵巢内囊性包块（CYST），囊壁不均匀增厚，乳头状（M）突入囊内，囊内有分隔回声（箭头所指）；B. 经阴道，彩色多普勒超声显示肿块（M）的实质性部分血流信号丰富

3. 黏液性囊腺瘤（mucinous cystadenoma）

（1）病理表现：黏液性囊腺瘤较浆液性囊腺瘤少见，占所有卵巢良性肿瘤的20%，好发于30～50岁，预后不佳，5%～10%可恶变。囊肿表面光滑，多为单侧多房性，内含黏液

性液体或胶冻状、藕糊状液体。黏液性囊腺瘤约10%可见乳头生长于囊壁，一般囊肿体积都较大，直径可达15~30 cm。如破裂可引起腹膜种植，产生大量黏液性腹膜黏液瘤。

（2）声像图表现：肿瘤呈圆形或椭圆形无回声区，体积较大，内径多在10 cm以上（图10-36）。多为单侧性；边缘光滑，轮廓清晰，囊壁回声均匀，较厚（＞5 mm）；无回声区内有细弱散在点及分隔带回声，呈多房结构，房腔大小不一；少数肿瘤有乳头状物生长时，囊壁上可见乳头状强回声团突向囊内或壁外。

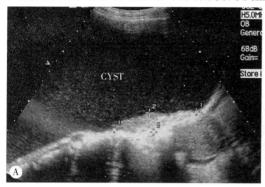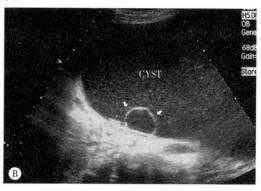

**图 10-36　黏液性囊腺瘤**

经腹部超声，盆腹腔内巨大囊性包块（CYST），包块上缘平脐，内有细弱散在点状回声，壁上局限性片状低回声区（"＋＋"之间）（A）及圆形囊性结构突起（箭头所指）（B）

4. 黏液性囊腺癌（mucinous cystadenocarcinoma）

（1）病理表现：约占卵巢上皮性癌的40%，常只限一侧，多由黏液性囊腺瘤演变而来，囊腔多变，间隔增厚。

（2）声像图表现：肿瘤呈椭圆形或小叶状无回声区，囊壁回声明显、增厚且不规则；囊腔内可见大量不均匀增厚的带状分隔和散在的点状、团块状回声（图10-37），增厚的囊壁可向周围浸润，有向外伸展的局限性光团，轮廓不规整，多伴腹腔积液无回声区。彩色多普勒超声表现为肿块边缘、间隔上和中央实性区可见到丰富血流信号，可记录到低或极低阻力频谱。

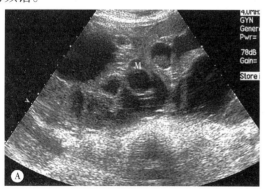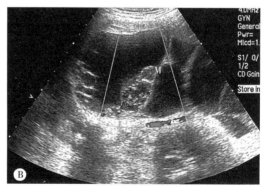

**图 10-37　黏液性囊腺癌**

A. 经腹部超声，右侧附件区囊性包块（M），边界回声明显、增厚且不规则，囊腔内可见大量不均匀增厚的带状分隔和散在的点状、团块状回声；B. 彩色多普勒超声显示肿块（M）边缘、间隔上和中央实性区丰富血流信号

## 三、卵巢囊性肿瘤的鉴别诊断

卵巢囊性肿瘤组织结构的复杂性决定了超声图像的多样性。在结合临床症状、妇科检查及某些声像图特征后可作出鉴别诊断。

### （一）非赘生性囊肿与小的赘生性囊肿的鉴别

非赘生性囊肿的内径一般不超过 5 cm，且壁薄、光滑完整。生育年龄的妇女，如果发现单侧卵巢囊性肿块，直径为 5～10 cm，可于 1 个月后复查，如果不断增大或 2 个月后仍不缩小，应考虑为赘生性囊肿。

### （二）浆液性、黏液性卵巢囊肿以及卵巢皮样囊肿的鉴别

在卵巢囊性肿瘤中最为多见，三者占卵巢肿瘤中的 90％ 以上，其声像图表现均为无回声区，其鉴别诊断要点见表 10-1。

表 10-1　浆液性、黏液性、皮样囊肿鉴别诊断

| 鉴别要点 | 浆液性囊肿 | 黏液性囊肿 | 皮样囊肿 |
|---|---|---|---|
| 大小 | 中等或偏大 | 大或巨大 | 中等大 |
| 内部回声 | 光点单纯无回声区光团附壁，后方无声影 | 无回声区内细弱光点附壁，后方无声影 | 脂液分层征或强弱不均的细小光点，有闪烁感，附壁或悬浮，后方伴声影 |
| 单、多房 | 单（多）房性 | 多房性间隔 | 单发性 |
| 囊壁回声 | 薄 | 厚 | 厚 |
| 单、双侧 | 多双侧 | 多单侧 | 多单侧 |

### （三）巨大卵巢囊肿与腹腔积液及结核性包裹性积液的鉴别

大量的腹腔积液及结核性包裹性积液易与巨大卵巢囊肿混同，需注意鉴别见表 10-2。

表 10-2　巨大卵巢囊肿与腹腔积液及结核性包裹性积液鉴别

| 鉴别要点 | 巨大卵巢囊肿 | 腹腔积液 | 结核性包裹性积液 |
|---|---|---|---|
| 无回声区形态 | 圆球形 | 不定形 | 不规则或多个囊腔 |
| 边缘回声 | 边界整齐、光滑 | 无固定边界，有浮游的肠祥光团，并有蠕动 | 边界不整，壁常为肠祥光团组成 |
| 无回声区出现部位 | 自耻骨上延伸到脐部，形态完整或内部间隔光带 | 多在腹部两侧及盆底，无固定形态 | 全腹部 |
| 肝前或膈下无回声区 | 无 | 有 | 无 |

### （四）卵巢囊性肿瘤良恶性鉴别

卵巢囊性肿瘤良恶性的超声图像鉴别主要依据囊壁的厚薄、均匀程度、内部回声及腹腔积液的有无进行综合判断。国内徐苓介绍一种四级评分法比较简明实用，四级评分标准见表 10-3。

表10-3 卵巢囊性肿块良恶性超声分级标准

| 超声分级 | 肿块性质 | 边界 | 内部回声 | 分隔 | 腹腔积液 |
|---|---|---|---|---|---|
| 0 | 良性 | 清楚、光滑 | 无回声 | 无 | 无 |
| 1 | 良性 | 清楚、光滑 | 均匀、规则 | 薄、均匀 | 无 |
| 2 | 交界性或可疑恶性 | 清楚、不光滑 | 稍不均匀、部分不规则 | 较厚、部分不均匀 | 无 |
| 3 | 恶性 | 不清楚、边界模糊 | 不均匀、完全不规则 | 厚、不均匀 | 有 |

注 0级和1级为良性，2级为交界性或可疑恶性，3级为恶性。

彩色多普勒超声检查，根据周边及间隔内血流丰富程度、血管形态和频谱多普勒血流阻力指数的测定对良恶性的鉴别也有一定的参考价值。

但是，由于卵巢肿瘤结构的复杂性，单以物理特性的图像特征作出确切诊断有时是困难的。如囊肿内小片区域恶变易于漏诊，成分复杂的囊性畸胎瘤或粘连严重的炎性包块，又可因其回声复杂、轮廓不清而误诊为恶性。因此，超声诊断囊性卵巢肿瘤良恶性有一定的局限性，要结合临床相关资料进行综合分析，以提高其诊断率。

### （五）过度充盈的膀胱

当膀胱极度充盈时，子宫移位、屈曲或倾斜、偏离中线，超声探测膀胱呈圆球形巨大无回声区，易误诊为卵巢囊肿。但膀胱位置表浅、居中，纵切面的形态为上小下宽，仔细探测可见其后方的子宫图像，较易识别。必要时，可在排尿或导尿后再行探测，若无回声区变小或消失或在导尿时，显现导尿管双线状光带回声，即可确定为膀胱。

## 四、卵巢实性肿瘤

卵巢实性肿瘤较卵巢囊性肿瘤少见，但种类繁多，可分良性、恶性、交界性。良性实质性肿瘤有纤维瘤、平滑肌瘤、纤维上皮瘤、卵泡膜细胞瘤等；恶性肿瘤有卵巢腺癌、卵巢卵黄囊瘤、肉瘤、绒毛膜癌等；交界性肿瘤有腺瘤、腺纤维瘤、颗粒细胞瘤、实性畸胎瘤。

### （一）卵巢纤维瘤（ovarian fibroma）

卵巢纤维瘤是卵巢良性实性肿瘤中较常见的一种，占卵巢肿瘤的2%～5%。好发于绝经期前后的妇女，多为单侧，可伴发胸腔积液、腹腔积液，此时称为麦格综合征（Meig's syndrome），肿瘤切除后，胸腔积液、腹腔积液即自行消失。

1. 病理表现

肿瘤的外观呈白色，质地较硬，呈肾形或多发结节状，少数呈分叶状。直径为5～10 cm，主要成分是梭形成纤维细胞和纤维细胞组成，组织排列呈旋涡状。类似平滑肌瘤编织状结构。

2. 临床表现

瘤体小时多无症状，肿瘤增大至中等大小时，可出现下腹不适，腹胀。瘤体较大时，可出现压迫症状。妇科检查在子宫一侧可扪及质地坚硬，呈结节状的肿块，活动度尚可，小的肿瘤无法扪及。

3. 声像图表现

在子宫一侧可见实质性肿物，形态呈圆形或分叶状，边界规整，轮廓清晰，包膜完整；内部呈实质性均匀性低或中、高回声，可伴有后方回声衰减；血运不丰富，大多数无血流频谱显示。可伴胸腔积液、腹腔积液。彩色多普勒超声显示在肿块的近场可见少许血流信号，可记录到中等阻力动脉频谱，肿块后部分因有声衰减，常无血流显示。

4. 鉴别诊断

（1）子宫浆膜下肌瘤：子宫浆膜下肌瘤表现为子宫外形增大，形态失常，瘤体向外隆起，与子宫分界不明显，血运与子宫相通，带蒂的子宫肌瘤有时可见与子宫相连的蒂；瘤体内部呈竖条状回声衰减。卵巢纤维瘤与子宫分界明显，无血运相通，内部回声均匀。

（2）实质性卵巢癌：恶性实质性卵巢癌，生长迅速，病程进展快；其声像表现为肿瘤形态不规则，轮廓模糊，壁厚薄不均，内壁呈弥漫性杂乱回声，实质性回声中常伴不规则无回声暗区；血运丰富，常与周围组织粘连，并伴有转移性腹水。

（3）卵泡膜细胞瘤：该肿瘤声像图表现类似纤维瘤，如瘤体呈圆形，表面光滑、完整，质硬，但内部多呈低回声，均匀，透声好，后方回声轻度增高。

（4）卵巢卵黄囊瘤：内胚窦瘤形态欠规整，内部回声杂乱，常伴血性腹腔积液。患者血中可检测到 AFP 增高。

## （二）卵巢癌

实性卵巢癌分原发和继发 2 种。原发性卵巢癌多见，约占 80%，有卵巢腺癌、卵巢无性细胞瘤、未成熟细胞瘤、卵巢卵黄囊瘤、肉瘤、绒毛膜癌等。继发卵巢癌又称转移性卵巢癌，体内任何部位的恶性肿瘤均可转移到卵巢，如来自源于子宫、输卵管、胃肠或乳腺的恶性肿瘤。

1. 原发性实质性卵巢癌

（1）病理表现：为卵巢恶性实质性肿瘤，多来自源于生殖细胞的肿瘤，占 15%~20%。多发于儿童和高龄妇女及未产妇。肿瘤呈实质性，瘤体大者中心部缺血可坏死、液化而形成囊腔；若破裂则可转移到子宫直肠陷凹、腹膜及周围脏器，呈结节状并粘连，多伴有腹腔积液。

（2）临床表现：肿瘤生长速度快，病程进展快，短期内下腹出现肿块、腹腔积液、腹胀、食欲不振、消瘦、贫血等恶病质表现。肿物压迫神经或浸润周围组织后，可出现腰痛、腹痛、下肢疼痛及水肿。妇科检查可发现子宫旁肿块，质硬，表面凸凹不平；如已向周围浸润可固定不活动，后穹隆及盆壁等处可扪及结节状肿物，有时与子宫粘连。

（3）声像图表现：一侧卵巢增大，肿瘤形态不规则；边缘回声不规则或中断或凸凹不平；内部回声高、低不均，杂乱不一，呈弥漫性分布的强弱不均的点状、团块状回声，肿物内局部可见不规则液性暗区（图 10-38）。瘤体内血流丰富，可见点、条、树枝状或周围绕行的血管，频谱多普勒呈搏动性，具有高速低阻特征；合并腹水时，盆腔内可见暗区，并伴细小回声点。如有转移，盆腔与腹腔内可见多个大小不等的实性团块。

（4）鉴别诊断：卵巢恶性肿瘤要与良性肿瘤相鉴别。卵巢良性肿瘤的病程长，进展缓慢，妇科检查在子宫一侧可扪及肿瘤，表面光滑，活动好，无腹腔积液。超声特点为肿瘤呈圆形，形态规整，边缘光滑、整齐，内部回声一致，血流信号不丰富。

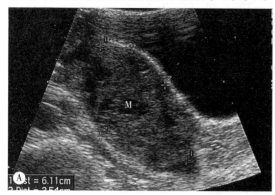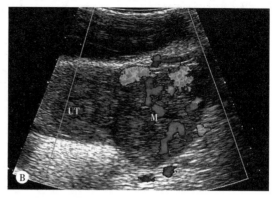

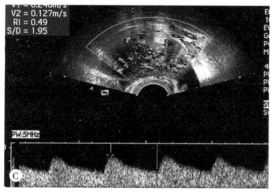

**图 10-38 原发性实质性卵巢癌**

A. 经腹部超声，左附件区混合性包块（M），以实质性为主，边界不清，无包膜回声，内部回声高低不均，杂乱不一，呈弥漫性分布的强弱不均的点状、团块状回声，肿物内局部可见不规则液性暗区；B. 彩色普勒显示瘤体（M）内血流丰富；C. 瘤体内探及低阻动脉频谱

**2. 转移性卵巢癌**

从其他脏器的恶性肿瘤转移到卵巢的都称为转移性卵巢癌或继发性卵巢癌。常见原发部位为胃肠，约占 70%，乳腺癌占 20% 左右，其他生殖道及泌尿道占 10% 左右。转移癌常为双侧，由胃肠道或乳腺转移到卵巢者称为卵巢克鲁肯贝格瘤。

（1）病理表现：多为双侧性，体积大小不一，直径 5～15 cm，常伴有腹腔积液。一般都保持卵巢原形，呈肾形或长圆形，表面光滑或结节状，切面为实质性，半透明胶质样，其内因印戒细胞分泌黏液而使肿瘤内可见小圆形暗区。

（2）临床表现：卵巢转移癌多见于 40～50 岁的绝经期妇女，由于体内原发肿瘤与继发肿瘤同时存在，症状可互相重叠、干扰；通常继发卵巢癌的临床表现更明显，如下腹部有肿块，且生长迅速，伴腹痛、腹胀，晚期出现腹腔积液或胸腔积液；某些肿瘤因间质细胞发生黄素化或产生雌激素，可引起月经不调或绝经后阴道流血。

（3）声像图表现：双侧卵巢增大，形态规则，呈椭圆形或肾形，边界清晰，内部呈实质不均强弱不等回声（图 10-39），其内可见边界清晰的小暗区，后方回声轻度衰减。肿瘤内部及周边血运丰富，可显示动静脉血流频谱。肿瘤内部有坏死、液化时，可见不规则暗区。常伴腹腔积液暗区，内部细小回声光点。

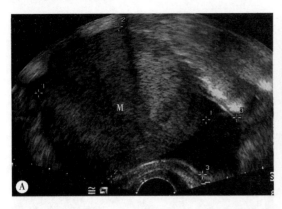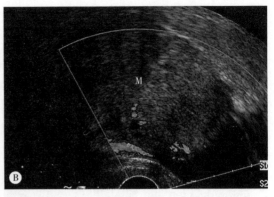

**图 10-39　卵巢克鲁肯贝格瘤**

A. 经阴道超声，右侧卵巢明显增大（M），呈椭圆形，边界清晰，内部呈实质不均强弱不等回声，包块周边片状积
液暗区；B. 彩色多普勒超声显示瘤体（M）内及周边点线状血流信号

（张　宇）

# 第五节　盆腔炎性疾病

盆腔炎性疾病是指女性生殖器及其周围的结缔组织炎，包括子宫内膜炎、子宫肌层、浆膜层以及输卵管和卵巢的炎症，女性盆腔炎性包块是妇科常见病，如盆腔脓肿、输卵管积水等。

## 一、盆腔脓肿

输卵管、卵巢积脓以及急性盆腔腹膜炎与急性盆腔结缔组织炎所致的脓肿均属盆腔脓肿。

### （一）病理表现

输卵管炎表现为充血、水肿、增粗、渗出物增多，伞端及峡部因炎症而粘连、封闭，管腔内积脓、积液而形成腊肠状包块。卵巢炎多表现为卵巢周围炎，并与输卵管积脓粘连贯通而形成输卵管卵巢脓肿。当输卵管内脓液流出沉积在子宫直肠陷凹处或严重的盆腔腹膜炎和急性盆腔结缔组织炎时，引起盆腔高度充血，组织水肿，纤维渗出，大量脓性渗出物流入盆腔底部，形成盆腔脓肿。

### （二）临床表现

急性盆腔炎形成脓肿时，患者高热、寒战、腹痛、阴道脓性分泌物多。妇科检查可扪及盆腔包块，有触痛及波动感。如果脓液流入腹腔可引起严重腹膜炎，甚至败血症。

### （三）声像图表现

1. 急性子宫内膜炎

超声检查表现为子宫增大，内膜增厚，回声低。宫腔有积脓时，可出现无回声区伴细密光点。急性宫体炎时，肌壁间形成脓肿，回声不均，甚至形成弱回声小暗区，内部透声差，可见细小点状回声。

2. 急性输卵管炎

输卵管积脓时，在盆腔两侧或一侧可见条索状低回声区，边界模糊，形态欠规则，是输卵管肿胀增粗的表现。输卵管合并卵巢周围积脓时，可见不规则囊实混合性低回声（图10-40），边界不清，内部回声杂乱。

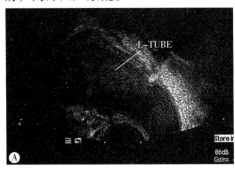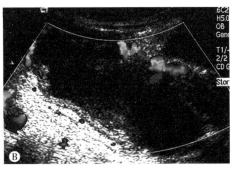

**图10-40　双侧输卵管积脓**

A. 经阴道超声，左侧附件区条索状低回声包块，边界不清，形态欠规则，不规则囊实混合回声；
L-TUBE. 左侧输卵管；B. 经腹部超声，彩色多普勒显示该包块的低回声部分可见丰富血流信号

3. 急性盆腔结缔组织炎或急性盆腔腹膜炎形成脓肿

多在直肠子宫陷凹内，可见边界不清，内有点、条状高回声，伴盆腔中大量游离液体，内有密集细小点或片状高回声漂动。

4. 慢性盆腔炎

常表现为输卵管积水，多为双侧性，表现为条索状或腊肠状或曲颈瓶样；内部透声不清亮或欠佳。如输卵管合并卵巢慢性炎症时，盆腔内可见多房性无回声暗区与周围组织粘连，边界不清，容易形成包裹性积液（图10-41）。

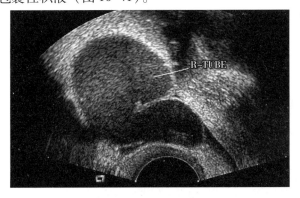

**图10-41　双侧输卵管积水**

经阴道超声，右侧附件区曲颈瓶样状无回声包块，边界欠清，壁皱褶
样突起，内透声差，囊内密集的点状回声；R-TUBE. 右侧输卵管

5. 结核性盆腔炎较严重时可形成包裹性积液

呈多个不规则液腔，间隔较厚，有时可见钙化灶呈点块状强回声。

## （四）鉴别诊断

盆腔炎性包块由于急慢性阶段不同，部位不同及严重程度不同，而声像图表现不同。当

病史不典型或声像图特点不典型时，较难诊断，需与以下疾病相鉴别。

1. 陈旧性宫外孕

宫外孕患者有以下病史特点：停经史，突发下腹痛，伴阴道流血，人绒毛膜促性腺激素（HCG）阳性，一般无发热。声像图特点为：盆腔某侧见到实性或囊实性包块，边界不清，形态不规则，多伴有盆腔积液，积液内有细小光点漂动，直肠子宫陷凹穿刺可抽出不凝固的黯红色血液。

2. 卵巢子宫内膜异位症

患者有渐进性痛经病史，并常伴有不孕症，但无感染及发热病史，超声检查在盆腔一侧或双侧可见单房或多房囊肿，形态欠规则，内部透声欠佳，可见细小点状或斑片状回声，经期增大。

## 二、输卵管积水

输卵管积水是由于输卵管伞端炎性粘连闭锁，管腔内渗出液积聚而成。输卵管积脓，若脓液吸收，液化呈浆液状，也可演变为输卵管积水。

### （一）病理

输卵管积水时输卵管管壁变薄，表面光滑；组织学上输卵管内膜皱襞基本平坦，偶可在个别区域见到小的皱襞突起，称为单纯性输卵管积水；有的皱襞粘连形成小间隙，间隙内充满液体，称为滤泡型输卵管积水。因输卵管壶腹部管壁肌层较薄弱，液体多积聚在壶腹部，远端膨大成腊肠状或曲颈瓶状，偶可发生输卵管积水扭转。

### （二）临床表现

多为下腹疼痛，腰骶部酸胀不适，月经不调，不孕等。妇科检查在子宫一侧或双侧可扪及条索状物或囊性肿块，有压痛。

### （三）声像图表现

声像图表现为单侧或双侧附件区液体暗区呈长椭圆形，形态规整，边界清，壁薄光滑，典型声像图为腊肠型（图10-42）或纺锤型或节段型，大量积水时呈曲颈瓶状。

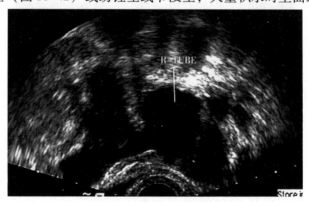

**图10-42　双侧输卵管积水**

经阴道超声，右附件区腊肠状无回声包块，边界尚清，壁皱褶样突起，局部透声性差；R-TUBE. 右侧输卵管

## （四）鉴别诊断

输卵管积水主要和卵巢非赘生性囊肿相鉴别。非赘生性囊肿无炎症病史，超声检查可见囊肿，边界清楚，呈圆形或椭圆形，壁光滑，形态规整，内壁清晰，后壁及后方回声增高，卵泡囊肿在短期内可消失。

与黄素囊肿鉴别。黄素囊肿多见于葡萄胎或绒毛膜癌患者，常为双侧性，呈多房，表面分叶状，壁薄光滑，大小不等，随葡萄胎或绒毛膜癌的治愈而自行消失。

（张　宇）

# 第十一章

# 产科超声诊断

## 第一节　宫内发育迟缓

宫内发育迟缓（IUGR）使胎儿在围产期发病率和死亡率的风险增高，正确诊断和适当处理 IUGR 可以带来良好的结局。临床任务是确定处在不良宫内环境的高危胎儿，并给予及时处理；识别小但是健康的胎儿，避免对胎儿和母体进行不必要的过度治疗和恰当的干预是非常重要的。

### 一、宫内发育迟缓和小于胎龄儿

小于胎龄儿（SGA）是指胎儿出生体重未能达到阈值的第 10 百分位数。根据这个定义 10% 的正常人群将被包括在 SGA，包括体型小但是健康的婴儿。

宫内发育迟缓是指胎儿体重小于正常值的第 10 百分位数。由于自身健康受到某些因素影响，未能达到生长潜能。换言之，IUGR 与 SGA 相似，IUGR 的胎儿通常是 SGA。应该记住的是，胎儿大小与围产期发病率和死亡率增高之间没有必然联系，有必然联系的是生长受限。

宫内发育迟缓的原因：胎儿的正常生长取决于内因（遗传）和外因（胎盘和母体）。任何一项或多项因素存在问题将影响胎儿的生长。分娩前确定 IUGR 的特定原因十分重要。因为病因的确定关系到如何进行临床处理、父母咨询以及妊娠结局的预测。与 IUGR 有关的原因常见的有 3 大类，即母体、胎盘、胎儿本身因素，详见表 11-1。

**表 11-1　与 IUGR 发生相关的原因**

| 产妇因素 | 胎盘因素 | 胎儿因素 |
|---|---|---|
| 高血压 | 原发性胎盘疾病 | 染色体异常 |
| 肾脏疾病 | 镶嵌现象 | 先天畸形 |
| 糖尿病 | 前置胎盘 | 感染 |
| 血栓性疾病 | 胎盘剥离 | 多胎妊娠 |
| 贫血 | | |
| 营养不良 | | |
| 吸毒/致畸物暴露/吸烟/酗酒 | | |

## 二、宫内发育迟缓的超声评价

1. IUGR 的二维超声表现

主要用于胎儿生长参数判断。

（1）准确确定胎龄：妊娠早期头臀长是准确估计胎龄的可靠参数。当用末次月经推断的胎龄与头臀长估计的胎龄相差 5 天时，应当根据生物测量纠正胎龄。当末次月经不确定或不知且未在孕早期（13 周前）进行超声检查时，20 周前的生物测量有 7～10 日的误差。孕晚期确定的胎龄是不准确的，万不可据此更改患者的预计胎龄。小脑横径、足长等参数依赖胎龄但是不受 IUGR 影响。

（2）胎儿大小与生长：产前正确评价胎儿生长有一定困难。胎儿大小是物理学参数，可以在任何妊娠龄测量。生长是动态过程，只能反复测量才能评价。因此，产前正确区分 IUGR 和 SGA 是有挑战性的。

多年来，SGA 的诊断仅在出生后排除病理改变后方可做出。现在，胎儿的大小可以直接用超声确定。最常用于估计胎儿大小的参数有双顶径（BPD），头围（HC），腹围（AC）和股骨长（FL）。超声仪器的集成软件可以根据这些参数准确计算出胎儿的体重。健康胎儿的体重应该在均数的两个标准差内。当胎儿体重低于均数的两个标准差或低于第 10 百分位数，则 SGA 或 IUGR 可疑。多次超声评价可见 IUGR 的生长降低（图 11-1B），SGA 婴儿的胎儿稳定生长（图 11-1A）。

（3）匀称型 IUGR：HC、AC、FL 低于平均值的两个标准差，HC/AC 比值正常。

（4）非匀称型 IUGR：HC、AC、FL 低于平均值的两个标准差，HC/AC 比值（或 FL/AC）比值异常增加。

（5）常合并羊水过少；合并羊水增多时，胎儿染色体异常风险会明显增高。

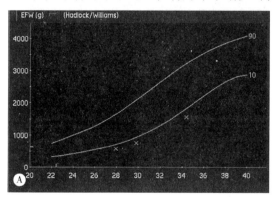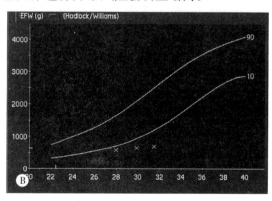

**图 11-1 胎儿的体重生长指数曲线图**

A. SGA 胎儿的体重生长指数曲线呈稳定性增长；B. IUGR 胎儿的体重生长指数曲线呈生长降低

2. IUGR 的多普勒超声表现

（1）子宫动脉：在 34 孕周以前检查母体子宫动脉多普勒较有意义。主要表现为子宫动脉血管阻力增高，舒张早期出现明显切迹（图 11-2）。

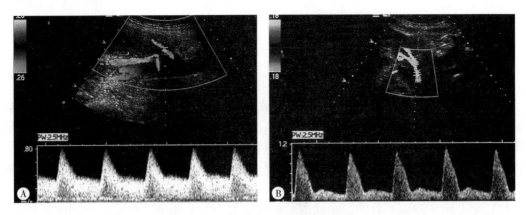

**图 11-2　子宫动脉多普勒频谱图**

A. 28 周胎儿正常子宫动脉多普勒频谱；B. 28 周 IUGR 胎儿的子宫动脉频谱，表现为频谱舒张早期的切迹加深，舒张期流速降低，阻力指数增大

（2）脐动脉：脐动脉多普勒频谱主要表现为舒张期成分减少、缺如或逆向（图 11-3），提示胎盘功能不良，胎盘阻力增高。预计体重小于第 10 百分位数且脐动脉多普勒参数和羊水正常的胎儿死亡率极低；小于胎龄儿且多普勒正常的胎儿更多的表现为体型较小，而不是病理上的生长受限。相反，脐动脉舒张末期血流缺如或反向者，围产期胎儿死亡率高，结局极差。

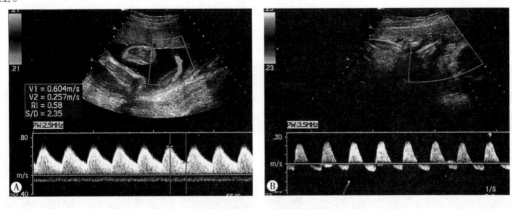

**图 11-3　脐动脉多普勒频谱图**

A. 28 周正常胎儿脐动脉频谱图；B. 29 周 IUGR 胎儿脐动脉频谱的舒张期正向血流消失，出现逆向血流

（3）其他脏器血流：胎盘循环阻力增高，可引起胎儿缺氧，为保证重要脏器（脑、心、肾上腺）的血供，出现代偿性血流动力学改变，包括大脑中动脉舒张期血流增加，搏动指数降低（图 11-4）；肾血流量减少，导致羊水量减少；胃肠的血流量减少，引起肠系膜和肠壁缺血坏死，出现肠管回声增强。这种血流的重新分布机制，使脑血流增加，也称脑保护效应，因此用大脑中动脉的多普勒频谱分析可以很好地评价 IUGR。如果缺氧未能得到及时解决，这种脑保护效应持续存在，静脉导管也将扩张，可以使更多的血流通过卵圆孔进入左心房，再到左心室，通过主动脉供应头部。有数据分析表明，有异常大脑中动脉多普勒频谱但是脐动脉多普勒频谱正常的胎儿分娩较早，出生体重低，经阴道分娩少，剖宫产率增加，收

入新生儿监护室增多。因此，有人认为大脑中动脉和脐动脉阻力指数的比值比单独的脐动脉或大脑中动脉阻力指数更有意义。

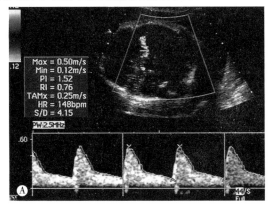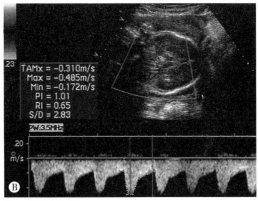

**图 11-4　大脑中动脉频谱图**

A. 32 周正常胎儿的大脑中动脉频谱；B. 32 周 IUGR 胎儿大脑中动脉频谱显示舒张期血流速度明显增高，搏动指数明显降低

（朱晴晴）

# 第二节　巨大胎儿

新生儿体重超过 4 000 g 为巨大胎儿。巨大胎儿出生死亡率和患病率与生长迟缓相似，较正常胎儿高。通过超声预测体重，如果超过正常值标准 90% ，可确定为巨大胎儿。巨大胎儿在以下情况相对多见：①遗传因素；②孕妇体重超过 70 kg 或孕期体重增长超过 20 kg；③孕妇身高 170 cm 以上；④过期妊娠大于 41 周者；⑤妊娠糖尿病；⑥生产史中有巨大胎儿分娩史。

## 一、匀称型巨大胎儿

胎儿头和身体各部按比例生长引起胎儿重量超过正常。

1. BPD（HC）、AC、FL、WT 均超过胎龄正常值上限。

2. HC/AC 比值正常。

## 二、非匀称型巨大胎儿

胎儿过重是由于软组织生长过度的结果。胎头大小和胎儿长度超过平均值，但一般不超过胎龄正常值范围的上限。

（1）BPD（HC）通常不超过胎龄正常值的上限。

（2）AC、WT 超过胎龄正常值范围的上限。

（3）HC/AC、FL/AC 低于孕周应有正常值范围下限。

（朱晴晴）

# 第三节　超声判断胎位

在孕中期超声检查时明确胎产式与胎方位以及胎儿前后、左右、上下关系，有助于诊断某些胎儿异常疾病，在孕晚期明确胎位，对决定分娩方式很重要。

在耻骨联合上方扫查如果是胎头，则为头先露；如为胎儿臀部，则为臀先露；如既未发现胎头又无胎臀（在脐的左侧或右侧发现胎头），则为横位，此时注意有无脐先露（脐带脱垂）、足先露或其他先露征象。进一步根据脊柱方位确定胎产式和胎儿方位。

当胎儿为头先露且脊柱在母体右侧时，靠近母体腹壁的一侧为胎儿的左侧，如靠近母体腹壁的上肢为胎儿左上肢。

当胎儿为头先露且脊柱在母体左侧时，靠近母体腹壁的一侧为胎儿的右侧，如靠近母体腹壁的上肢为胎儿右上肢。

当胎儿为臀先露且脊柱在母体右侧时，靠近母体腹壁的一侧为胎儿右侧；脊柱位于母体左侧时，靠近母体腹壁一侧为胎儿左侧。

清楚胎儿左右侧对判断胎儿各脏器的位置非常重要。以上内容可以简单描述为以下2类。

1. 胎儿头先露时

脊柱右（胎儿脊柱在母体的右侧），前为左（近母体腹壁的一侧为胎儿左侧）。

脊柱左（胎儿脊柱在母体的左侧），前为右（近母体腹壁的一侧为胎儿右侧）。

2. 胎儿臀先露时

脊柱右（胎儿脊柱在母体的右侧），前为右（近母体腹壁的一侧为胎儿右侧）。

脊柱左（胎儿脊柱在母体的左侧），前为左（近母体腹壁的一侧为胎儿左侧）。

（朱晴晴）

# 第四节　多胎妊娠

## 一、双胎类型的确定

1. 孕早期双胎类型确定

（1）绒毛膜囊的计数：绒毛膜囊数等于妊娠囊数目。

于第 6～10 孕周，超声计数妊娠囊数目很准确，此时期通过超声显示妊娠囊数目可预测绒毛膜囊数。第 6 孕周以前超声可能会少计数妊娠囊数目，这种情况大约出现在 15% 的病例中。

（2）羊膜囊的计数。

1）双绒毛膜囊双胎妊娠的羊膜计数：由于羊膜分化晚于绒毛膜，双绒毛膜囊一定有双羊膜囊。妊娠囊和胚芽的数目比例为 1：1，因此如果 2 个妊娠囊各自有单个胚芽或胎心搏动则可诊断为双绒毛膜囊双羊膜囊双胎妊娠（图 11-5）。

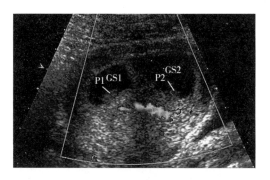

**图11-5 6周双绒毛膜囊双羊膜囊双胎**

经腹部超声检查，彩色多普勒显示宫腔内2个妊娠囊及其内均有胚芽及心管搏动

GS1. 妊娠囊1；GS2. 妊娠囊2；P1. 胚芽一；P2. 胚芽二

2）单绒毛膜囊双胎妊娠的羊膜囊计数：单绒毛膜囊双胎妊娠，可以是双羊膜囊，也可以是单羊膜囊。如果超声显示1个妊娠囊内含有2个胚芽，则可能为单绒毛膜囊双羊膜囊或单绒毛膜囊单羊膜囊双胎妊娠。通过显示清楚的羊膜囊数目或卵黄囊数目来确定羊膜囊数目。

2. 中晚期妊娠绒毛膜囊、羊膜囊的确定

（1）胎儿生殖器：双胎性别不同是由于源于2个不同的卵子受精，一般是双绒毛膜囊双羊膜囊双胎妊娠；如果胎儿性别相同或外生殖器不能确定，则不能通过这个标准评估绒毛膜囊个数。

（2）胎盘数目：如果超声显示2个独立的胎盘则可确定为双绒毛膜囊双胎妊娠；但当2个胚泡植入地相互靠近，两胎盘边缘融合在一起时，则难以凭超声显示胎盘数目来区分单绒毛膜囊双胎和双绒毛膜囊双胎。

（3）双胎之间分隔膜：双绒毛膜囊双胎妊娠，两胎之间的分隔膜通常较厚（图11-6A），一般大于1 mm或者显示为3~4层；单羊膜囊双胎妊娠，两者之间的分隔膜较薄（图11-6B）或者只能显示2层。但是继发于羊水过少的贴附胎儿则难以显示两者之间的分隔膜。

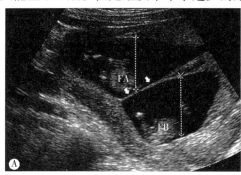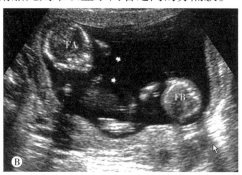

**图11-6 双胎之间的分隔膜厚度**

A. 双绒毛膜囊双羊膜囊双胎之间可见较厚分隔膜回声（箭头）；B. 单绒毛膜双羊膜囊双胎之间可见较薄分隔膜回声（箭头）；FA. A胎儿；FB. B胎儿

（4）双胎峰：在胎盘绒合的双绒毛膜囊双胎妊娠中，一个呈三角形与胎盘实质回声相

等的滋养层组织，从胎盘表面突向间隔膜内。超声横切面呈三角形（图11-7），较宽的一面与绒毛膜表面相连接，尖部指向两胎分隔膜之间。这一特征也是中晚期区分双胎类型的一种有效方法。

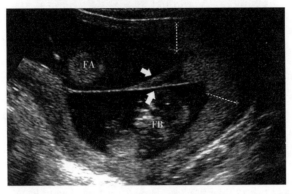

**图 11-7　双绒毛膜囊双羊膜囊**

双胎之间的双胎峰（箭头），呈三角形，尖端指向两胎分隔膜之间

FA. A 胎儿；FB. B 胎儿

## 二、双胎及多胎妊娠的生长发育

1. 双胎及多胎妊娠早期的生长特点

在多胎妊娠早期，头臀长（CRL）的生长和单胎妊娠相似。精确估计孕龄的办法是对所有胚胎的 CRL 进行平均，通过平均 CRL 估计孕龄。正常情况下，在孕早期 CRL 之间存在的差异较小，但是如孕早期 CRL 存在明显的差别，提示可能异常，如与预计的孕周相差 5 日以上极可能存在生长不协调，Weissman 等发现较小的那个胎儿均存在较大的先天畸形。

2. 双胎及多胎妊娠中晚期的生长特点

在孕 28～30 周以前双胎的生长率与单胎相似，孕 30 周以后，双胎增加体重较单胎慢。

3. 双胎体重生长的不协调

双胎之间生长不协调的定义为体重相差 20% 以上，据报道称，可发生在 23% 的双胎妊娠。相对体重基本相等的双胎而言，生长不协调双胎的发病率和死亡率明显增高。

生长不协调的原因很多：①双卵双胎中可能存在潜在的不同遗传因子，但通常不会引起明显的生长不协调；②无论是单卵双胎或双卵双胎，结构畸形、非整倍体染色体畸形，可能仅影响双胎之一，导致严重的生长不协调；③胎盘的不平衡，双胎之一由不良胎盘支持，可能会阻碍该胎儿的生长；④在单绒毛膜囊双胎，2 个胎儿共享 1 个胎盘，两胎儿通过胎盘产生不平衡的血管短路引起严重的生长不协调，结果产生双胎输血综合征（TTTS）。

## 三、双胎妊娠与胎儿畸形

双胎及多胎妊娠时，胎儿先天性畸形的发生率较单胎妊娠高。两胎儿可能均有畸形，所发生的畸形可以相同，也可以完全不同；可以出现一胎儿完全正常，而另一胎儿却有严重的畸形，即使是单卵双胎妊娠也不例外。双胎妊娠胎儿畸形除了存在一些与单胎妊娠相同的畸形外，还存在一些与双胎有关的特殊畸形，本节主要讲述与双胎有关的特殊畸形。

1. 连体双胎（conjoined twins）

连体双胎是罕见的畸形，发生率为 1/50 000 到 1/100 000。连体双胎只发生在单绒毛膜囊单羊膜囊（即单卵）双胎妊娠中。连体双体可分为相等连胎（对称性连胎）和不相等连胎（不对称性连胎），后者两胎大小不一，排列不一，小的一胎又称为寄生胎。

对称性连胎有多种类型，常根据两胎相连融合的解剖部位命名，一般在相连融合的解剖部位后加上"连胎"即为某种连胎畸形。如头部连胎指头与头相连，胸部连胎指胸与胸相连等。此类连胎一般为前后相连的连胎，相连融合的范围一般较局限，仅为身体的某一部分相连。如果为侧侧相连融合的连胎，相连融合的范围一般较广泛，常从头或臀开始向下或向上出现身体侧侧广泛融合，且常融合至胸部，这种大范围、多部位的连胎习惯上用未融合的解剖结构来命名，如双头畸形，指胸、腹部广泛相连而头部未相连，有两个完整的头。

（1）超声表现：连体双胎的类型不同，超声表现也不同，其超声特征如下。

1）两胎胎体的某一部位相连在一起不能分开，相连处皮肤相互延续。

2）胎儿在宫内的相对位置无改变，总是处于同一相对位置，胎动时也不会发生改变。

3）两胎头总是在同一水平，出现胎动后也不会发生胎头相对位置的明显改变。

4）仅有一条脐带，但脐带内的血管数增多，有 3 条以上血管。

5）孕早期检查时，如果胚胎脊柱显示分叉时应高度怀疑连体双胎的可能，应在稍大孕周进行复查以确诊。

6）大多数连体双胎在腹侧融合，面部表现为面对面，颈部则各自向后仰伸。最常见的类型为胸部连胎、脐部连胎（图 11-8）和胸脐连胎。

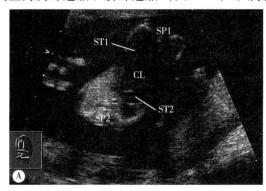
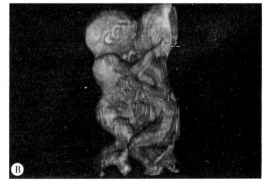

**图 11-8　16 周脐部连胎**

A. 上腹部横切面显示，双胎的肝脏相互融合，形成一个共同肝脏（CL），皮肤线回声相互延续，呈钝角；B. 三维成像很直观地显示胎儿脐部连胎；ST1. 胎儿胃泡；ST2. 胎儿胃泡；SP1. 胎儿脊柱；SP2. 胎儿脊柱

7）双头连胎时，常为侧侧融合，其融合范围广泛，可在颈以下完全融合在一起。

8）寄生胎为不对称性连体双胎，表现为两胎大小不一、排列不一，一个胎儿各器官可正常发育，而另一个较小的寄生胎则未能发育成形，声像图上有时类似一肿物样图像。

（2）注意事项：以下 4 点可帮助避免误诊和漏诊。

1）未分开的皮肤轮廓在同一解剖断面必须是恒定的表现，胎动时两胎之间的皮肤无错位表现，这样才能避免假阳性诊断。

2）双羊膜囊双胎妊娠之间的分隔膜可能显示不清，两胎儿的邻近部分紧挨在一起时易造成连体的假象，因此，未能显示两胎之间的分隔膜时，应警惕连体双胎的可能；但如果能显示出分隔膜，则可排除连体双胎。

3）双胎大小不一致时，不能排除连体诊断，特别是腹部及背部寄生胎，较小的寄生胎可能漏诊或误诊。

4）应注意，非常严重的连体双胎可能掩盖双胎声像特征而形成一个巨体单胎妊娠假象。

2. 无心畸胎序列征（acardiac twins sequence）

无心畸胎序列征又称动脉反向灌注综合征，发生率在所有妊娠中约为 1/35 000，在单卵双胎中约为 1%。无心畸胎序列征是一种致死性的严重畸形（图 11-9）。

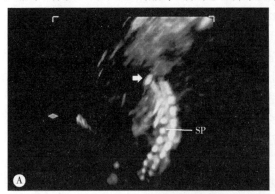
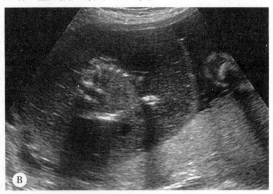
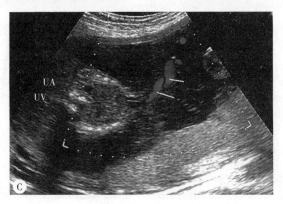

**图 11-9 23 周双胎之一胎儿无心畸胎序列征**

A. 无心畸胎脊柱的三维超声成像显示，胸椎以上（箭头所示）脊椎缺失，无脑；B. 无心畸胎胸部横切面显示全身皮肤明显水肿增厚，胸腔内无明显心脏；C. 无心畸胎脐蒂处腹部横切面显示脐动脉（UA）和脐静脉（UV）血流均与正常胎儿相反；SP. 脊柱

（1）超声诊断要点。

1）双胎儿中一胎形态、结构发育正常，另一胎出现严重畸形，以上部身体严重畸形为主，可有下部身体如双下肢等结构。

2）无心畸胎体内常无心脏及心脏搏动，如果无心畸胎存在心脏残腔或心脏遗迹，可有微弱的搏动。

3）上部身体严重畸形，可表现为无头、无双上肢，胸腔发育极差。

4）部分无心畸胎上部身体结构难辨，仅表现为一不规则实质性团块组织回声，内部无内脏器官结构。

5）无心畸胎常有广泛的皮下水肿声像改变，在上部身体常有明显的水囊瘤。

6）频谱多普勒及彩色多普勒血流成像可显示无心畸胎脐动脉及脐静脉内血流方向与正常胎儿相反，无心畸胎脐动脉血流从胎盘流向胎儿髂内动脉达胎儿全身，脐静脉血流从胎儿脐部流向胎盘，正好与正常胎儿脐动脉、脐静脉血流方向相反。

（2）注意事项：无心畸胎在妊娠较早时期检查，单纯二维声像图显示无心畸胎可能类似双胎之一死亡，但动态追踪观察，怀疑为"死胎"者继续生长、增大，然后再诊断为本病。但彩色多普勒超声在较早期妊娠即能明确诊断。

3. 双胎输血综合征（TTTS）

双胎输血综合征是指两个胎儿循环之间通过胎盘的血管吻合进行血液输注，从而引起一系列病理生理变化及临床症状。TTTS 在单绒毛膜囊双胎妊娠中的发生率为 4% ~ 35%，在所有双胎妊娠中发生率约为 1.6%。超声诊断要点如下。

（1）两胎儿性别相同，只有一个胎盘，隔膜与胎盘连接处无双胎峰，两胎间分隔膜薄。

（2）胎儿各生长参数有明显不同，两胎儿间体重估计相差 >20% 或腹围相差 >20 mm。但生长参数差异不是 TTTS 的诊断标准之一。

（3）羊水过少胎儿贴附在子宫壁上，胎动明显受限。两胎之间的羊膜常与"贴附儿"皮肤紧贴而难以显示，只有在胎儿边缘与子宫相连处的羊膜才能为超声所检出。

（4）贴附儿常贴于子宫前壁和侧壁，是 TTTS 的重要特征（图 11-10）。这种"贴附儿"很少会沉于羊水底部或位于子宫的其他部位。

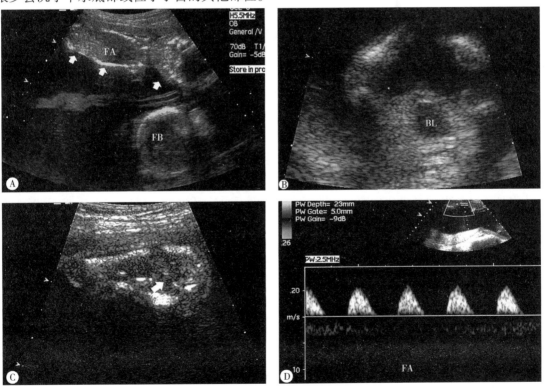

图 11-10

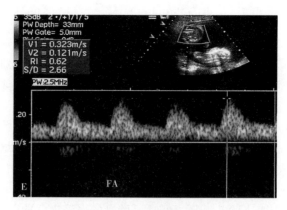

**图 11-10　双胎输血综合征**

A. 供血儿（FA）羊水过少，贴附于子宫前壁（箭头），胎动明显受限，受血儿（FB）羊水过多，活动频繁；B. 受血儿盆腔横切面显示膀胱（BL）明显增大；C. 供血儿盆腔横切面未显示膀胱充盈（箭头）；D. 供血儿脐动脉多普勒超声检查显示舒张期血流缺失；E. 供血儿大脑中动脉多普勒超声检查显示舒张期血流阻力指数降低

（5）TTTS 产前超声诊断标准：单绒毛膜双羊膜囊双胎（同性别，单胎盘，有一薄层分隔膜，"T"字征）。两羊膜囊内的羊水量差异，受血儿羊水过多（20 周前羊水最大垂直深度≥8 cm，20 周后≥10 cm），供血儿羊水过少（羊水最大垂直深度≤2 cm）。

（6）基于产前超声表现将 TTTS 分为 5 期。

Ⅰ级：可见供血儿膀胱。

Ⅱ级：供血儿膀胱不显示；受血儿羊水过多。

Ⅲ级：多普勒超声异常，可包括以下异常：脐动脉舒张期血流频谱消失或反向，静脉导管 a 波血流消失或反向，脐静脉血流出现搏动。

Ⅳ级：胎儿水肿。

Ⅴ级：双胎或双胎之一死亡。

（朱晴晴）

# 第五节　异位妊娠

孕卵在子宫腔以外着床发育，称为异位妊娠，是妇产科常见急腹症之一。本病 95% 发生在输卵管，有时也可发生在腹腔、卵巢、宫颈及子宫残角等。对于大部分异位妊娠病例，超声检查、结合病史及 HCG 测定，可为临床提供有用的诊断线索或依据。

## 一、超声诊断要点

1. 声像图一般表现

（1）子宫略显饱满增大，子宫内膜回声增厚、增强。

（2）宫腔内无妊娠囊声像。有时由于蜕膜反应和宫腔内出血可形成圆形或不规则形的单层假妊娠囊声像，特别需注意与真孕囊的双蜕膜征加以鉴别。

2. 未破裂妊娠囊型的异位妊娠

多见于停经 6 周左右的妊娠。其共同特征是混合回声包块内有完整的妊娠囊回声，即环状强回声包绕的无回声区，有学者将其称为甜面圈征（Dunot sign）（图 11-11）。囊内有时可见卵黄囊和胎芽回声，偶见胎心搏动。直肠子宫陷凹无积液（血）征象。

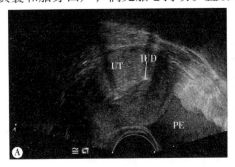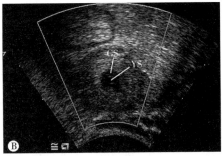

**图 11-11　输卵管妊娠**

A. 经阴道超声检查，子宫（UT）矢状切面显示，宫腔内无妊娠囊回声，但可见节育环声像（IUD），盆腔内积液（PE）；B. 经阴道超声检查，右侧附件可见一混合性包块，内部为无回声区，无回声区周边可见稍强回声区包绕，呈甜面圈征，无回声区内可见卵黄囊（YS）回声；GS. 妊娠囊

（1）输卵管壶腹部妊娠最常见，包块位于子宫旁，阴道探头压迫可明显将其与子宫分开。

（2）输卵管间质部妊娠，包块紧邻子宫角部，明显向子宫角外突出膨大，但子宫内膜线在角部是闭合状，与包块无连续关系。

（3）宫角妊娠，包块位于子宫角部，该侧角部明显增大，向宫外突出，包块壁较厚，有子宫肌层回声，子宫内膜在角部呈喇叭状，与包块相连通。

（4）腹腔妊娠，子宫外腹腔的某处（多为盆腔）可显示妊娠囊或胎体、胎头、胎心搏动及胎动回声，无光滑而较厚子宫壁包绕。若胎儿已死亡，则胎头变形，胎体边界不清晰，无胎心搏动及胎动回声。可见到胎盘的密集点状回声（由于羊水量不足，多处粘连及肠管覆盖，致使胎盘呈境界不清的不均质性肿块回声）。

（5）宫颈妊娠，子宫腔内无妊娠特征。宫颈径线增大，在纵切面上显示宫体较宫颈小，妊娠囊附着在宫颈管内（图 11-12）。宫颈和宫体呈葫芦样改变，上方较小者为宫体，下方较大者为增大的宫颈；宫颈内口关闭。早早孕时期，宫颈可不明显增大，缺乏葫芦样声像特征。

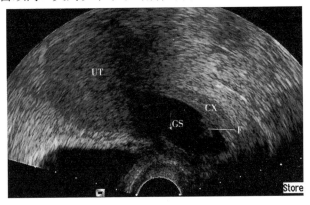

**图 11-12　宫颈妊娠**

经阴道超声检查，子宫（UT）矢状切面显示宫颈管内妊娠囊回声（GS）和胚芽（F）回声，宫颈（CX）明显增大

3. 异位妊娠破裂合并出血

声像图表现多种多样，常表现为在子宫的一侧或偏前或偏后可见一较大的混合回声包块（图 11-13），边界欠清楚，形态不规则，包块中央有时可见甜面圈征；出血量多时，在腹腔内可见到移动性无回声区，肠管回声漂浮其中；由于血液潴留，可显示无回声或大量密集的低回声在直肠子宫陷凹。这种破裂型的异位妊娠，需密切结合病史和血尿 HCG 的测定才能做出提示性诊断，单纯凭超声很难作出肯定或否定的诊断。

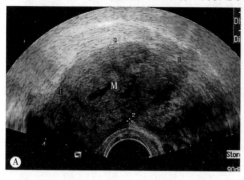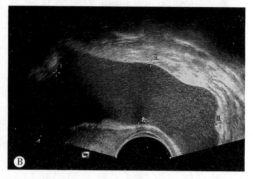

图 11-13　输卵管妊娠破裂

A. 经阴道超声检查，宫腔内未见明显的妊娠囊回声，左侧附件区混合性包块（M）回声，形状不规则；

B. 经阴道超声检查，盆腔内可见大片状移动性低回声（＋＋之间），其内可见云雾状回声

## 二、鉴别诊断

（1）与妇产科其他急腹症鉴别，如早期妊娠流产、黄体囊肿破裂、卵巢囊性肿物蒂扭转或破裂、急性输卵管炎和积水积脓、急性阑尾炎、盆腔脓肿，勿将附件的小动脉搏动误认为宫外胎心搏动。应用阴道超声、彩色多普勒超声可提高诊断准确率及鉴别诊断的能力。在附件包块内可检查到胎芽、胎心和滋养层周围血流频谱，后者呈低阻力动脉血流。

（2）与子宫内膜异位症的宫外包块、双子宫合并一侧妊娠、子宫肌瘤合并妊娠等鉴别。异位妊娠通常位于卵巢内，子宫内膜异位症的宫外包块和双子宫合并一侧妊娠与子宫关系密切，双子宫的宫颈往往可能合并在一起；子宫肌瘤合并妊娠引起的急症，往往是由于肌瘤太大产生红色变性，引起疼痛。

（3）宫颈妊娠时，需注意和宫颈腺囊肿相鉴别。该囊肿壁薄，周围没有较厚的绒毛强回声，不形成特征性的葫芦样改变。积血时，要与结核性腹膜炎所造成的腹水相鉴别。

（王　珏）

# 第六节　前置胎盘

前置胎盘是妊娠晚期阴道出血的常见原因之一。严重出血不仅危及孕妇生命，而且常必须终止妊娠。实时超声对胎盘进行定位是一种安全、简便、准确和可重复性的检查方法。

## 一、超声诊断要点

超声明确显示宫颈、宫颈内口及其与胎盘下缘的位置关系，是诊断或否定前置胎盘的关

键。如果胎盘位置较低，附着于子宫下段或覆盖于子宫内口时，可按以下标准诊断。

1. 低置胎盘

胎盘最低部分附着于子宫下段，接近而未抵达宫颈内口。

2. 边缘性前置胎盘

胎盘下缘紧靠宫颈内口边缘，但未覆盖宫颈内口。

3. 部分性前置胎盘

宫颈内口为部分胎盘组织所覆盖。胎先露与宫壁间无羊水时，胎先露与膀胱后壁间距离或胎先露与骶骨岬间的距离加大。

4. 中央性前置胎盘（图11-14）

宫颈内口完全被胎盘组织所覆盖；横切面时，宫颈上方全部为胎盘回声，无羊水间隙。胎先露至膀胱后壁或至骶骨岬的距离加大。

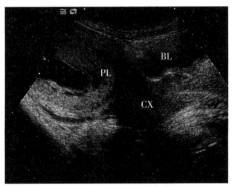

**图 11-14 中央性前置胎盘**

经腹部超声检查，胎盘（PL）完全覆盖宫颈（CX）内口；BL. 膀胱

## 二、注意事项

1. 孕中期前置胎盘

超声发现孕中期前置胎盘者高达 20% ~ 45%，与足月妊娠实际发病率（<1%）相差甚大；孕中期前置胎盘在足月妊娠时 63% ~ 91% 是因为子宫下段延伸和胎盘迁移，最终正常分娩。以下经验有助于避免孕中期超声诊断的假阳性。

（1）孕中期发现的边缘性或部分性前置胎盘，通常无临床意义，胎盘上缘已附着于宫底者尤其如此。

（2）孕中期出血，超声发现边缘性前置胎盘或部分性前置胎盘，需要超声随访检查，根据妊娠 32 ~ 34 周复查结果定论。

（3）孕中期发现中央性前置胎盘，无论孕妇有无出血，应引起高度重视。若不再出血，需在妊娠 32 ~ 34 周复查。

2. 经腹壁扫查

经腹壁扫查时，在以下情况下可能产生假阳性（有报道假阳性率高达 10%）。

（1）过度充盈的膀胱可压迫子宫下段，易将闭合的子宫下段误诊为宫颈内口。为此，需在排出部分尿液之后复查 1 ~ 2 次，仔细观察胎盘附着部位变化。

（2）子宫下段收缩可造成胎盘覆盖宫颈内口的假象，休息 15～30 分钟，待子宫收缩解除后再观察胎盘和子宫内口的关系（注：正常子宫壁厚≤1.5 cm，超过此值需考虑局部子宫收缩或肌瘤）。

（3）若前置胎盘位于子宫后壁，在臀位或横位胎儿一般不难识别。但在头位时，胎盘回声常被胎儿颅骨声影遮住，难以看到前置胎盘的典型声像图，此时可试用以下方法。

1）用手轻轻地向上推动胎头或使孕妇头部放低，垫高臀部，使羊水流入胎头与胎盘绒毛膜板之间。

2）在胎头上加压扫查，若有前置胎盘附着，胎头与子宫后壁的间隙无明显减小；反之，则间隙减小或消失。

3）测量胎先露与母体骶骨岬之间距离，正常小于或等于 1.5 cm，同时观察胎盘上缘至宫底的距离。

3. 经会阴扫查（经阴唇扫描）

经会阴扫查是显示宫颈内外口，诊断有无前置胎盘的有效方法，安全、简便、可靠，可将前置胎盘超声诊断假阳性减少到最低程度。本方法可作为常规筛选诊断手段。

4. 由膀胱注入灭菌生理盐水

在紧急情况下，由于不能等待膀胱充盈后再做检查，可在无菌操作下用导尿管向膀胱注入灭菌生理盐水，再行超声检查。

5. 经阴道超声检查

经会阴检查不能明确诊断者，可用经阴道超声检查，对于各种类型的前置胎盘，尤其是其他方法难以诊断的前置胎盘，如较薄的膜状胎盘前置、前置血管有很好的诊断价值。注意动作轻柔，探头置于阴道中上部，以能显示子宫内口与胎盘下缘之关系即可，不必将探头伸入到阴道最内端。

（王　珏）

# 参考文献

［1］ 任卫东，马春燕．超声诊断基础与临床应用图解［M］．北京：化学工业出版社，2020．

［2］ 何红梅，沈雯．超声诊断学［M］．北京：中国医药科技出版社，2020．

［3］ Paula J. Woodward．超声影像解剖学（原书第 2 版）［M］．何文，聂芳，任芸芸，译．北京：中国科学技术出版社，2022．

［4］ 赵一平，袁欣．乳腺疾病影像诊断与分析［M］．北京：科学出版社，2020．

［5］ 王振常，龚启勇．放射影像学［M］．2 版．北京：人民卫生出版社，2020．

［6］ 张梅．心脏超声诊断临床图解［M］．北京：化学工业出版社，2020．

［7］ 陈萍．妇科超声诊断临床图解［M］．北京：化学工业出版社，2020．

［8］ 李安华．腹部超声诊断临床图解［M］．北京：化学工业出版社，2019．

［9］ 刘红霞，梁丽萍．超声诊断学［M］．北京：中国医药科技出版社，2020．

［10］ 刘延玲，熊鉴然．临床超声心动图学［M］．4 版．北京：科学出版社，2022．

［11］ 王翔，张树桐．临床影像学诊断指南［M］．郑州：河南科学技术出版社，2020．

［12］ 刘惠，郭冬梅，邱天爽．医学图像处理［M］．北京：电子工业出版社，2020．

［13］ 陈晶，王红光．基层医院实用影像检查技术［M］．北京：人民卫生出版社，2020．

［14］ 夏瑞明，刘林祥．医学影像诊断学［M］．北京：人民卫生出版社，2020．

［15］ 王培军．中华影像医学·分子影像学卷［M］．北京：人民卫生出版社，2020．

［16］ 郭启勇．实用放射学［M］．3 版．北京：人民卫生出版社，2020．

［17］ 卢川，潘小平．介入放射学基础［M］．3 版．北京：人民卫生出版社，2020．

［18］ 周汉，韩白乙拉，王彩生．常见肝胆疾病影像学诊断图谱［M］．沈阳：辽宁科学技术出版社，2017．

［19］ 于广会，肖成明．医学影像诊断学［M］．北京：中国医药科技出版社，2020．

［20］ 雷子乔，郑艳芬．医学影像技术［M］．北京：人民卫生出版社，2020．